上海市教委科研创新计划项目（2017-01-07-00-10-E00064）
上海市科委科研项目（16401900600） 资助
上海市浦东新区卫计委联合攻关项目（PW2017D-4）

# 抗肿瘤经方临床应用手册

### 王立芳　著

中国中医药出版社
·北京·

**图书在版编目（CIP）数据**

抗肿瘤经方临床应用手册 / 王立芳著 . —北京：中国中医药出版社，2018.6

ISBN 978-7-5132-5093-1

Ⅰ . ①抗…　Ⅱ . ①王…　Ⅲ . ①肿瘤—经方—手册

Ⅳ . ① R289.2-62

中国版本图书馆 CIP 数据核字（2018）第 147382 号

---

**中国中医药出版社出版**

北京市朝阳区北三环东路 28 号易亨大厦 16 层

邮政编码　100013

传真　010-64405750

山东润声印务有限公司印刷

各地新华书店经销

开本 880×1230　1/32　印张 11　字数 316 千字

2018 年 6 月第 1 版　2018 年 6 月第 1 次印刷

书号　ISBN 978 - 7 - 5132 - 5093 -1

定价　49.00 元

网址　www.cptcm.com

社 长 热 线　010-64405720

购 书 热 线　010-89535836

维 权 打 假　010-64405753

微信服务号　zgzyycbs

微商城网址　https://kdt.im/LIdUGr

官 方 微 博　http://e.weibo.com/cptcm

天猫旗舰店网址　https://zgzyycbs.tmall.com

如有印装质量问题请与本社出版部联系（010-64405510）

# 序

　　恶性肿瘤发病率居高不下，严重威胁人类健康，抗癌形势尤显严峻。《黄帝内经》《伤寒杂病论》等经典著作作为中医诊疗体系的基础，对于中医肿瘤的治疗也同样具有重要的指导意义，其经典方药在临床肿瘤治疗中发挥着重要作用。国医大师刘嘉湘教授多次说过，要成为一名好的中医肿瘤专科医生，首先要学好经典著作，打好中医内科基础。中华人民共和国成立以来，广大中医药工作者对经方在肿瘤临床的应用进行了深入的探索，对其临床疗效进行了反复验证与评价，并对其作用机制从不同层次不同角度进行了探讨，文献众多。

　　本书作者王立芳医生系我的博士研究生，她一贯精于临床与研究，勤勤勉勉，硕果颇多。她结合自身治疗肿瘤的临床经验，对近年中医经方治疗肿瘤的文献进行了翔实的梳理，从方剂组成、用法、肿瘤临床应用、临床验案、临床研究、作用机制方面进行了归类，并一一附注文献来源，以利于进一步分析研究，指导临床。本书的出版，有益于中医肿瘤、中西医结合肿瘤工作者，节约了查阅筛选文献的时间，借鉴他山之石，在中医药治疗恶性肿瘤中发挥重要作用，尤其对于中医肿瘤研究生等初学者更是具有指导帮助意义。

上海市名中医
上海中医药大学附属龙华医院终身教授　　徐振晔

2018 年 4 月 25 日

　　我从事肿瘤临床工作十数年，深感经方魅力，每有所得，即以笔记。自觉不足，又时查阅前辈及同行经验，整理各家验案与研究，日积月累，不意成册，今行整理，寄望与同道共享，为肿瘤治疗尽绵薄之力。

　　本手册对《黄帝内经》《伤寒论》《金匮要略》方剂进行了梳理，收集了近50年有关经方治疗肿瘤的文献。结合个人临床经验，将肿瘤临床应用及研究较少的经方暂时搁置，对应用及研究较多者进行归类，依据功用、处方组成不同，将相似方药归为同一章节，分别对不同方剂的组方、用法、功用，以及肿瘤临床应用、临床验案、相关临床研究和方药作用机制等实验研究进行讨论，并将经典原文列于文后，目的是便于读者在临床应用中查阅，易于掌握处方的功用，使临床运用与科学研究经方治疗肿瘤更加得心应手。考虑肿瘤患者病情复杂，临床用药多变，临床实际应用及临床研究中处方多与原文处方有所区别，故将临床研究中有变动处方加以罗列，以供临床实际运用时参考。所有文献研究均附参考文献，以备溯源。

　　本手册共选取常用经方88首，其中《黄帝内经》选取3首处方，《伤寒论》和《金匮要略》共选取桂枝汤类、麻黄汤类、青龙汤类、柴胡汤类、白虎汤类、承气汤类、栀子豉汤类、泻心汤类、建中汤类、半夏汤类、乌头汤类、白头翁汤类、未归类方剂85首，主要面向广大肿瘤科医师、肿瘤研究人员、肿瘤方向研究生，以及所有对中医经方治疗肿瘤有兴趣的医疗工作者。

本手册收集了中医药前辈及同仁的临床用药经验，也吸收了现代中药药理研究的成果，是中医肿瘤界和中药药理界同仁多年来共同努力的结晶。尽管他们并未直接为本手册撰稿，但为了同一目标的长年累月探索的成果和创造性贡献，使得本手册得以完成。因此，他们同样是本书的重要作者，在此深表敬意和感谢！

中医经方浩博精深，药理研究推陈出新，虽数易其稿，仍难窥其精华，纰漏难免，深望同道和广大读者不吝惠赐批评，以便本手册修订提高。

上海中医药大学附属龙华医院　王立芳

2018 年 5 月 10 日

# 目录

## 总 论

## 各 论

总

论

# 第一章

# 中医经典对肿瘤的认识

中医对于肿瘤的认识，最早记载见于殷周时代的甲骨文，当时已有"瘤"的病名。《周礼·医师章》记载："疡医掌肿疡、溃疡、金疡、折疡之祝药、劀杀之齐。凡疗疡，以五毒攻之，以五气养之，以五药疗之，以五味节之。"说明这一时期的医家对包括肿瘤在内的肿疡已有初步的认识，并提出了治疗方法。

## 一、《黄帝内经》对肿瘤的认识

《黄帝内经》成于春秋战国时期，集当时医学成就之大成，对肿瘤性疾病的症状进行了阐述，对其发病原因进行了分析，对其治则治法也进行了讨论，为中医肿瘤学的形成奠定了良好的基础。

### 1. 对于症状的描述

《灵枢·邪气脏腑病形》指出："脾脉……微急为膈中，食饮入而还出，后沃沫。"《灵枢·上膈》曰"下膈者，食晬时乃出"，类似于食管癌和胃窦癌的表现。《灵枢·邪气脏腑病形》指出："胃病者，腹䐜胀，胃脘当心而痛……膈咽不通，食饮不下。"与胃癌表现类似。《灵枢·水胀》指出："肠覃……其始生也，大如鸡卵，稍以益大，至其成，如怀子之状，久者离岁，按之则坚，推之则移，月事以时下，此其候也。""石瘕生于胞中……日以益大，状如怀子，月事不以时下，皆生于女子。"与今之妇科肿瘤极为相似。《灵枢·邪气脏腑病形》指出："肝脉……微急为肥气，在胁下，若覆杯……微缓为水瘕痹也。"

类似于肝癌的病证表现。《灵枢·寒热》指出："寒热瘰疬，在于颈腋者，皆何气使生？岐伯曰：此皆鼠瘘寒热之毒气也，留于脉而不去者也。"包含了恶性淋巴瘤症状在内。

**2. 对于病因的推测**

《灵枢·刺节真邪》提出："有所疾前筋，筋屈不得伸，邪气居其间而不反，发为筋溜。有所结，气归之，卫气留之，不得反，津液久留，合而为肠溜。久者，数岁乃成，以手按之柔，已有所结，气归之，津液留之，邪气中之，凝结日以易甚，连以聚居，为昔瘤，以手按之坚。"认为外邪侵袭、凝结不散是"瘤"发病的主要原因。《灵枢·水胀》曰："肠覃何如？岐伯曰：寒气客于肠外，与卫气相搏，气不得荣，因有所系，癖而内着，恶气乃起，息肉乃生。"认为肠癌发病主要在于寒邪内中，结而久留。《素问·骨空论》指出，"任脉为病……女子带下瘕聚"，认为任脉气血不调是妇科肿瘤的重要原因。

**3. 对于治疗原则的论述**

对于肿瘤治疗，《素问·至真要大论》指出，"坚者削之""结者散之""留者攻之"，对肿瘤的治疗具有普遍的指导意义。《素问·六元正纪大论》提出，"大积大聚，其可犯也，衰其大半而止，过者死"，已经注意到积聚日久损伤气血，攻伐之药不可太过，以免损伤正气。

## 二、《伤寒杂病论》对肿瘤的认识

东汉末年张仲景所著的《伤寒杂病论》，也有许多类似肿瘤疾病的记载，对肿瘤的症状、病因、治则、治法也进行了论述。

**1. 对症状的论述**

《金匮要略·呕吐哕下利病脉证治》指出："脉弦者虚也，胃气无余，朝食暮吐，变为胃反""朝食暮吐，暮食朝吐，宿谷不化，名曰胃反"，类似于胃窦癌幽门梗阻的症状。《金匮要略·疟病脉证并治》指出："病疟，以月一日发，当十五日愈，设不瘥，当月尽解；如其不瘥，当云何？师曰：此结为癥瘕，名曰疟母。"此处疟母相当于脾肿大，可见于肝癌晚期。《金匮要略·妇人妊娠病脉证并治》指出："妇人宿有癥病，经断未及三月，而得漏下不止，胎动在脐上者，为癥痼害。妊娠六月动者，前三月经水利时，胎下血者，后断三月下血也。所以血不止者，其癥不去故也。"此所言癥病与妇科肿瘤类似。《金匮要略·五脏风寒积聚病脉证并治》指出："病有积、有聚、有䅽气，何谓也？帅曰：积者，脏病也，终不移；聚者，腑病也，发作有时，展转痛移，为可治……诸积大法，脉来细而附骨者，乃积也。"对有形之"积"与无形之"聚"进行了鉴别。

**2. 对病因的论述**

《金匮要略·禽兽鱼虫禁忌并治》曰："鲙食之，在心胸间不化，吐复不出，速下除之，久成癥病……食鲙多，不消，结为癥病。"《金匮要略·果食菜谷禁忌并治》云："薤不可共牛肉作羹，食之成瘕病。"指出了饮食与"癥病"的关系，即长期饮食不节可导致食道肿瘤的发生。

**3. 对治则治法的论述**

张仲景多次谈及"癥"，并提出了具体的方药。又如《金匮要略·妇人妊娠病脉证并治》云："妇人宿有癥病……当下其癥，桂枝茯苓丸主之。"现代研究显示：桂枝茯苓丸在卵巢癌、宫颈癌的治疗中具有良好的临床疗效。《金匮要略·疟病脉证并治》曰："此结为癥瘕，名曰疟母，急治之，宜鳖甲煎丸。"现代研究显示：鳖甲煎丸对于肝癌具有较好的疗效。

中华人民共和国成立以后，随着诊断技术的发展，中医对于肿瘤的认识也逐渐加深，对经方在治疗肿瘤中如何运用也进行了广泛深入的讨论，并结合现代技术手段对经方抗肿瘤的疗效进行了评价，对其作用机制进行了探讨，既考虑到"证"，也考虑到"病"，取得了良好的临床疗效。

# 第二章

## 经方在不同肿瘤中的应用

### 一、经方在肺癌中的应用

中医古籍中无肺癌这一病名，但文献描述的肺积、息贲的临床表现与肺癌较为相似，可以归于咳嗽、痰饮、息贲、肺积、咯血等病证的范畴。《难经》记载："肺之积，名曰息贲，在右胁下，覆大如杯，久不已，令人洒淅寒热，喘咳，发肺壅。"《金匮要略》所述"肺痿"与肺癌症状有相似之处，症见咳吐痰血，上气喘满，舌干口燥，形体瘦削，咽喉嘶哑，心烦胸痛，皮毛枯悴。临床症见咳嗽、气急、气喘常用桂枝加厚朴杏子汤、麻黄汤、麻黄附子细辛汤、麻黄杏仁甘草石膏汤、射干麻黄汤、厚朴麻黄汤、小青龙汤、大青龙汤；症见咯血常用泻心汤、大黄黄连泻心汤；术后反复干咳常用麻黄汤、麻黄附子细辛汤、射干麻黄汤、半夏汤、小半夏汤、大半夏汤；术后及肺癌胸膜转移症见胸腔积液常用麻黄附子细辛汤、麻黄汤、射干麻黄汤、小青龙汤、猪苓汤、苓桂术甘汤；并发肺部感染常用麻黄杏仁甘草石膏汤、大青龙汤、白虎汤、白虎加人参汤、竹叶石膏汤、桂枝汤类、小柴胡汤、大柴胡汤；并发骨转移疼痛常用桂枝加附子汤、大乌头煎、乌头汤、当归芍药散。

### 二、经方在食管癌中的应用

在古代中医文献中尚未见有食管癌之病名，但有丰富的类似食管肿瘤的病证记载，食管癌在中医文献中多属"噎膈""噎塞""关格"等范畴。关于噎膈的主要症状，早在2000多年前成书的《黄帝内经》就有了"三阳结谓之膈""饮食不下，膈咽不通，食则呕"以及"膈中，食饮入而还出，后沃沫"的记载。症见吞咽困难常用半夏汤、小半夏汤、大半夏汤、半夏厚朴汤、吴茱萸汤、旋覆代赭汤等；症见痰涎增多常用半夏汤、小半夏汤、小半夏加茯苓汤、大半夏汤、半夏生姜汤、吴茱萸汤；症见消化道出血常用泻心汤、半夏泻心汤、大黄黄连泻心汤；症见腹水常用苓桂术甘汤、猪苓汤、泽泻饮。

## 三、经方在胃癌中的应用

胃癌属于中医学"胃脘痛""噎膈""伏梁""积聚"等范畴。《灵枢·邪气脏腑病形》指出："胃病者，腹䐜胀，胃脘当心而痛……膈咽不通，食饮不下。"《素问·至真要大论》记载："胃脘当心而痛，上支两胁，膈咽不通。"《金匮要略》提出"胃反"之病名，曰："趺阳脉浮而涩，浮则为虚，涩则伤脾，脾伤则不磨，朝食暮吐，暮食朝吐，宿谷不化，名曰胃反。"逆转萎缩性胃炎及肠化生，防治癌变常用半夏泻心汤、黄连泻心汤、生姜泻心汤、小建中汤、黄芪建中汤、当归芍药散；症见呕吐、反胃常用小半夏汤、半夏汤、大半夏汤；症见腹痛常用黄芪建中汤、大建中汤、小建中汤、桂枝加芍药汤；症见消化道出血常用泻心汤、生姜泻心汤；症见腹水常用猪苓汤、苓桂术甘汤。

## 四、经方在肠癌中的应用

大肠癌从临床症状上看属于中医"肠覃""肠毒""锁肠痔""下痢"等诸病证范畴。《灵枢·水胀》谓："肠覃何如？岐伯曰：寒气客于肠外，与卫气相搏，气不得荣，因有所系，癖而内著，恶气乃起，息肉乃生。其始生也，大如鸡卵，稍以益大，至其成，如怀子之状。"这些描述与现在结肠癌、直肠癌、肛管癌的症状颇为相似。多归因于饮食不节、情志内伤、久病久痢等因素，在正气亏虚的基础上使脾胃升降失和，气机不畅，毒邪侵入，湿热、瘀血、痰浊互结，闭阻于大肠，久而成积。传导不利，故见腹泻、便秘、腹痛，血络破损而见便血。久则正气更虚，邪毒肆虐则见腹块，脘腹鼓胀，虚衰羸瘦。症见肠道梗阻或者不完全梗阻常用大承气汤、小承气汤、调胃承气汤、桂枝加大黄汤；症见便血常用大黄泻心汤、白头翁汤、白头翁加甘草阿胶汤；症见腹痛可用桂枝加芍药汤、乌梅丸；症见腹水可用猪苓汤、桂枝汤、泽泻饮；放疗后放射性肠炎常用乌梅丸、白头翁汤、白头翁加甘草阿胶汤、薏苡附子败酱散；化疗后出现手足麻木等神经毒性可用黄芪桂枝五物汤、桂枝汤。

## 五、经方在肝癌、胰腺癌中的应用

在各类经典医书中无肝癌、胰腺癌的名称记载。根据临床症候，当属于"癥瘕""积聚""黄疸""伏梁"等病名范畴。在《黄帝内经》《难经》中有关于其症状的描述，如癥瘕、积聚、黄疸、鼓胀、胁痛、肥气等。《难经》载："脾之积，名曰痞气，在胃脘，腹大如盘，久不愈，令人四肢不收，发黄疸，饮食不为肌肤。"这些描述与肝癌的临床表现相似，并说明了肝癌的病因病机，迄今对肝癌的研究仍具有指导意义。症见腹痛腹胀可用桂枝加芍药汤、柴胡桂枝干姜汤、黄芪建中汤、大建中汤、鳖甲煎丸、大黄䗪虫丸、附子粳米汤；症见消化道出血可用大黄黄连泻心汤、泻心汤；症见腹水可用五苓散、大黄䗪虫丸；症见黄疸可用茵陈五苓散、大柴胡汤；并发低热可用麻黄升麻汤、桂枝汤、小柴胡汤、大柴胡汤。

## 六、经方在乳腺癌中的应用

有关本病的病因，中医认为，正气不足、气血两虚是发病的前提及决定因素。《素问·刺法论》曰"正气存内，邪不可干"，《灵枢·百病始生》曰"温气不行，凝血蕴裹而不散，津液涩渗，著而不去，而积皆成矣"。同时，六淫外侵、邪毒留滞是发病的外因。《灵枢·九针论》曰："四时八风之客于经络之中，为瘤病者也。"《灵枢·百病始生》曰："积之始生，得寒乃生，厥乃成积也。"《灵枢·五变》也认为："寒温不次，邪气稍至，蓄积留止，大聚乃起。"可见，正虚邪实是乳腺癌发病的总病机。正气不足是乳腺癌发生的主要原因，而邪气入侵则是重要条件。正气虚损，脏腑失和，阴阳失调，六淫之邪乘虚著于乳部，经络受阻，致瘤核形成。症见乳腺胀痛可用小柴胡汤、柴胡加龙骨牡蛎汤、柴胡加桂枝汤；内分泌治疗期间症见潮热、多汗可用桂枝加桂汤、小柴胡汤、柴胡加桂枝龙骨牡蛎汤、甘草小麦大枣汤、肾气丸；并发骨转移疼痛可用桂枝加附子汤、大乌头煎、乌头汤；症见抑郁及失眠可用半夏汤、柴胡加龙骨牡蛎汤、竹叶石膏汤、栀子豉汤、栀子甘草豉汤、栀子柏皮汤、甘草小麦大枣汤。

## 七、经方在泌尿系统肿瘤中的应用

按中医辨证，肾癌、膀胱癌、输尿管肿瘤等泌尿系统肿瘤属于"溺血""腰痛""癥积""中石疽""血淋""溲血""癃闭"等范畴。《素问·气厥论》曰："胞移热于膀胱，则癃，溺血。"《素问·四时刺逆从论》曰："少阴有余……涩则病积，溲血。"《金匮要略·五脏风寒积聚病》云："热在下焦者，则尿血，亦令淋秘不通。"对于本病病因，中医认为主要是由于湿热、瘀血阻于下焦，膀胱气化不利所致。发病关键在于下焦的肾、膀胱，与肺、脾、肝、三焦亦有密切联系，特别重视脏腑功能失调、精神因素及先天不足等内因在发病中的意义。症见腰酸腰痛可用肾气丸、薯蓣丸；症见尿血可用薯蓣丸、大黄䗪虫丸；并发骨转移可用桂枝加附子汤、大乌头煎、乌头汤、当归芍药散。

需要注意的是，中医古籍文献所提及的"肾岩"并不是西医学所谓的肾癌，而是阴茎癌，不可混淆。

## 八、经方在妇科肿瘤中的应用

中医学无"宫颈癌"及"卵巢癌"病名，但类似描述散见于"崩漏""带下""五色带""癥瘕"等疾病之中，如《素问·骨空论》中即有"任脉为病……女子带下瘕聚"的记载。现代肿瘤临床症见阴道异常出血可用四乌贼骨一芦茹丸；症见腹痛腹胀可用桂枝茯苓丸、桂枝加芍药汤、桃核承气汤；症见腹水可用泽泻饮、猪苓汤；宫颈癌放疗后腹泻常用乌梅丸、白头翁汤、白头翁加甘草阿胶汤、薏苡附子败酱散；症见外阴瘙痒、异常分泌物可用苦参汤外洗。

## 九、经方在脑部肿瘤中的应用

中医历代文献中，对脑部肿瘤的记载见于"头痛""真头痛""头风""恶心""呕吐""厥逆"中。中医认为"脑为髓海""肾主骨，骨生髓"，诸髓者属脑，脑为奇恒之府，诸阳之会，位高而属阳。《素问·奇病论》曰："人有病头痛以数岁不已……当有所犯大寒，内至骨髓，髓者以脑为主，脑逆故令头痛……病名曰厥逆。"头为诸阳之会，十四经之手足三阳均交会于头颠，故头颠顶有"百会穴"之称。头属阳而脑属阴，阳气盛则阴邪不得入，正气虚则邪气乘虚而入，邪气入头，大寒至髓，上入络脑，是谓重阴，故头痛、眩晕、吐逆，甚至眩仆不知人。正常情况下，清气上扬而浊气下降，正气虚而清气不得上升，浊气不得下降，格于奇恒之府，则阴浊积于脑而发为肿瘤，故治以温阳化浊以消积，开郁理气而通络，或滋肾填髓而息风，或解毒化瘀而散结。症见痰涎增多可用泽泻饮；症见畏寒、腰酸可用肾气丸、薯蓣丸；症见畏寒肢冷、大便溏、肢体拘挛可用栝楼桂枝汤。

## 十、经方在骨肿瘤中的应用

历代中医有关软组织与骨肿瘤的记载常见于"痈疽""瘤痕""积累""失荣""石瘤""肉瘤""岩""骨疽""石疽""骨石痈"等。殷墟甲骨文中即有"瘤"的记载；《灵枢·刺节真邪》曰："有所结，深中骨，气因于骨，骨与气并，日以益大，则为骨疽。"《灵枢·痈疽》中曰："发于膝，名曰疵痈，其状大痈，色不变，寒热，如坚石，勿石，石之者死。"临床症见疼痛可用桂枝加葛根汤、麻黄附子细辛汤、乌头汤、大乌头煎；症见低热可用桂枝汤、小青龙汤、小柴胡汤、柴胡加桂枝汤等；应用止痛药物导致的便秘可用大承气汤、小承气汤、调胃承气汤等。

各

论

# 第三章

# 《内经》方

## 一、四乌贼骨一藘茹丸

【组成】

原方：乌鲗骨四份，藘茹一份。

今方：乌贼骨 30g，茜草根 15g。

【用法】以雀卵为丸，如小豆大，每服 5 丸，空腹时用鲍鱼汁送服。现常规水煎服。

【功用】益精补血，止血化瘀。

【肿瘤临床应用】

临床常用于肿瘤化疗后闭经或月经不调。由于化疗药物缺乏对细胞的选择性，在杀伤肿瘤细胞的同时，对正常细胞，尤其是增殖活跃的生殖细胞、造血细胞、黏膜细胞等伤害明显，故化疗后常见女性患者月经量减少、月经不调，甚至闭经。对于有生育需求的女性则影响更大。本方较少单用，多与肾气丸、六味地黄丸、当归补血汤、八珍汤等补肾养血类方药合用，且常联合应用蛇六谷、白花蛇舌草、七叶一枝花、山慈菇、石见穿、石上柏等解毒散结类药物。

注意：若有生育需求，解毒散结类及活血化瘀类药物应用须谨慎。

【临床验案】

### 化疗后月经不调验案

张某，女，36 岁，2010 年 3 月初诊。患者 2008 年 8 月因胃癌行手术切除，术后化疗6个疗程，术后复查未见复发转移。患者化疗期间月经未行，化疗后月经3~4个月一行，且经量明显减少。症见乏力，纳少，腰膝酸软，畏寒，穿衣多于常人，大便时有溏薄，舌淡，苔薄白，脉弱。予以六味地黄丸加当归补血汤加本方加减：熟地黄15g，怀山药15g，山萸肉15g，茯苓15g，泽泻9g，丹皮9g，当归6g，黄芪30g，乌贼骨30g，茜草根15g，仙灵脾9g，桂枝6g。14剂后患者乏力畏寒减轻，腰膝酸软减轻。上方加减半年后月经基本恢复正常。

【临床研究】

未找到本方在肿瘤治疗中的临床研究，可参考本方治疗流产后子宫出血、崩漏等临床研究。

【实验研究】

**1. 抗肿瘤作用机制**

日本科学家将丙酮洗过的乌贼骨的粉末用乙二胺四醋酸进行提取，将所得物质按100mg/kg的剂量投予患固体型肉瘤（Sarcoma - 180）白鼠的肿瘤内，肿瘤的增殖被阻止了82%。或以150mg/kg的该物质投于腹腔，也得到了几乎相同的效果。对患腹水型肉瘤的白鼠，在腹腔投以100mg/kg剂量的该物质，病鼠的生命时间比对照组延长2.85倍。

茜草是茜草科植物干燥的根及根茎，具有良好的抗肿瘤作用。茜草提取物在体外对Hela细胞生长有明显的抑制作用，对人肝癌HepG2细胞株亦具有很好的抑制增殖和诱导凋亡作用，其机制可能是和线粒体途径有关；对$S_{180}$荷瘤小鼠具有延长生命的作用，同时对小鼠移植性$S_{180}$肉瘤具有抑制作用。林茜草根醇提取物对$S_{180}$荷瘤小鼠肿瘤的抑瘤率达39.67%，可提高小鼠吞噬碳粒廓清的指数，血清中IL-2和TNF-α的含量同样提高显著。

**2. 调控血液运行作用机制**

茜草能够显著改善不同切变率下血瘀模型大鼠的全血黏度及血浆黏度，在止血方面体现了一定的双向调节作用，对由ADP诱导的血小板聚集率表现出一定的影响，但弱于茜草炭；茜草炭主要通过影响内、外源性凝血酶以及纤维蛋白原来达到促凝效果，能明显提高血瘀模型大鼠血小板聚集率。

【原文】

《素问·腹中论》："帝曰：有病胸胁支满者，妨于食，病至则先闻腥臊臭，出清液，先唾血，四肢清，目眩，时时前后血，病名为何？何以得之？岐伯曰：病名血枯，此得之年少时，有所大脱血，若醉入房中，气竭肝伤，故月事衰少不来也。帝曰：治之奈何？复以何术？岐伯曰：以四乌鲗骨，一藘茹，二物并合之，丸以雀卵，大如小豆，以五丸为后饭，饮以鲍鱼汁，利肠中及伤肝也。"

【参考文献】

[1] 李杏英，谭小燕，胡雪原. 四乌贼骨一藘茹丸治疗药物流产后子宫出血120例效果观察 [J]. 中国医药导报，2012，9 (06)：94-95+98.

[2] 谢玉红. 四乌贼骨一藘茹丸加味治疗崩漏60例 [J]. 江西中医药，2007 (08)：30.

[3] 高明乾，刘毅. 日本发现乌贼骨具有抗肿瘤作用 [J]. 河南中医，1984 (02)：43.

[4] 谭朝阳，何迎春，田道法，等. 茜草提取物对宫颈癌Hela细胞杀伤动力学研究 [J]. 中医药学刊，2004 (12)：2213-2214.

[5] 朱学研. 茜草提取物对人肝癌细胞抗肿瘤作用研究 [D]. 延边大学，2014.

[6] 施中凯，胡晓丽，尤玉红，等. 林茜草根醇提取物对S180荷瘤小鼠抗肿瘤活性试验研究 [J]. 成都中医药大学学报，2011，34 (03)：41-43.

[7] 单鸣秋，陈星，李娟，等. 茜草与茜草炭对大鼠急性血瘀模型的影响比较研究 [J]. 中国中药杂志，2014，39 (03)：493-497.

## 二、半夏汤

【组成】

原方：半夏五合，秫米一升。

今方：半夏10g，秫米15g。

【用法】常规水煎服用。

【功用】化痰和胃。

【肿瘤临床应用】

**1. 治疗食管癌、胃癌等上消化道肿瘤导致的痰涎增多**

多与健脾和胃理气类方剂合用，如四君子汤、二陈汤、橘皮竹茹汤、旋覆代赭汤，也常加用野葡萄藤、红藤、菝葜、藤梨根、天龙等解毒散结抗癌类药物。

**2. 治疗肿瘤相关性失眠及抑郁**

肿瘤患者由于对疾病的恐惧，以及疾病本身或治疗的痛苦，常并发失眠或抑郁，加用本方具有较好的临床疗效。可合用黄连温胆汤、酸枣仁汤等安神类方药。

【临床验案】

### 胃癌术后痰涎增多验案

朱某，女，75岁，2015年8月就诊。患者2014年因吞咽梗阻行胃镜检查，诊断为胃癌，行根治性手术，术后未行放化疗。术后反复痰涎增多，复查胃镜见吻合口炎症，口服雷贝拉唑、胶体果胶铋、养胃舒、猴菇菌片等多种药物未见明显改善。就诊时诉口腔痰涎多于常人，咽部及中上腹部不适，纳食不香，大便溏薄，脉弱，舌淡苔白稍腻。予半夏汤加减。处方：姜半夏12g，秫米15g，太子参15g，苍术9g，白术9g，茯苓15g，陈皮9g，芙蓉叶15g，蒲公英15g，藿香9g，怀山药15g，鸡内金12g，炒谷麦芽各15g。14剂后患者痰涎减少，大便成形，随症加减治疗1年后患者生活基本如常人。

**【临床研究】**

未查到本方治疗肿瘤的临床研究。查到本方对于多种证型失眠及眩晕的临床研究，均具有较好的临床疗效，对于肿瘤相关性失眠及眩晕可参考。

**【实验研究】**

**1. 抗肿瘤作用机制**

本方具有良好的抗肿瘤作用机制。半夏提取物以及半夏化学成分中的半夏蛋白、半夏总生物碱、谷甾醇、半夏多糖等都具有抗肿瘤的作用。半夏酒精提取液可抑制人结肠癌细胞 HT－29、直肠癌细胞 HRT－18 和肝癌细胞 HepG2 生长，延长腹水模型小白鼠的生存时间，并能抑制荷瘤小白鼠瘤体生长。半夏多糖具有抗肿瘤作用，其机制与抑制鼠肾上腺嗜铬细胞 PC12 生长及增殖，诱导人神经母细胞瘤细胞 SH－SY5Y、鼠肾上腺嗜铬细胞 PC12 细胞凋亡有关。半夏蛋白中 30% 硫酸铵沉淀部分对肝癌 Bel－7402 细胞生长具有明显抑制作用及促进肝癌 Bel－7402 细胞凋亡的作用。半夏及其提取物抗肿瘤作用机制有细胞毒性、抑制肿瘤细胞侵袭、阻断细胞增殖信号、化疗增敏、逆转耐药、调节抑癌基因表达、调节细胞周期、诱导肿瘤细胞凋亡等多个途径。

**2. 治疗抑郁的作用机制**

胡静娜等通过小鼠自主活动实验、悬尾实验、强迫游泳实验和利血平拮抗实验分析了半夏秫米汤抗抑郁药效，发现本方水煎剂具有抗抑郁作用，且无中枢兴奋性作用，其抗抑郁作用机制可能与升高脑内 5－HT 和 NE 的含量有关。

**【原文】**

《灵枢·邪客》："黄帝问于伯高曰：夫邪气之客人也，或令人目不瞑不卧出者，何气使然？伯高曰：五谷入于胃也，其糟粕、津液、宗气分为三隧。故宗气积于胸中，出于喉咙，以贯心脉，而行呼吸焉。营气者，泌其津液，注之于脉，化以为血，以营四末，内注五脏六腑，以应刻数焉。卫气者，出其悍气之慓疾，而先行于四末，分肉皮肤之间，而不休者也。昼日行于阳，夜行于阴，常从足少阴之分，间行于五脏六腑，今厥气客于五脏六腑，则卫气独卫其外，行于阳不得入于阴，行于阳则阳气盛，阳气盛则阳跷陷，不得入于阴，阴虚，故目不瞑。"

**【参考文献】**

[1] 郑立升，高双静，肖辉煌．半夏秫米汤加减治疗心脾两虚型失眠60例 [J]．福建中医药，2016，47（06）：61－62.

[2] 郭志鹏．半夏秫米汤加减治疗湿热扰神型失眠的临床研究 [D]．辽宁中医药大学，2016.

[3] 陈家兴．加味半夏秫米汤治疗失眠100例疗效观察及方证探讨 [J]．内蒙古中医药，2013，32（06）：35－36.

[4] 李金环，吕炳禄，赵建东．半夏秫米汤加味治疗眩晕120例疗效观察 [J]．河北中医，2009，31（07）：1054.

[5] 魏霞，何明华．半夏秫米汤复方治疗重症失眠30例报告 [J]．河南中医，1994（04）：240.

[6] 武峰，秦志丰，李勇进，等．半夏化学成分抗肿瘤研究进展 [J]．中华中医药学刊，2013，31（02）：270－272.

[7] 郑国灿．半夏提取液的抗肿瘤性研究 [J]．四川中医，2004（09）：9－11.

[8] 赵永娟，王蕾，侯琳，等．半夏多糖抗肿瘤作用研究 [J]．中国药理学通报，2006（03）：368－371.

[9] 付芸，黄必胜，李娟，等．半夏蛋白抗肿瘤活性组分的提取分离 [J]．中国中医药信息杂志，2007（01）：45－47.

[10] 何立丽，顾恪波．半夏提取物抗恶性肿瘤的作用机制 [J]．中华中医药杂志，2017，32（02）：685－687.

[11] 胡静娜，李越兰．半夏秫米汤水煎剂对行为绝望小鼠模型和利血平模型的影响 [J]．陕西中医学院学报，2015，38

（06）：102 – 105.

[12] 胡静娜. 半夏秫米汤对抑郁模型小鼠行为学及脑内单胺类神经递质含量的影响 [D]. 浙江中医药大学，2014.

## 三、泽泻饮

【组成】

原方：泽泻、白术各十分，麋衔五分。

今方：泽泻 10g，白术 10g，鹿衔草 5g。

【用法】常规水煎服。

【功用】健脾止汗。

【肿瘤临床应用】

**1. 用于脑胶质瘤等脑部肿瘤**

常联合应用补阳还五汤、半夏天麻白术汤等方剂，并常加用蜈蚣、全蝎、地龙、僵蚕等搜风通络之品。

**2. 用于各种肿瘤恶液质状态的头晕**

多根据脏腑辨证，与补中益气汤、八珍汤、十全大补汤、薯蓣丸、六味地黄丸、肾气丸等补益剂联合应用，并在扶正基础上适量加用解毒散结抗癌之品。

【临床验案】

### 治疗脑胶质瘤术后头晕验案

孙某，男，45 岁，2008 年 1 月就诊。患者 2007 年 5 月因头晕伴肢体活动不利，检查发现脑部占位，行手术切除，术后肢体活动恢复，头晕仍有，伴纳食不香，口淡乏味，痰涎较多，便溏，舌淡苔白稍腻，脉滑，方拟：泽泻 15g，白术 15g，鹿衔草 10g，半夏 12g，党参 15g，茯苓 15g，天麻 9g，杜仲 15g，苍术 9g，天葵子 15g，怀山药 15g。14 剂后患者头晕减轻，纳食增加。继续加减应用 2 年，复查未见复发转移。

**【临床研究】**

本方治疗眩晕具有较好的临床疗效，可供肿瘤治疗中参考。

**【实验研究】**

**1. 抗肿瘤作用机制**

本方泽泻、白术、鹿衔草具有一定的抗肿瘤作用。泽泻提取组分对 Sp2/0 肿瘤细胞有一定抑制作用，并且这种作用具有一定的剂量和时间依赖性（但抑制效果还达不到抗癌药物的标准）。白术具有良好的抗肿瘤转移和抑瘤作用。从白术中提取白术内酯可能通过调节细胞因子改善癌性恶病质小鼠的一般状况，白术内酯－1（ATR－1）在体内和体外均能抑制胆囊癌细胞增殖，可通过 PI3K/Akt 途径下调卵巢癌 SK－OV－3 与 OVCAR－3 细胞 CDK1 的表达，从而使细胞阻滞于 G2/M 期，进而发挥肿瘤细胞增殖抑制作用。白术多糖对 H22 肝癌小鼠的肿瘤有较明显的抑制作用，可能是通过增强机体免疫功能而实现。白术挥发油具有抗肿瘤增殖及抗肿瘤转移的双重作用。鹿衔草能抑制肺癌骨转移肿瘤细胞生长，可能机制之一是促进肿瘤细胞凋亡，而且副作用较少。

**2. 治疗眩晕作用机制**

加味泽泻饮有显著的降血脂作用。泽泻饮化裁可抑制因血脂升高和脂代谢紊乱引起的一系列血液流变学的改变，使血液处于低浓、低黏、低聚、低凝状态，可以有效预防 AS 的发生。

**【原文】**

《素问·病能论》："有病身热解惰，汗出如浴，恶风少气，此为何病？岐伯曰：病名曰酒风。帝曰：治之奈何？岐伯曰：以泽泻、术各十分，麋衔五分，合以三指撮为后饭。"

**【参考文献】**

［1］陈瑜.半夏白术天麻汤和泽泻饮治疗美尼尔综合征 50 例［J］.中国民族民间医药，2010，19（02）：77＋117.

［2］陈涛.泽泻的提取分离及其对 Sp2/0 肿瘤细胞抑制作用

的研究 [D]. 浙江大学, 2007.

[3] 周小丽. 白术抑瘤及抗肿瘤转移的实验研究 [J]. 中医临床研究, 2015, 7 (15): 92 - 93.

[4] 孙烨, 蔡云, 刘映, 等. 白术内酯对癌性恶病质小鼠血清细胞因子的影响 [J]. 河北中医, 2013, 35 (07): 1059 - 1062.

[5] 张宝明. 白术内酯 - 1 通过 JNK - pSmad3L - c - Myc 信号通路在体内和体外抗胆囊癌活性研究 [D]. 山西医科大学, 2017.

[6] 龙方懿, 贾萍, 王华飞, 等. 白术内酯 I 抑制卵巢癌 SK - OV - 3 与 OVCAR - 3 细胞增殖作用机制的研究 [J]. 局解手术学杂志, 2017, 26 (02): 89 - 93.

[7] 周剑, 苏德春, 宋国权. 白术多糖对 H22 肝癌小鼠抗肿瘤作用实验研究 [J]. 亚太传统医药, 2015, 11 (17): 9 - 10.

[8] 王郁金. 白术挥发油抗肿瘤增殖和转移的实验研究 [D]. 山东中医药大学, 2007.

[9] 袁拯忠, 曹照文, 林思思, 等. 自然铜、鹿衔草对裸鼠肺癌骨转移的抑制作用 [J]. 中华中医药学刊, 2012, 30 (12): 2723 - 2725.

[10] 唐雪梅, 蒋凤荣, 方泰惠, 等. 加味泽泻饮对实验性高脂血症大鼠血脂及脂蛋白的调节作用 [J]. 中药药理与临床, 2006 (Z1): 144 - 145.

[11] 唐雪梅, 翟玉祥, 刘涛, 等. 加味泽泻饮对实验性高脂血症大鼠血液流变学及血清一氧化氮的影响 [J]. 中国实验方剂学杂志, 2006 (05): 26 - 28.

# 第四章

# 桂枝汤类

## 一、桂枝汤

**【组成】**

原方：桂枝（去皮）三两，芍药三两，生姜（切）三两，大枣（擘）十二枚，甘草（炙）二两。

今方：桂枝、芍药、生姜、大枣各9g，炙甘草6g。

**【用法】** 常规水煎服，服后慢饮热稀粥200mL。保暖，使遍身微似有汗。

**【功用】** 解肌发表，调和营卫。

**【肿瘤临床应用】**

**1. 肿瘤性发热**

多见于肿瘤晚期，或肿瘤发展较快的患者，或放化疗后，临床多表现为低热，午后发热为多。中医辨证多为正虚邪盛、营卫不和。现代研究多认为与肿瘤引起的体温调控失调，或肿瘤坏死物质吸收，或神经内分泌失调有关。正虚明显者多配伍黄芪、黄精、太子参、党参、山茱萸、怀山药等益气健脾补肾，邪气较盛者多配伍山慈菇、白花蛇舌草、蛇六谷、蜂房、石见穿、石上柏等解毒散结。

**2. 肿瘤性多汗**

肿瘤性多汗多见于脑部肿瘤、妇科肿瘤、乳腺肿瘤、前列腺肿瘤、甲状腺肿瘤，且常与低热相伴，中医辨证多有阴阳不调、虚实夹杂，现代研究多认为与神经内分泌失调有关，而桂枝汤在多种人体机制中均具有双向调控的作用，对肿瘤相关性多汗具有良好的疗效。

【临床验案】

## 治疗肿瘤性发热

张某，65岁，女，2016年5月因"进行性消瘦2月，伴低热1月"就诊，腹部B超及MRI提示胰尾占位，伴腹腔多发转移，腹水。就诊时患者面色萎黄，乏力，自觉低热，腹胀，纳呆，便溏，舌淡苔薄脉浮。考虑患者营卫不调，脾气亏虚，予桂枝汤合四君子汤加减，桂枝9g、白芍9g、甘草9g、大枣9g、太子参15g、白术12g、茯苓12g、陈皮9g、猫人参15g、车前子30g、鸡内金12g、炒谷麦芽各15g、生姜3片。上方服用3剂后低热逐渐减轻。

## 治疗肿瘤化疗后发热

吕某，女，12岁。初诊日期1998年4月1日。患者于1998年2月初因颈项肿块，经某医院诊为恶性淋巴瘤后给予化疗。化疗1个周期后出现发热，每日下午4时左右先出现寒战，继而发热，热度约在39℃以上，用西药后热退，翌日复作。伴头痛、口渴、喜热饮、出虚汗、脱发、精神差、乏力、面色萎黄，舌红、苔薄白，脉细数。已用抗生素治疗半个月，热仍未解，改而求诊中医。根据病情辨证，属气血亏虚，又感外邪，治用桂枝汤加金银花、石斛、黄芪、沙参。当日煎后急服，每2小时服1次，服药后啜饮温热米汤少许，以助药力。当晚体温降至37.5℃左右。3剂服完体温恢复正常出院。

## 治疗化疗后胃肠道反应验案

患者甲，男，65岁，因"咳嗽伴胸痛3个月"就诊，胸部CT提示左肺上叶占位伴肺内转移，肺穿刺活检提示肺鳞癌，在我院给予TP（紫杉醇酯质体280mg d1 + 顺铂60mg d1~2）方案化疗，化疗第2天出现恶心、呕吐4次，不思饮食，胃脘胀满，大便未解，小便少，舌淡苔白微腻，脉细弦。辨证属脾胃虚弱，胃失和降。治以健脾和胃，消食导滞。方用桂枝汤合二陈汤加减。主要药物：桂枝30g，白芍15g，大枣15g，炙甘草9g，陈皮10g，姜半夏12g，茯苓30g，黄精30g，白术30g，党参15g，猪苓15g，神曲15g，厚朴12g，麦芽15g。煎服4剂，上述诸症缓解。

## 治疗舌癌验案

患者乙，男，62岁，因"舌根部恶性肿瘤术后2年，复发半年，气紧伴无法进食1周"于2014年8月入我院，入院后给予气管切开，留置胃管。刻诊见：消瘦、身疲、乏力、咳嗽、咳白痰，痰多，管喂流质饮食，大便结燥，小便尚可，张口困难，无法辨认舌苔，脉细弦。诊断舌恶性肿瘤晚期，辨证属阴阳两虚、痰湿瘀阻。主方以桂枝汤合增液汤加味治疗。主要药物如下：桂枝15g，白芍15g，党参30g，大枣12g，生地50g，麦冬15g，玄参15g，金荞麦30g，薏苡仁30g，橘红10g，姜半夏12g，莱菔子10g，白术15g，肉苁蓉15g，莪术12g。桂枝汤合增液汤为基础方加减治疗未间断，生存期近1年。

**【临床研究】**

**1. 治疗脑肿瘤术后多汗症的临床研究**

脑肿瘤术后可出现多种并发症，多汗症是常见并发症之一，西医多采用阿托品等莨菪碱类药物治疗，易引起口干、心动过速、便秘、尿潴留、烦躁等不良反应。张氏等应用桂枝汤治疗脑肿瘤术后多汗症，治疗组采用桂枝汤口服（桂枝20g、白芍15g、生姜15g、甘草10g、大枣10g）治疗，对照组采用硫酸阿托品注射液肌肉注射治疗。2周后评价疗效。结果治疗组临床疗效优于对照组，不良反应出现率低于对照组。

## 2. 治疗小儿化疗后发热经验总结

儿童稚阴稚阳，易气血阴阳平衡失调，小儿肿瘤（主要为白血病和恶性淋巴瘤）化疗后，常易出现发热，且容易长时间不退。杨勤建等运用桂枝汤加味（桂枝、白芍、炙甘草、生姜、大枣、黄芪、金银花、石斛，恶心呕吐加姜半夏、姜竹茹，腹泻加炒白术、葛根，去石斛；口腔或肛门溃疡加薄荷、竹叶；气血虚严重加太子参、山药、鸡血藤、黄精；阳气虚甚加熟附子）治疗小儿化疗后发热，获得满意疗效。

【实验研究】

## 1. 抗肿瘤作用机制

桂枝汤中的白芍、生姜、甘草、大枣均具有较好的抗肿瘤作用。

白芍总苷脂质体具有较强的体外和体内抗肿瘤活性，能明显抑制 K562（人白血病细胞）、SMMC－7721（肝癌细胞）、BEL－7402（肝癌细胞）的增殖。白芍多糖也具有一定的抗肿瘤活性，对小鼠 Lewis 肺癌具有较好的抗肿瘤活性。白芍超滤液含药血清培养小鼠 HT29、HL60 和 S180 肿瘤细胞，在 10～100g/kg 含药血清范围内对各肿瘤细胞均有显著抑制作用，其作用与给药量呈正相关。

生姜提取物对小鼠移植性肉瘤 S180、艾氏腹水癌实体生长具有明显的抑制作用。生姜醇提物有显著的抗肿瘤作用和免疫调节活性。生姜中提取出的 8－姜酚和 10－姜酚具有明显的抑制肿瘤细胞活性的作用，其机制可能与其影响 MAPK 通路中 ERK、P38 磷酸化水平，导致细胞 G1 期阻滞有关。

甘草含多种抗肿瘤成分，所含甘草多糖具有显著的抗肿瘤作用，其作用机制可能与提高小肠黏膜上皮细胞分泌 IL－7 有关；所含黄酮类化合物甘草素、异甘草素、甘草查尔酮 A/E 更是具有良好的抗肿瘤活性，能够通过阻滞细胞周期、影响肿瘤细胞凋亡基因调控、抑制肿瘤细胞血管生成等机制抑制肿瘤细胞的增殖，其中异甘草素在肝癌、胃癌、黑色素瘤、前列腺癌、口腔鳞状上皮癌、宫颈癌等癌症中具有明显的生长抑制作用，其作用机制与其调控葡萄糖酵解途径、PI3K/Akt 信号的通路、ErbB 通路、MAPK/Erk 信号通路等多种信号通路有关。

大枣既可作为食物，也可入药，朱虎虎等应用大枣汁灌胃 S180 肉瘤荷瘤鼠，通过测定瘤重、抑瘤率、胸腺和脾脏脏器指数，以及外周血象、血清白介素 – 2（IL – 2）和肿瘤坏死因子 – α（TNF – α）、生存时间和生命延长率，发现新疆大枣可抑制肿瘤细胞增殖、提高胸腺指数、提高脾脏指数、延长荷瘤鼠生存期。DDT、氯氰菊酯、联苯菊酯是促肺癌剂，其致癌机制是抑制 GJIC，致使调控细胞增殖的信号小分子不能在细胞间流通，导致增殖失去调控而异常加速，饮食大枣减轻了 GJIC 的受阻，从而对抗了促癌剂的致癌作用。

**2. 双向调控，恢复气血阴阳的平衡**

肿瘤在中医的辨证中属于虚实夹杂性疾病，气血阴阳多呈不平衡的状态，而现代研究表明桂枝汤对试验动物汗腺、体温、血压、肠蠕动、免疫功能有双向调节作用，尤其对于发热具有良好的双向调控的作用，其作用机制与调控白细胞介素 – 1、干扰素、肿瘤坏死因子有关，与调控下丘脑细胞中 COX、5 – HT、NE、DA 等有关。而肿瘤引起的发热与这些因子密切相关。

【原文】

[1]《伤寒论》第 12 条：太阳中风，阳浮而阴弱，阳浮者，热自发；阴弱者，汗自出。啬啬恶寒，淅淅恶风，翕翕发热，鼻鸣干呕者，桂枝汤主之。

[2]《伤寒论》第 13 条：太阳病，头痛、发热、汗出、恶风，桂枝汤主之。

[3]《伤寒论》第 15 条：太阳病，下之后，其气上冲者，可与桂枝汤，方用前法；若不上冲者，不得与之。

[4]《伤寒论》第 16 条：太阳病三日，已发汗，若吐、若

下、若温针，仍不解者，此为坏病，桂枝不中与之也。观其脉证，知犯何逆，随证治之。桂枝本为解肌，若其人脉浮紧、发热、汗不出者，不可与之也。常须识此，勿令误也。

[5]《伤寒论》第 17 条：若酒客病，不可与桂枝汤，得之则呕，以酒客不喜甘故也。

[6]《伤寒论》第 19 条：若凡服桂枝汤吐者，其后必吐脓血。

[7]《伤寒论》第 24 条：太阳病，初服桂枝汤，反烦不解者，先刺风池、风府，却与桂枝汤则愈。

[8]《伤寒论》第 42 条：太阳病，外证未解，脉浮弱者，当以汗解，宜桂枝汤。

[9]《伤寒论》第 44 条：太阳病，外证未解，不可下也，下之为逆；欲解外者，宜桂枝汤。

[10]《伤寒论》第 45 条：太阳病，先发汗不解，而复下之，脉浮者不愈。浮为在外，而反下之，故令不愈。今脉浮，故在外，当须解外则愈，宜桂枝汤。

[11]《伤寒论》第 53 条：病常自汗出者，此为荣气和。荣气和者，外不谐，以卫气不共荣气谐和故尔。以荣行脉中，卫行脉外。复发其汗，荣卫和则愈，宜桂枝汤。

[12]《伤寒论》第 54 条：病人脏无他病，时发热、自汗出而不愈者，此卫气不和也。先其时发汗则愈，宜桂枝汤。

[13]《伤寒论》第 56 条：伤寒不大便六七日，头痛有热者，与承气汤；其小便清者，知不在里，仍在表也，当须发汗；若头痛者必衄，宜桂枝汤。

[14]《伤寒论》第 57 条：伤寒发汗已解，半日许复烦，脉浮数者，可更发汗，宜桂枝汤。

[15]《伤寒论》第 91 条：伤寒，医下之，续得下利清谷不止，身疼痛者，急当救里；后身疼痛，清便自调者，急当救表，救里宜四逆汤，救表宜桂枝汤。

[16]《伤寒论》第95条：太阳病，发热、汗出者，此为荣弱卫强，故使汗出。欲救邪风者，宜桂枝汤。

[17]《伤寒论》第164条：伤寒大下后复发汗，心下痞、恶寒者，表未解也。不可攻痞，当先解表，表解乃可攻痞。解表宜桂枝汤，攻痞宜大黄黄连泻心汤。

[18]《伤寒论》第234条：阳明病，脉迟、汗出多、微恶寒者，表未解也，可发汗，宜桂枝汤。

[19]《伤寒论》第240条：病人烦热，汗出则解；又如疟状，日晡所发热者，属阳明也。脉实者，宜下之；脉浮虚者，宜发汗。下之宜大承气汤，发汗宜桂枝汤。

[20]《伤寒论》第276条：太阴病，脉浮者，可发汗，宜桂枝汤。

[21]《伤寒论》第272条：下利腹胀满，身体疼痛者，先温其里，乃攻其表。温里宜四逆汤，攻表宜桂枝汤。

[22]《伤寒论》第387条：吐利止而身痛不休者，当消息和解其外，宜桂枝汤小和之。

[23]《金匮要略·妇人产后病》：产后风，续之数十日不解，头微痛，恶寒，时时有热，心下满，干呕，汗出，虽久，阳旦证续在耳，可与阳旦汤。

**【参考文献】**

[1] 杨勤建，孙桂鸿. 桂枝汤加味治疗小儿肿瘤化疗后发热[J]. 湖北中医杂志，1999（11）：519.

[2] 付玲，刘勇，周竞峥，等. 桂枝汤在恶性肿瘤中的临床应用举隅[J]. 中医临床研究，2018（12）：96-97.

[3] 张遥，邓学云，谯飞，等. 桂枝汤治疗脑肿瘤术后多汗症临床观察[J]. 河北中医，2016，38（03）：416-418.

[4] 覃雪峰，张丹，王娟，等. 白芍总苷脂质体抗肿瘤活性研究[J]. 泸州医学院学报，2014，37（06）：557-560.

[5] 汪芸，陶移文，田庚元. 白芍多糖的制备、理化性质及抗

肿瘤活性研究 [J]. 中国现代中药, 2013, 15 (08): 645-649.

[6] 杨加域, 谭旭霞, 谭淑敏, 等. 白芍醇提液超滤膜分离药效部位体外抗肿瘤活性研究 [J]. 中国药房, 2009, 20 (36): 2819-2821.

[7] 钱红美, 王梦, 苏简单. 生姜提取物抗肿瘤作用的初步实验研究 [J]. 江苏药学与临床研究, 1999 (03): 14-16.

[8] 高群. 生姜醇提物抗肿瘤作用的实验研究 [J]. 科技信息, 2010 (16): 784.

[9] 刘鑫, 张宏伟, 傅若秋, 等. 生姜中姜酚类活性成分的抗肿瘤作用及其机制 [J]. 第三军医大学学报, 2017, 39 (09): 884-890.

[10] 王丽, 赵颖, 崔换天, 等. 基于 IL-7 的甘草多糖抗肿瘤机制的研究 [J]. 天津中医药, 2016, 33 (06): 373-377.

[11] 张保国, 梁晓夏, 刘庆芳. 桂枝汤现代药效学研究 [J]. 中国中药杂志, 2007 (07): 557-561.

[12] 李鑫, 于波, 张素霜, 等. 甘草抗肿瘤活性成分的分离提取及鉴定 [J]. 黑龙江畜牧兽医, 2016 (09): 209-211.

[13] 黄雨婷, 迟宗良, 王姝梅, 等. 甘草中的黄酮类成分及其抗肿瘤活性研究进展 [J]. 中国新药杂志, 2017, 26 (13): 1532-1537.

[14] 刘代婷, 徐巍. 甘草查尔酮 A 抗肿瘤作用研究进展 [J]. 世界中医药, 2016, 11 (10): 2194-2196+2199.

[15] 刘宪光. 甘草素对人舌癌 Cal-27 细胞系增殖及凋亡作用的影响 [D]. 山东大学, 2016.

[16] 田奇锋, 姚俊. 异甘草素抗肿瘤作用机制中相关信号通路的研究进展 [J]. 海南医学, 2017, 28 (09): 1469-1471.

[17] 朱虎虎, 玉苏甫·吐尔逊, 斯坎德尔·白克力. 新疆大枣的抗肿瘤作用 [J]. 中国实验方剂学杂志, 2012, 18 (14): 188-191.

[18] 万隆, 陈道亮. 大枣对抗促癌剂的作用 [J]. 福建中医

药大学学报，2012，22（01）：44 – 45.

[19] 富杭育，周爱香，郭淑英，等．桂枝汤对体温双向调节作用机理探讨——对下丘脑 5 – 羟色胺的影响［J］．中药药理与临床，199.

[20] 富杭育，周爱香，郭淑英，等．桂枝汤对白细胞介素 1、干扰素、肿瘤坏死因子所致发热的作用［J］．中药药理与临床，1994（03）：1 – 3.

[21] 齐云，李沧海，郭淑英，等．桂枝汤对体温双向调节作用机理探讨——对发热及低体温大鼠下丘脑 PGE – 2 含量及 COX 活性的影响［J］．中药药理与临床，2001（06）：1 – 3.

[22] 霍海如，李晓芹，谭余庆，等．桂枝汤有效部位 A 对体温双向调节作用及其机理研究——对下丘脑 NE、DA、5 – HT 含量的影响［J］．中国实验方剂学杂志，1998（03）：16 – 18.

## 二、桂枝加葛根汤

【组成】

原方：葛根四两，桂枝（去皮）二两，芍药二两，甘草（炙）二两，生姜（切）三两，大枣（擘）十二枚。

今方：桂枝 6g，芍药 6g，生姜 9g，炙甘草 6g，大枣 9g，葛根 12g。

【用法】先煮葛根，去沫，放入其他药物，取汁，温服，覆取微似汗，不须啜粥，余如桂枝法将息及禁忌。

【功用】解肌发表，通阳止痛。

【肿瘤临床应用】

临床常用于治疗各种肿瘤骨转移引起的颈部疼痛、上肢麻木，尤其是伴有肿瘤性发热的患者。此类患者以肿瘤晚期为主；多虚实夹杂，故临床常与四君子汤、十全大补汤、肾气丸等补益之剂合用，也常加用骨碎补、补骨脂、杜仲、天麻、牛膝、续断、狗脊、巴戟天、菟丝子等强筋健骨之药，根据虚实，适量加用解毒散结之品。

【临床验案】

## 治疗骨转移上肢麻木验案

张某，男，82岁，2013年1月就诊。患者2012年10月确诊肺癌，伴脊柱多发转移。就诊时症见：时咳嗽，气喘，双上肢麻木酸楚，影响睡眠，午后低热，纳差，乏力。因高龄未行穿刺及进一步检查。予桂枝加葛根汤解肌止痛，并加四君子健脾和胃、益气除热，并加杏仁等止咳化痰。处方：葛根12g，桂枝6g，白芍6g，炙甘草6g，太子参15g，白术9g，茯苓15g，预知子12g，杏仁9g，鱼腥草30g（后下），枇杷叶12g，鸡内金12g，炒谷麦芽各15g，嘱自加生姜9g、大枣12枚。7剂后双上肢麻木减轻，纳食增加，低热减轻。上方加减应用约1年，患者因并发肺部感染去世。

【临床研究】

未查到应用桂枝加葛根汤治疗肿瘤性疾病的临床研究。桂枝加葛根汤治疗颈椎病引起的颈部酸痛、头痛、上肢麻木、眩晕等具有良好的临床疗效，可供临床治疗颈椎肿瘤性疾病参考。

【实验研究】

桂枝汤方药作用机制研究参考"桂枝汤"。本方中葛根具有良好的抗肿瘤作用与止痛作用。

**1. 葛根抗肿瘤作用研究**

葛根具有良好的抗肿瘤作用，近年来在肿瘤疾患中应用较多。张莉华采用网络药理学方法探讨葛根的抗肿瘤作用机制，从葛根中筛选出16个活性化合物，并预测出34个靶蛋白和44条信号通路，发现葛根潜在作用通路有的直接作用于多种肿瘤疾病，也有的间接作用于多条与肿瘤形成发展有关的通路，通过多成分、多靶点、多通路的形式发挥着抗肿瘤作用。葛根主要成分葛根素亦具有较好的抗肿瘤作用，可抑制去卵巢裸鼠荷人乳腺癌肿瘤生长，其机制可能与促进乳腺癌细胞的凋亡、抑制细胞周期 S 期到 G2/M 期的转换有关，也可抑制 PI3K/Akt/p53 信号通路而诱导人骨肉瘤细胞株 MG63 细胞增殖抑制和凋亡。

**2. 葛根止痛作用研究**

葛根素对神经病理性疼痛具有一定的治疗作用，无明显不良反应。葛根提取物对神经根型颈椎病神经根性疼痛大鼠有较好的止痛作用，可改善根性痛大鼠受损神经根形态结构，减少出现节细胞空泡变性、坏死及髓鞘鱼骨变例数，能升高波幅、缩短潜伏期及加快体感诱发电位传导速度。

**【原文】**

［1］《伤寒论》第 12 条：寒病，骨痛，阴痹，腹胀，腰痛，大便难，肩背颈项引痛，脉沉而迟，此寒邪干肾也，桂枝加葛根汤主之。

［2］《伤寒论》第 14 条：太阳病，项背强几几，反汗出恶风者，桂枝加葛根汤主之。

**【参考文献】**

［1］崔克北. 桂枝加葛根汤治疗颈型颈椎病的效果研究［J］. 中国医药指南，2017，15（22）：186–187.

［2］张懿芳. 桂枝加葛根汤治疗颈型颈椎病的临床疗效观察［J］. 中医临床研究，2017，9（24）：115–117.

［3］黄熙杰，陈明. 桂枝加葛根汤治疗颈椎病的系统综述与 META 分析［J］. 世界中医药，2017，12（02）：431–435.

［4］张莉华，崔明超，陈少军. 基于网络药理学的葛根抗肿瘤潜在机制探讨［J］. 天然产物研究与开发，2018（04）：547–553+615.

［5］包启年，蒋卉，郑骏，高秀飞. 葛根素对去卵巢裸鼠荷人乳腺癌肿瘤生长的影响［J］. 中华中医药学刊，2017，35（06）：1459–1462.

［6］刘建军，黄亮，刘辉.葛根素对人骨肿瘤细胞株 MG63 的增殖抑制和诱导凋亡作用［J］.中国现代应用药学，2016，33（03）：300－304.

［7］刘清珍，朱四海，李伟彦.葛根素治疗慢性疼痛的作用机制［J］.东南国防医药，2015，17（02）：179－181.

［8］于林.葛根提取物对神经根型颈椎病大鼠根性疼痛的作用及机制研究［D］.南方医科大学，2008.

## 三、桂枝加附子汤

【组成】

原方：桂枝（去皮）三两，炮附子一枚，甘草（炙）三两，生姜（切）三两，大枣十二枚，芍药三两。

今方：桂枝 9g，炮附子 9g，炙甘草 9g，生姜 9g，大枣 9g，芍药 9g。

【用法】常规水煎服。

【功用】温阳解表，调和营卫，补阳敛汗。

【肿瘤临床应用】

（1）肿瘤见阳虚多汗的患者

多种肿瘤后期常有阳虚不固的表现，尤其晚期消化道肿瘤患者，常见消瘦、畏寒、多汗、容易外感等阳虚不固的症候表现。临床可配伍应用四君子汤健脾和胃、肾气丸温补肾阳，并加用鸡血藤、野葡萄藤、菝葜等散结抗癌。

（2）肿瘤骨转移见阳虚发热者

骨转移晚期，常见畏寒、多汗、疼痛，本方中附子、芍药、甘草均具有良好的抗肿瘤和止痛作用。可加用骨碎补、杜仲、牛膝、续断等强筋健骨。也常加用全蝎、地鳖虫等止痛。

【临床验案】

### 胃癌术后转移

患者杨某，男，72 岁，2015 年 3 月初诊。患者 2013 年 6

月行胃癌切除术，术后行化疗 3 个疗程，化疗期间恶心呕吐明显，拒绝继续化疗。2015 年 5 月复查发现腹腔转移，复行化疗 2 个疗程，化疗后汗出明显，伴乏力，畏寒，纳差，四肢不适，舌淡苔薄白，脉浮涩。先予桂枝汤加四君子汤加减，处方：桂枝 9g，白芍 9g，甘草 9g，大枣 9g，太子参 15g，白术 12g，茯苓 12g，陈皮 9g，鸡血藤 15g，野葡萄藤 15g，鸡内金 12g，炒谷麦芽各 15g，干姜 3g。药后汗出稍减，仍畏寒，于原方加制附子 9g 后畏寒减轻，后附子加至 18g 后畏寒缓解。

## 肺癌骨转移疼痛

患者张某，男，73 岁，嗜烟多年，2013 年 5 月初诊。患者 2013 年 3 月因咳嗽痰血检查发现右肺上叶占位，骨扫描见脊柱多发转移，患者因高龄及基础疾病较多拒绝进一步检查及放化疗，就诊时见：腰背疼痛，怕冷，多汗，咳嗽，痰棕褐色，纳差，舌淡红苔白脉浮，予桂枝加附子汤加减，处方：制附子 9g，桂枝 9g，白芍 9g，甘草 9g，大枣 9g，淫羊藿 12g，仙鹤草 30g，槐米 15g，茜草 15g，生山楂 9g，神曲 15g，怀山药 30g，鸡内金 12g，炒谷麦芽各 15g。药后患者疼痛减轻，纳食增加，予原方中逐渐加入干蟾皮、蛇六谷、山慈菇、七叶一枝花等软坚散结类抗肿瘤，并仍时时注意顾护胃气、补益肝肾，随访半年病情稳定。

【临床研究】

未查到本方治疗恶性肿瘤的临床研究。研究显示本方治疗漏汗证具有较好的临床疗效，可供参考。

【实验研究】

桂枝汤研究参考"桂枝汤"。本处方中附子具有良好的抗肿瘤和止痛作用。

**1. 附子的抗肿瘤作用**

二甲基苯蒽诱导的乳腺癌小鼠表现为体寒血瘀体征，附子总生物碱能改善这些症状，阻止肿瘤进展。附子粗多糖和酸性多糖有显著的抑瘤作用，其作用机制主要是增强机体的细胞免疫功能，诱导肿瘤细胞凋亡和调节癌基因的表达。

**2. 附子的止痛作用**

附子能明显缓解 SNI 大鼠的机械和热痛觉过敏现象，达到镇痛效果，同时能使脊髓细胞因子的表达减少。附子可通过κ - 阿片受体介导，对神经病理性疼痛大鼠产生镇痛作用。

【原文】

《伤寒论》第 20 条：太阳病，发汗，遂漏不止，其人恶风，小便难，四肢微急，难以屈伸者，桂枝加附子汤主之。

【参考文献】

［1］朱豫珊. 桂枝加附子汤治表虚漏汗证 100 例疗效观察 [J]. 国医论坛，1991（03）：13.

［2］张亚平，杜钢军，孙婷，等. 附子总生物碱对乳腺癌小鼠的抗肿瘤作用 [J]. 中草药，2012，43（10）：1986 - 1990.

［3］董兰凤，刘京生，苗智慧，等. 附子多糖对 H22 和 S180 荷瘤小鼠的抗肿瘤作用研究 [J]. 中国中医基础医学杂志，2003（09）：14 - 17.

［4］王铁东，刘皎，曲雷鸣. 附子对神经病理性疼痛大鼠的影响 [J]. 中华中医药学刊，2010，28（05）：1083 - 1085.

［5］徐红萌，姜慧卿. 附子对神经病理性疼痛大鼠的镇痛作用 [J]. 中华麻醉学杂志，2005（05）：381 - 384.

# 四、桂枝去芍药汤、桂枝去芍药加附子汤、桂枝附子汤

【组成】

［原方］

桂枝去芍药汤：桂枝（去皮）三两，甘草（炙）二两，生姜（切）三两，大枣（擘）十二枚。

桂枝去芍药加附子汤：桂枝（去皮）三两，甘草（炙）二

両，生姜（切）三两，大枣（擘）十二枚，炮附子（去皮，破八片）一枚。

桂枝附子汤：桂枝（去皮）四两，甘草（炙）二两，生姜（切）二两，大枣十二枚，炮附子三枚。

[今方]

桂枝去芍药汤：桂枝 9g，炙甘草 6g，生姜 9g，大枣 9g。

桂枝去芍药加附子汤：桂枝 9g，炙甘草 6g，生姜 9g，大枣 9g，炮附子 9g。

桂枝附子汤：桂枝 12g，炙甘草 6g，生姜 6g，大枣 9g，炮附子 18g。

【用法】常规水煎服。

【功用】解肌祛风，去阴通阳。加附子则温经复阳。桂枝附子汤组成相似，但用量不同，温阳作用更强。

【肿瘤临床应用】

临床各种肿瘤晚期或放化疗后患者常见胸闷气急、气促、畏寒肢冷等阳气不足之症，去芍药可去阴通阳，去芍药加附子则温经复阳，桂枝、附子量加重则温经复阳作用加强。此期患者多病情复杂，若兼有阴虚内热或热盛者禁用。

【临床验案】

张某，男，83 岁，患者 2003 年 2 月因咳嗽检查发现左肺占位，左锁骨上淋巴结穿刺找到腺癌细胞，因高龄未行放化疗，因经济原因未行基因检测及靶向治疗，中医药治疗 3 年，病情缓慢进展，2005 年 12 月复查出现双肺转移。就诊前数日遇寒后出现胸闷、气急、气促，稍有恶寒，舌淡苔薄脉促。考虑患者胸闷脉促，阴寒较重，在原处方基础上加用桂枝去芍药加附子汤，气急气促减轻。

【临床研究】

本方临床多与其他方药合用，临床研究亦多与他药他方合用，且多用于冠心病、肺心病等心功能较差的患者。临床肺癌或肺转移癌日久可见类似于肺心病的症状，可参考应用本方。

【实验研究】

参见桂枝汤及桂枝加附子汤。

【原文】

[1]《伤寒论》第 21 条：太阳病，下之后，脉促、胸满者，桂枝去芍药汤主之。

[2]《伤寒论》第 22 条：若微恶寒者，桂枝去芍药加附子汤主之。

[3]《金匮要略·痉湿暍病脉证》：伤寒八九日，风湿相搏，身体疼烦，不能自转侧，不呕，不渴，脉浮虚而涩者，桂枝附子汤主之。

【参考文献】

[1] 尉若川. 桂枝去芍药汤、桂枝去芍药加附子汤与冠心病早期治疗 [J]. 河南中医，2016，36（01）：5-6.

[2] 于军林. 桂枝去芍药加附子汤加味治疗病窦综合征 48 例 [J]. 西部中医药，2013，26（08）：74-75.

## 五、桂枝加桂汤

【组成】

原方：桂枝（去皮）五两，芍药三两，生姜（切）三两，甘草（炙）二两，大枣（擘）十二枚。

今方：桂枝 15g，芍药 9g，生姜 9g，炙甘草 6g，大枣 9g。

【用法】常规水煎服。

【功用】温通心阳，平冲降逆。

【肿瘤临床应用】

**1. 治疗肿瘤放疗、化疗后出现的呃逆及气上冲感**

化疗及腹部放疗常引起胃肠功能紊乱、化疗性肠炎、放疗性肠炎等消化道并发症，临床常配伍姜半夏、旋覆花、太子参、茯苓、陈皮、佛手等健脾理气、和胃止呕类方剂及药物。

## 2. 治疗乳腺癌、前列腺癌等内分泌治疗过程中的多汗

内分泌治疗期间，在抑制肿瘤细胞的同时，对正常内分泌功能也造成影响，常引起汗多、潮热等不适，本方具有较好的调节神经内分泌的作用，尤其对于体温失常及汗出失常类疾患。

【临床验案】

### 放疗后呃逆及气上冲

宋某，女，50岁，农民，2012年9月28日因"胰腺癌放疗后，胃脘胀痛纳差呕吐半月"前来就诊。自述2个月前无明显诱因出现上腹部胀痛不适，2012年8月7日西安交大医院B超示：胰腺癌，CT示：①胰头胰体部恶性肿块；②肝总动脉下缘肠系膜上动脉右缘与病变密切相邻。2012年9月7日入住本院肿瘤科，以胰腺病灶为靶区行X刀照射，拟剂量为4.5Gy×11f，隔日照射1次，总等效剂量约为60Gy。今为第9次照射，现症：面色萎黄，形体消瘦，自觉不时有气从少腹上冲胃脘，导致胃脘胀痛，纳差呕吐，伴口苦咽干目眩，腹诊：右胸胁苦满，脐上有动悸。舌暗红，胖大有齿痕，苔薄白，脉沉弦。此乃热证奔豚，方宗小柴胡汤合桂枝加桂汤、茯苓桂枝甘草大枣汤加沉香，组成如下：柴胡125g，生半夏65g，人参45g，炙甘草45g，黄芩45g，生姜45g，大枣12枚，桂枝75g，白芍45g，茯苓100g，白术45g，沉香20g。上药以水2500mL，先煎茯苓至2100mL，纳诸药煎煮至1200mL，去滓，再煎煮至600mL，日三服，每次200mL。2012年10月12日二诊：自述服上药3剂诸症锐减，后继用上方8剂病告痊愈。

### 化疗后呃逆及气上冲

宋某，男性，75岁，因"颈部淋巴结转移癌、膀胱癌术后化疗后"收住院，以DFP方案化疗1次，就诊时面色苍白、神疲乏力、头昏、胸闷、发热、恶风，自汗，纳差，自觉有一股气流从胃脘上冲到胸膈，呃逆频频。舌质暗红，苔白腻，脉细。

治以气血双补、平冲降逆，方宗十全大补汤合桂枝加桂汤、旋覆代赭汤，组成如下：桂枝75g，炒白芍45g，炙甘草45g，旋覆花45g（另包），代赭石15g，生晒参30g，炒白术30g，茯苓30g，当归15g，川芎10g，熟地30g，黄芪60g，鸡内金15g，生姜75g，大枣12枚。6剂后面色稍有红润，纳差，呃逆嗳气已无，神疲乏力，头昏、胸闷、恶风、自汗减轻，睡眠可，二便正常。舌质暗红，苔白腻，脉细。因患者呃逆已去，胁肋部疼痛，上方去旋覆代赭汤，易桂枝加桂汤为桂枝加芍药汤止痛，用药如下：桂枝45g，炒白芍75g，炙甘草45g，生晒参30g，白术30g，茯苓30g，当归15g，川芎10g，熟地30g，黄芪60g，鸡内金15g。三诊（2012-10-22）：服上药3剂，胸闷加重，胁肋部疼痛依然，复易上方为桂枝加桂汤合十全大补汤，后经调理，病告痊愈。

## 前列腺癌内分泌治疗出现的多汗、胸闷

患者，男，86岁。初诊：2016年7月5日。患者2014年9月确诊为前列腺癌，服用康士得，以及诺雷德针皮下注射每28天1次，共治疗8个月。刻下：纳差，睡眠可，二便正常。舌淡、苔薄白，脉沉、左关弱。中医诊断为自汗，辨证为营卫失调。方选桂枝加桂汤加减。药用：桂枝30g，生白芍、大枣各15g，干姜、炙甘草各12g，黄肉60g。水煎服，3剂。二诊：2016年7月12日。患者诉出汗次、量较前明显减少，舌黯、苔薄白，脉沉微滑数、左尺沉不可及。拟原方去黄肉，改桂枝、肉桂各15g。3剂。三诊：2016年7月19日。患者诉虚汗较前明显减少，1周仅出现1次，痔疮少量出血，余同前。舌红、苔白，脉微滑数、尺沉可及、右关独盛。处方：桂枝、枳壳各9g，炙甘草、生龙骨（先煎）、生牡蛎（先煎）各18g，酒大黄（后下）、黄连（后下）、黄芩（后下）各3g，槐花15g，侧柏叶、当归12g。7剂。患者2016年8月9日复诊，诉近期多汗、

胸闷情况只出现 2 次，在运动后，程度较前轻，痔疮无明显出血。后随访半年未作。

**【临床研究】**

未查阅到桂枝加桂汤治疗恶性肿瘤的临床研究。本方对于肿瘤治疗中出现的胸闷、心悸、多汗等症可参考桂枝加桂汤治疗房室传导阻滞。

**【实验研究】**

本方与桂枝汤相比，主要区别在于桂枝的用量。抗肿瘤作用及调节功能参见桂枝汤。

**【原文】**

［1］《伤寒论》第 117 条：烧针令其汗，针处被寒，核起而赤者，必发奔豚。气从少腹上冲心者，灸其核上各一壮，与桂枝加桂汤，更加桂二两也。

［2］《金匮要略·肺痿肺痈咳嗽上气病脉证治》：发汗后，烧针令其汗，针处被寒，核起而赤者，必发奔豚，气从少腹上至心，灸其核上各一壮，与桂枝加桂汤主之。

**【参考文献】**

［1］刘敬尧，王克穷．王克穷主任医师运用桂枝加桂汤治疗恶性肿瘤验案三则［J］．陕西中医学院学报，2013，36（06）：40－42.

［2］周琦浩，王哲藤．桂枝加桂汤治疗康士得副作用一则［J］．浙江中医杂志，2017，52（11）：855.

［3］刘振伟．桂枝加桂汤加减治疗房室传导阻滞 286 例［J］．国医论坛，2005（05）：5.

## 六、桂枝加芍药汤

**【组成】**

原方：桂枝（去皮）三两，芍药六两，甘草（炙）二两，大枣（擘）十二枚，生姜（切）三两。

今方：桂枝 9g，芍药 18g，炙甘草 6g，大枣 12g，生姜 9g。

【用法】常规水煎服。

【功用】调和营卫，理脾和中，缓急止痛。

【肿瘤临床应用】

临床用于肿瘤引起的腹痛。肠癌、胃癌等腹部肿瘤常引起腹部疼痛，在辨证基础上加用桂枝加芍药汤对肿瘤性腹痛具有一定的疗效，常与健脾理气方剂合用以扶正抗癌，正气亏虚明显则联合四君子汤、肾气丸等补益之剂，癌邪壅盛则加用重楼、蜂房、山慈菇、白花蛇舌草等解毒散结之品。

【临床验案】

## 肠癌伴肠梗阻验案

患者女性，77岁，1968年11月诊断为肠癌，常出现肠梗阻症状而腹痛，服用桂枝加芍药汤后症状减轻。1个月后大便不畅，加大黄后大便通畅，腹痛消失，食欲增加，体力增加。服用4个月后面色转佳，体质改善。1969年11月出现咳嗽，检查后考虑肺转移，出现胸痛，加十味败毒散及云芝，症状减轻。随访至1971年6月仍存活。

【临床研究】

未查阅到桂枝加芍药汤治疗恶性肿瘤的临床研究。消化道恶性肿瘤出现腹胀、吞酸可参考桂枝加芍药汤为主治疗非溃疡性消化不良的临床研究。

【实验研究】

**1. 抗肿瘤作用机制**

参见桂枝汤。

**2. 有效成分研究**

炎性改变为疼痛的主要原因之一，良好的抗炎作用可以起到止痛作用，王海强等通过采用活性指数方法评价桂枝加芍药汤中抗炎活性成分，对桂枝加芍药汤总提物中化学成分进行了分析，共检测到72个化合物，鉴定和推测了其中54个化合物结构，903个化合物，发现61个化合物有较高的活性指数值，对其中8个化合物进行了抗炎活性验证，均有良好的抗炎活性，其中6个化合物的抗炎活性明显强于阳性药吲哚美辛。

**【原文】**

《伤寒论》第279条：本太阳病，医反下之，因尔腹满时痛者，属太阴也，桂枝加芍药汤主之。

**【参考文献】**

［1］用桂枝加芍药汤治疗肠癌［J］．医学文选，1987（01）：149.

［2］王振宇．桂枝加芍药汤为主治疗非溃疡性消化不良135例疗效观察［A］．中国中西医结合学会虚证与老年病专业委员会第八次全国中西医结合虚证与老年医学学术研讨会论文集［C］．中国中西医结合学会虚证与老年病专业委员会：2005：3.

［3］许文东，叶世龙，李建松．桂枝加芍药汤治疗十二指肠球部溃疡临床观察［J］．中国中医急症，2012，21（06）：959–960.

［4］王海强．基于活性指数和液质联用技术的桂枝加芍药汤抗炎活性成分快速发现研究［D］．浙江大学，2017.

## 七、桂枝加大黄汤

**【组成】**

原方：桂枝（去皮）三两，大黄二两，芍药六两，生姜三两，甘草（炙）二两，大枣（擘）十二枚。

今方：桂枝9g，大黄6g，芍药18g，生姜9g，炙甘草6g，大枣9g。

**【用法】** 常规水煎服。

**【功用】** 解肌发表，调和营卫，通腑泻实。

**【肿瘤临床应用】**

**1. 减少化疗毒副反应**

本证以发热恶风、汗出、腹胀痛拒按、便秘为辨证要点，此证在肿瘤患者中常见于化疗后患者，化疗期间出现此证可应用本方治疗。若伴有白细胞降低，可加黄精、黄芪等益气养精补肾，若纳差，可加四君子汤加减。

**2. 胃肠道肿瘤术后便秘**

胃肠道术后患者常见怕冷、发热、便秘等并存的症状，本方加减可取得一定疗效，常根据辨证配伍益气健脾补肾及解毒散结方药。

【临床验案】

### 结肠癌化疗毒副反应验案

徐某，男，81 岁，因腹痛便秘检查肠镜确诊结肠癌，伴腹腔转移，因高龄拒绝手术，口服卡培他滨治疗约 3 个月，反复白细胞降低，注射粒细胞集落刺激因子后出现发热，伴汗出，腹痛，便秘，纳差。予桂枝加大黄汤加减治疗，处方如下：桂枝 9g，生大黄 3g，白芍 18g，生甘草 6g，大枣 12 枚，黄精 30g，黄芪 30g，鸡内金 12g，怀山药 15g，并嘱自加生姜 9g。服药 3 剂后大便得解，腹痛减轻，发热缓解。化疗期间以此方加减，随访 2 年，病情稳定，生活基本可自理。

### 结肠癌术后便秘验案

梁某，男，48 岁，家属代诊。外院结肠癌术后 3 天未排气排便，腹痛，且出现发热，汗出，舌淡红苔厚腻（家属提供照片）。予桂枝加大黄汤口服，方药如下：桂枝 9g，生大黄 6g，白芍 18g，生甘草 6g，大枣 12 枚，干姜 6g（医院代煎，药房无生姜）。3 剂后患者大便得出，发热缓解，汗出减少，改用八珍汤健脾和胃、益气补血，促进术后恢复，1 周后顺利出院。

【临床研究】

未见应用桂枝加大黄汤治疗肿瘤的临床研究，可参考桂枝加大黄汤治疗溃疡性结肠炎、腹痛、胃肠肿瘤患者术后胃肠道动力恢复的临床研究。

【实验研究】

**1. 止痛作用机制**

胃肠道肿瘤常出现腹痛，桂枝加大黄汤能够提高热水缩尾法和热板法所致小鼠的痛阈值，减少小鼠扭体次数，且桂枝加大黄汤对腹痛的治疗效果优于延胡索水煎液。

**2. 改善肾功能的机制**

肿瘤晚期常伴有肾功能衰竭，本方具有较好的抗肾衰的作用，可降低血清尿素氮（BUN）、肌酐（Scr），改善肾脏病理，减少肾小管及间质内结晶沉积物。

**3. 抗肿瘤机制**

桂枝汤抗肿瘤及调节体温作用参见桂枝汤部分。本方中大黄现代药理学证实其活性成分大黄素、大黄酸、芦荟大黄素等具有抗肿瘤作用。芦荟大黄素对多种肿瘤细胞均有显著的抗肿瘤效应，其作用机制涉及多种途径，包括阻滞细胞周期、诱导细胞凋亡及作为佐剂在抗肿瘤中的作用。

【原文】

《伤寒论》第 279 条：本太阳病，医反下之，因尔腹满时痛者，属太阴也，桂枝加芍药汤主之；大实痛者，桂枝加大黄汤主之。

【参考文献】

［1］赵正良. 桂枝加大黄汤治疗腹痛［J］. 四川中医，1990（06）：33.

［2］林家坤. 桂枝加大黄汤加味治疗慢性溃疡性结肠炎 24 例临床观察［J］. 江西中医学院学报，1991（01）：20 - 21.

［3］王振宏，杨光宇. 大黄对胃肠道肿瘤术后胃肠动力的影响［J］. 中华肿瘤防治杂志，2016，23（S2）：183 - 184.

［4］张明昊. 桂枝加大黄汤的镇痛作用研究［J］. 中医药导报，2018，24（03）：36 - 38 + 49.

［5］董选，杨桂明，吴俊荣. 桂枝加大黄汤对慢性肾衰大鼠

的实验研究 [J]. 浙江中医学院学报, 2005 (01): 48 - 49.

[6] 葛玉红, 陈云志, 曹峰, 等. 大黄活性成分抗肿瘤机制研究进展 [J]. 贵阳中医学院学报, 2018, 40 (02): 86 - 90.

[7] 王松, 陶毅明. 芦荟大黄素抗肿瘤作用的研究进展 [J]. 华夏医学, 2017, 30 (03): 160 - 163.

# 八、桂枝加厚朴杏子汤

【组成】

原方: 桂枝 (去皮) 三两, 甘草 (炙) 二两, 生姜 (切) 三两, 芍药三两, 大枣 (擘) 十二枚, 厚朴 (炙) 二两, 杏仁 (去皮尖) 五十枚。

今方: 桂枝 9g, 炙甘草 6g, 生姜 9g, 芍药 9g, 大枣 9g, 炙厚朴 6g, 杏仁 6g。

【用法】常规水煎服。

【功用】解肌发表, 降气平喘。

【肿瘤临床应用】

临床用于原发性肺癌或者各种肿瘤肺转移见气急气喘者。气急气喘为肺部肿瘤常见症状, 亦常并发感染导致气急气喘加重, 可选用本方止咳化痰平喘。伴有肺部感染者加鱼腥草、枇杷叶、金荞麦等, 伴有肺阴不足者可合用沙参麦冬汤。伴有肾虚不纳气喘者合用肾气丸, 加用山茱萸、菟丝子、苏子等。伴有胸腔积液加猫人参、龙葵、川椒目、猪苓、泽泻。癌邪较重加石见穿、石上柏、干蟾皮、蜂房、蛇六谷、七叶一枝花、山慈菇等解毒抗癌。

【临床验案】

张某, 男, 56 岁, 2016 年 1 月确诊左肺癌, 行化疗 4 个疗程后病情稳定, 仍时咳嗽。2017 年 3 月感染风寒后咳嗽加重, 症见: 发热, 恶寒, 咳嗽, 咳痰, 气急, 气喘, 多汗。予本方加减, 方拟: 桂枝 9g, 炙甘草 6g, 生姜 9g, 芍药 9g, 大枣 6

枚，炙厚朴6g，杏仁9g，鱼腥草15g，川芎15g。3剂后发热恶寒缓解，咳嗽气喘减轻，予沙参麦冬汤合四君子汤加七叶一枝花、山慈菇、蛇六谷养阴润肺、健脾和胃、解毒抗癌，随访半年病情稳定。

**【临床研究】**

未见本方治疗肿瘤的临床研究。肺癌及各种肿瘤肺部转移的患者常见咳嗽、气急、气喘、发热、胸闷等症状，且容易并发肺部感染导致咳嗽气喘。本方治疗慢性咳嗽、哮喘具有良好的作用；治疗外感咳嗽具有良好的作用；治疗感染后咳嗽疗效确切，且疗效在一定范围内呈剂量依赖性，可供参考。

**【实验研究】**

**1. 止咳平喘作用**

贺玉琢等比较了桂枝汤和桂枝加厚朴杏子汤、桂枝加龙骨牡蛎汤的实验药理作用差别，发现桂枝汤与桂枝加厚朴杏子汤均有镇咳、祛痰、平喘作用，且以桂枝加厚朴杏子汤的作用为强。

**2. 抗肿瘤研究**

本方所含芍药、生姜均有一定的抗肿瘤作用，参见桂枝汤。杏仁有效成分苦杏仁苷可通过调控 Akt 和 RICTOR 等相关信号通路、下调细胞周期相关因子、诱导肿瘤细胞凋亡等实现抗肿瘤作用，对膀胱癌、肺癌、结肠癌等多种肿瘤有效。厚朴有效成分厚朴酚具有明显的抗肿瘤作用，且毒性较低，能够抑制肿瘤细胞的增殖和分化，诱导肿瘤细胞凋亡，抑制肿瘤的转移和肿瘤血管的形成，逆转肿瘤耐药的效果也非常显著。

**【原文】**

［1］《伤寒论》第18条：喘家，作桂枝汤，加厚朴、杏子佳。

［2］《伤寒论》第43条：太阳病，下之微喘者，表未解故也，桂枝加厚朴杏子汤主之。

【参考文献】

[1] 谢木军，谢作权．桂枝加厚朴杏子汤治疗慢性咳嗽278例 [J]．实用中医药杂志，2013，29（01）：14.

[2] 潘宝峰，李秀娟，张伟伟，等．桂枝加厚朴杏子汤治疗咳嗽变异型哮喘临床疗效的 Meta 分析 [J]．中医药导报，2017，23（19）：106-108.

[3] 熊碧桃，万志英．桂枝加厚朴杏子汤加减治疗外感咳嗽112 例 [J]．中国社区医师，2001（10）：39.

[4] 辛大永，傅延龄．桂枝加厚朴杏子汤治疗感染后咳嗽的量效关系研究 [J]．北京中医药，2018，37（03）：272-275.

[5] 贺玉琢，李晓琴，郭淑英，等．桂枝汤的药理学研究——七、桂枝汤和桂枝加厚朴杏子汤、桂枝加龙骨牡蛎汤的药理作用比较 [J]．中药药理与临床，1991（01）：1-4.

[6] 柳松，王晓倩，廖广辉，等．苦杏仁苷抗肿瘤作用及机制研究进展 [J]．上海中医药杂志，2017，51（07）：99-101.

[7] 黄杰，李莎，伍春莲．厚朴酚抗肿瘤机制的研究进展 [J]．天然产物研究与开发，2016，28（04）：637-641.

# 九、桂枝去芍药加麻黄附子细辛汤

【组成】

原方：桂枝三两，生姜三两，甘草二两，大枣十二枚，麻黄二两，细辛二两，附子（炮）一枚。

今方：桂枝9g，生姜9g，甘草6g，大枣9g，麻黄9g，细辛6g，炮附子6g。

【用法】常规水煎服。

【功用】温阳化气除湿。

【肿瘤临床应用】

**1. 恶性腹水**

胃癌、肠癌、肝癌、卵巢癌晚期多并发腹水，且多见畏寒、便溏、腹胀、气急、呕吐清冷痰涎等阳气亏虚、水湿内停症候，可应用本方加减治疗。常合用五苓散、猪苓汤等利水方剂。

**2. 肿瘤性发热**

肿瘤晚期，尤其是肺部肿瘤（原发或转移）常见午后低热、咳嗽痰多色白、气急、气喘，应用本方具有一定疗效。

【临床验案】

### 结肠癌肝转移

赵某，女，72 岁。2009 年 4 月行结肠癌根治术，术后病理示：①右半结肠高分化腺癌侵及浆膜外脂肪组织，两端未见癌组织；②肠系膜淋巴结未见癌组织。术后未行进一步治疗。2009 年 10 月腹部 CT 示：肝右后叶多发类圆形低密度影，考虑肝转移。遂用"奥沙利铂 + 5 - 氟尿嘧啶 + 亚叶酸钙"方案行全身化疗 1 周期，因Ⅳ度胃肠道反应及骨髓抑制中止。2010 年 5 月 11 日来院中医治疗。入院时症见：右下腹牵扯痛，翻身受限，食后腹胀，纳差，乏力，盗汗，大便干，夜寐差。舌质红、苔少，脉弦细。查体：神清，精神差，形体消瘦，中下腹部可见一纵行长约 15cm 的手术瘢痕，愈合良好，肝区叩击痛（＋），右下腹压痛（＋）。处方：桂枝、炙麻黄、制附子（先煎）各 6g，细辛、吴茱萸各 3g，党参、（炒）白术各 30g，生姜 12g，大枣 3 枚。患者服上方 3 剂后腹部疼痛较前明显减轻，纳食增，乏力减，盗汗较前减少，大便较前为畅，舌质红、略有薄白苔。后续服上方 7 剂后腹痛完全消失，盗汗消失，精神较前明显好转。此后上方连续服用 30 剂，出院前复查 CT 示肝转移癌稳定，1 个月余体重增加 3kg。

### 肺癌肿瘤性发热

戚某，男，83 岁。2009 年 6 月经 CT 及病理检查诊断为右肺中心型肺癌纵隔淋巴结转移（鳞状上皮癌）。因年高不愿接受手术及放疗、化疗，遂长期服中药治疗。2010 年 7 月出现午后发热，体温最高 37.8℃，持续 2 周不能缓解，遂来我院就诊。入院时症见：午后发热，咳嗽，咯痰色白质稀，纳少，乏力，畏寒肢冷，夜间口干，夜尿频数，大便略干，2～3 日一行。舌红少苔，脉弦细。予桂枝去芍药加麻黄附子细辛汤加减。处方：桂枝、生姜各 12g，炙麻黄 6g，细辛 3g，制附子（先煎）、杏仁、炙甘草各 9g，炮干姜 3g，大枣 3 枚。上方服 7 剂后午后发热消失，咳嗽咯痰明显减轻，乏力减轻，食纳增加。

**【临床研究】**

未见本方治疗肿瘤的临床研究。查到辨证为阳虚的肝硬化腹水的临床研究，对照组给予常规西药治疗，治疗组在对照组治疗基础上加用中药桂枝去芍药加麻黄附子细辛汤加减治疗，结果治疗组总有效率高于对照组。腹部肿瘤伴阳虚症状，检查见腹水患者，临床辨证与肝硬化腹水相似，可供参考。

**【实验研究】**

参见桂枝汤及麻黄附子细辛汤。

**【原文】**

《金匮要略·水气病脉证并治》：气分，心下坚，大如盘，边如旋杯，水饮所作，桂枝去芍药加麻黄附子细辛汤主之。

**【参考文献】**

[1] 杨晨光，许鹏，曹永升，等. 桂枝去芍药加麻黄附子细辛汤治疗恶性肿瘤心得 [J]. 中医杂志，2012，53（03）：253-254.

[2] 钟连江. 桂枝去芍药加麻黄附子细辛汤加减联合西药治疗脾肾阳虚型肝硬化腹水 34 例临床观察 [J]. 中国中医药科技，2015，22（06）：680+682.

# 十、栝楼桂枝汤

**【组成】**

原方：栝楼根二两，桂枝三两，芍药三两，甘草二两，生姜三两，大枣十二枚。

今方：天花粉 6g，桂枝 9g，芍药 9g，甘草 6g，生姜 9g，大枣 9g。

【用法】常规水煎服。

【功用】解肌发表，生津舒筋。

【肿瘤临床应用】

临床可用于脑肿瘤肢体活动不利见畏寒肢冷、大便溏、肢体拘挛等阳虚症候者。脑部肿瘤或脑转移患者可用此方加减，常配伍补阳还五汤、肾气丸等温阳之剂，并加用天葵子、天龙、全蝎、地龙、僵蚕等祛风活络之品。

【临床验案】

### 脑肿瘤术后验案

张某，男，脑胶质瘤术后半年，左侧肢体活动不利，言语欠清，畏寒，穿衣多于常人，舌淡红苔白腻脉沉细。予本方加减，方拟：桂枝 9g，生姜 9g，甘草 6g，大枣 9g，麻黄 9g，细辛 6g，制附子 6g，黄芪 30g，绞股蓝 15g，天葵子 30g，川芎 15g。14 剂后畏寒减轻，继续本方加减，并嘱加强康复锻炼，半年后左侧肢体活动基本恢复正常，脑 MRI 复查未见复发，生活可自理。

【临床研究】

未见本方治疗肿瘤的临床研究。本方治疗脑卒中、中风后肢体拘挛、小儿抽搐、头痛等神经系统疾患具有良好的疗效，可供脑部肿瘤、脑转移瘤等肿瘤临床治疗参考。

【实验研究】

本方中栝楼根（天花粉）具有良好的抗肿瘤作用，其余参见桂枝汤。

天花粉水煎剂在体外可以改变人黑色素瘤 A375 细胞的正常形态，导致细胞死亡；对 A375 细胞的增殖周期具有抑制作用，同时诱导细胞周期中的 G2 期阻滞；一定浓度的天花粉水煎剂对 A375 细胞的迁移具有抑制作用，可以有效地抑制黑色素瘤细胞的恶化和转移，有利于黑色素瘤的预后。进一步的研究发现天花粉诱导人恶性黑色素瘤细胞 A375 细胞凋亡的作用是通过影响凋亡因子 Caspase－3 蛋白活性途径实现的。天花粉所含天花粉蛋白（TCS）对多种肿瘤具有良好的抑制作用，可促进子宫颈癌 Hela 细胞的凋亡，其作用机制可能是通过下调凋亡抑制因子 Survivin 的表达而诱发 Hela 细胞凋亡；可抑制肝癌肺转移，其作用机制与干扰 MHCC97H 与细胞外基质黏附、抑制 MHCC97H 运动和侵袭力、减少 LCI－D20 肺转移有关。

**【原文】**

《金匮要略·脏腑经络先后病脉证》：太阳病，其证备，身体强，几几然，脉反沉迟，此为痉。栝蒌桂枝汤主之。

**【参考文献】**

［1］陈瑛玲.栝楼桂枝汤治疗脑卒中后下肢痉挛的临床研究［D］.福建中医药大学，2013.

［2］贾军丽.瓜蒌桂枝汤治疗脑卒中后下肢痉挛临床研究［J］.河南中医，2015，35（08）：1748－1750.

［3］陈阿贞，俞征宙.栝楼桂枝汤中药熏蒸联合巨刺法治疗中风痉挛性偏瘫临床观察［J］.按摩与康复医学，2017，8（05）：54－56.

［4］张宽，王颂，游鹏程.栝楼桂枝汤治疗缺血性脑卒中研究进展［J］.中国民族民间医药，2015，24（24）：38－39.

［5］胡明华.栝楼桂枝汤治疗太阳经头痛24例［J］.中医临床研究，2012，4（03）：98.

［6］杨颖，刘巧，胡俊媛，等.中药天花粉对人恶性黑色素瘤细胞形态、增殖、周期和迁移的影响［J］.中医药学报，2015，43（02）：30－34.

［7］刘巧，胡俊媛，王俭，等.中药天花粉对人恶性黑色素瘤细胞凋亡及 Caspase－3 活性的影响［J］.中华中医药杂志，

2015，30（02）：534 – 536.

［8］谭寒星，黄利鸣，王艳林，等．天花粉蛋白对子宫颈癌 Hela 细胞 Survivin 基因的影响［J］．中华中医药杂志，2011，26（11）：2702 – 2705.

［9］孙健，吴志全，薛琼，等．天花粉蛋白抑制肝细胞癌肺转移的实验研究［J］．中华肝胆外科杂志，2005（04）：253 – 256.

# 第五章

# 麻黄汤类

## 一、麻黄汤

【组成】

原方：麻黄（去节）三两，桂枝（去皮）二两，杏仁（去皮尖）七十个，甘草（炙）一两。

今方：麻黄9g，桂枝6g，杏仁6g，炙甘草3g。

【用法】麻黄先煎，去上沫，内诸药，取汁，温服。覆取微似汗，不须啜粥。

【功用】发汗解表，宣肺平喘。

【肿瘤临床应用】

**1. 治疗肺癌术后咳嗽，尤其是伴有胸腔积液的患者**

麻黄具有良好的宣肺平喘功效，肺癌术后反复咳嗽可应用麻黄汤加减，可加川芎、蝉蜕、地龙、栝楼皮等平喘，加沙参、麦冬、芦根等润肺，胸水量大者加车前子、泽泻、猪苓、茯苓等利水。

**2. 治疗化疗引起的反复呃逆**

化疗后易反复呃逆，现在诊断为膈肌痉挛，应用麻黄汤加减可解痉止呃，临床可与旋覆代赭汤、二陈汤等合用。

【临床验案】

### 肺癌术后咳嗽不愈验案

吴某，男，69岁，左肺癌术后3个月，腺癌，术后未行放化疗，术后 1 个月复查见左侧少量胸腔积液，术后反复咳嗽至今，时有恶寒，无汗，痰少，纳少，寐一般，二便调。予麻黄汤加减，并嘱适当锻炼，处方：麻黄 9g，桂枝 6g，杏仁 9g，甘草 6g，桔梗 9g，川芎 15g，生山楂 9g，神曲 15g，鸡内金 12g，炒谷麦芽各 15g。服药 1 周后诉咳嗽减轻。麻黄、桂枝逐渐减量应用，并加入软坚散结类药物抗肿瘤。随访半年见左侧胸腔积液消失，随访 3 年无复发转移。

### 肺癌化疗后呃逆验案

张某，男，75 岁，肺腺癌术后 2 个月，化疗 2 个疗程后。化疗方案 AP（培美曲塞 + 顺铂），第一疗程化疗后曾出现呃逆，未经处理自行缓解。第二疗程化疗后反复出现呃逆，每日约连续 3 小时，伴纳差，恶心，咳嗽，肌注哌甲酯可缓解约 1 小时，但严重影响睡眠。予麻黄汤合二陈汤加减后呃逆停止，处方：麻黄 9g，桂枝 6g，杏仁 9g，炙甘草 9g，姜半夏 12g，太子参 15g，陈皮 9g，白术 12g，茯苓 15g。第三、第四疗程初见呃逆即服本方，未出现长时间呃逆。化疗结束后随访近 1 年未见复发转移。

【临床研究】

**1. 抑制胸腔积液（胸腔积液或术后胸腔积液）生成**

张京楠等采用复方生麻黄汤口服（治疗组）治疗非小细胞肺癌恶性胸腔积液，以单纯顺铂腔内灌注化疗（对照组）对照，结果治疗组近期有效率 50.0%，对照组有效率 31.2%，治疗组生活质量明显提高，治疗组的不良反应主要有心慌、出汗、兴奋等，对症处理后均可得到缓解，结论认为复方生麻黄汤治疗恶性胸腔积液疗效确切，不良反应少。姚宇锋等应用中药麻黄口服治疗肺癌术后胸腔积液，发现可减少肺癌术后胸腔积液引流量。因此考虑麻黄汤治疗胸腔积液与麻黄关系密切。

### 2. 治疗中晚期肺癌咳嗽

陆蓉芳等应用麻黄汤加味（麻黄 4g，桂枝 4g，杏仁 10g，甘草 3g，桔梗 10g，浙贝母 10g，丹参 30g，蒲公英 20g，岩白菜 15g，葶苈子 15g，大枣 10g，焦三仙各 30g）治疗中晚期肺癌咳嗽，完全缓解率 52.5%，总有效率 93%。

【实验研究】

### 1. 抗肿瘤作用与机制

麻黄具有良好的抗肿瘤作用，其主要有效成分麻黄碱可将人乳腺癌 SKBR3 阻滞于 G0/G1 期，从而抑制增殖，并呈剂量和时间依赖性，且具有一定诱导肿瘤细胞凋亡的作用。草麻黄药用亦作麻黄，其提取物具有一定的抗血管生成和抗肿瘤作用。

杏仁对表阿霉素、卡铂、环己亚硝脲、甲基苄肼、塞替哌、呋喃氟尿嘧啶、丝裂霉素 C、平阳霉素、氟尿嘧啶、顺铂、阿糖胞苷、盐酸氮芥 12 种抗肿瘤药物的诱变性有明显的抑制作用，对移植肿瘤的生长具有抑制作用。

甘草提取物能促进 Caspase－3、Caspase－9 酶原活化，具有体外诱导宫颈癌 Hela 细胞凋亡的作用。甘草中的黄酮类化合物主要包括甘草素、异甘草素、甘草查尔酮 A/E 等，是甘草抗肿瘤的主要活性成分，能够通过阻滞细胞周期、影响肿瘤细胞凋亡基因调控、抑制肿瘤细胞血管生成等机制抑制肿瘤细胞的增殖。

### 2. 药理作用分析

麻黄具有较好的平喘作用，在肺部肿瘤导致的咳嗽气喘中具有较好的疗效。黄燕分析了生麻黄、蜜炙麻黄、清炒麻黄平喘的有效组分，发现生物碱、挥发油的改变是其对平喘功效的主要影响因素，蜜炙麻黄的有效部分是生物碱与挥发油，其平喘功效最明显。

【原文】

[1]《伤寒论》第 35 条：脉但浮，无余证者，与麻黄汤。

[2]《伤寒论》第 36 条：太阳与阳明合病，喘而胸满者，不可下，宜麻黄汤。

[3]《伤寒论》第 37 条：太阳病，十日以去，脉浮细而嗜卧者，外已解也。设胸满胁痛者，与小柴胡汤；脉但浮者，与麻黄汤。

[4]《伤寒论》第 46 条：太阳病，脉浮紧、无汗、发热、身疼痛，八九日不解，表证仍在，此当发其汗。服药已微除，其人发烦目瞑，剧者必衄，衄乃解。所以然者，阳气重故也。麻黄汤主之。

[5]《伤寒论》第 51 条：脉浮者，病在表，可发汗，宜麻黄汤。

[6]《伤寒论》第 52 条：脉浮而数者，可发汗，宜麻黄汤。

[7]《伤寒论》第 55 条：伤寒脉浮紧，不发汗，因致衄者，麻黄汤主之。

[8]《伤寒论》第 232 条：脉但浮，无余证者，与麻黄汤。若不尿，腹满加哕者，不治。

[9]《伤寒论》第 235 条：阳明病，脉浮、无汗而喘者，发汗则愈，宜麻黄汤。

**【参考文献】**

[1] 张京楠，武玉兵. 复方生麻黄汤治疗 68 例非小细胞肺癌患者恶性胸腔积液的疗效观察 [J]. 中国药物经济学，2012（03）：246 – 248.

[2] 姚宇锋，黄戍成，等. 麻黄对肺癌术后胸腔引流量及置管时间的影响 [J]. 浙江中医杂志，2017，52（01）：15 – 16.

[3] 陆蓉芳，房援朝，谢怡，等. 麻黄汤加味治疗中晚期肺癌咳嗽 60 例观察 [J]. 云南中医中药杂志，2001（03）：13 – 14.

[4] 吴雄志. 温阳解表与温中散寒中药麻黄和天仙子抗肿瘤作用机理研究 [A]. 中华中医药学会. 发挥中医优势，注重转化医学——2013 年全国中医肿瘤学术年会论文汇编 [C]. 中华中医

药学会，2013：11.

　　[5] 张敏. 草麻黄提取物的抗侵染、抗血管生成和抗肿瘤活性 [J]. 国外医药（植物药分册），2004（02）：72 - 73.

　　[6] 赵泽贞，温登瑰，魏丽珍，等. 杏仁对 12 种抗肿瘤药物的诱变性的抑制效应 [J]. 癌变. 畸变. 突变，1992（06）：49 - 50 + 10.

　　[7] 方文龙，章贵杰. 长白山苦杏仁提取物对小鼠移植性肿瘤的影响 [J]. 延边医学院学报，1986（02）：30 - 32.

　　[8] 王吉锡，邓伟生，王凤儒，等. 甘草提取物的有效部位诱导人宫颈癌 Hela 细胞株凋亡及对凋亡相关蛋白 Caspase - 3 和 Caspase - 9 表达的影响 [J]. 实用肿瘤学杂志，2017，31（05）：390 - 395.

　　[9] 黄雨婷，迟宗良，王姝梅，等. 甘草中的黄酮类成分及其抗肿瘤活性研究进展 [J]. 中国新药杂志，2017，26（13）：1532 - 1537.

　　[10] 黄燕. 麻黄炮制对平喘、发汗的效果影响分析 [J]. 中国医院用药评价与分析，2016，16（S1）：11 - 12.

## 二、麻黄附子细辛汤

**【组成】**

原方：麻黄（去节）二两，细辛二两，附子（炮，去皮，破八片）一枚。

今方：麻黄 6g，细辛 6g，炮附子 9g。

**【用法】** 麻黄先煎，余常规煎服。

**【功用】** 助阳解表。

**【肿瘤临床应用】**

本方在肺癌治疗中应用较多，对原发性及转移性肺部肿瘤导致的咳嗽、气喘、胸痛、发热都具有较好的疗效。治疗咳嗽多配伍鱼腥草、枇杷叶、金荞麦、杏仁、白芥子、桔梗、苏子等宣肺平喘、止咳化痰类药物，治疗胸痛常配伍川芎、栝楼皮、威灵仙、徐长卿等宽胸理气、舒筋活络，治疗肺部肿瘤发热常配伍柴胡、郁金、桂枝、甘草调和气血阴阳等。

【临床验案】

## 肺癌咳嗽气促

李某，男，75岁，2015年12月因胸痛、咳喘气急、痰中带血1月余，行胸部CT检查示：肺门部团块影。经皮肺穿刺病理：肺鳞癌。患者肺心病史5年余，无手术及放化疗指征，建议中医治疗。2016年1月9日初诊时，喘咳气促，气息难续，痰涎清稀，痰中有血色暗，面色潮红，下肢浮肿，胸胁胀满，心悸，大便干，舌质淡紫，边有齿印，脉沉细数。患者痰湿壅肺为标，肺宣降失司，病机复杂，证属本虚标实，其本为心肺肾阳虚。治则以温运阳气、降气化痰为主。处方以麻黄附子细辛汤合三子养亲汤加减：麻黄9g，附子9g，细辛3g，白芥子9g，苏子12g，莱菔子15g，葶苈子15g，仙鹤草30g，生黄芪30g，大黄6g，栝楼皮15g。7剂，水煎服。二诊：诸症好转，食欲增加，舌边齿印消失，苔润有津，脉象缓和。再服14剂。三诊：痰血气急消失，呼吸和缓。上方减去大黄，加用蟾皮9g、山慈菇15g、火麻仁30g。治疗2个月后复查胸部CT，原发肿瘤较治疗前缩小40%，纵隔淋巴结缩小30%，喘咳胸满气急消失。

## 肺癌胸痛

陈某，女，69岁，2016年6月18日初诊。主诉胸闷气急、胸痛。胸部CT示：右肺门肿块，4cm×3cm，右侧胸腔积液。B超示：右侧胸腔见较广泛的液性暗区，最深处前后径72mm（右肩胛中线第七肋间）。曾行胸水穿刺，找到腺癌细胞。后拒绝化疗及胸水引流，要求中医治疗。查患者胸闷，平卧尤甚，胸痛，畏寒怕冷，咳嗽，痰白清稀，精神、食欲尚佳，面色萎黄，乏力，舌质淡，苔薄白腻，脉细濡。诊断：右肺腺癌，胸腔积液。证属肺肾阳虚，水饮内停。治以温阳化气，平喘利水。处方以麻黄附子细辛汤合己椒苈黄丸加减：麻黄9g，附子9g，细辛3g，白芥子9g，桂枝12g，防己15g，川椒目12g，葶苈子15g，大黄6g，车前子30g，猫人参30g，生黄芪30g，半边莲15g，龙葵30g，杏仁12g，鱼腥草15g。7剂，水煎服。二诊：胸痛减轻，咳嗽止。效不更方，守方7剂。三诊：胸闷咳嗽明显缓解，平卧已无不适，胸痛消失，大便溏。复查B超：右侧胸腔液性暗区，最深处前后径40mm（右肩胛中线第七肋间）。去大黄，加制南星12g、仙灵脾30g，增强温阳散结之力，14剂。四诊：患者服药1个月，诉无明显不适。2016年7月18日复查胸部CT示：右肺门肿块3cm×2cm，较前片缩小，胸腔积液几乎全部吸收。

**【临床研究】**

**1. 治疗癌性疼痛的临床研究**

疼痛为肺癌中晚期常见临床症状，邓玉艳应用麻黄附子细辛汤加味（麻黄10g，制附子6~9g，细辛6g，桂枝10g，党参20g，白术10g，威灵仙10g，生姜10g，炙甘草15g）加氨酚羟考酮口服治疗肺癌疼痛患者，以单纯口服氨酚羟考酮为对照，结果治疗组总有效率87.5%，优于对照组总有效率71.9%，结果提示麻黄附子细辛汤治疗肺癌疼痛疗效满意。

**2. 治疗肿瘤性发热的临床研究**

肺癌常因肿瘤本身的吸收导致发热，或并发感染而发热，研究提示麻黄附子细辛汤具有较好的治疗肺癌发热的疗效。邓玉艳等观察了麻黄附子细辛汤加味治疗肺癌患者外感风寒发热的临床疗效，结果36例患者服药1~2剂热退体温正常11例，服3剂热退体温正常16例，服药5剂热退体温正常9例，热退后精神体力恢复至发热前状态。庞贞平也观察了麻黄附子细辛汤加味（麻黄10g，制附子6~9g，细辛6g，桂枝10g，党参15g，藿香10g，防风10g，白芍15g，生姜10g，柴胡6g，炙甘草 15g）治疗晚期肿瘤发热的临床疗效，用药 7 天后总有效率 93.3%。

**【实验研究】**

**1. 抗肿瘤作用机制**

（1）促进耐药细胞凋亡：杨露等研究了麻黄附子细辛汤的大鼠含药血清配伍紫杉醇对人肺腺癌紫杉醇耐药株 A549/T 的影响，探索其诱导耐药肺癌细胞凋亡的机制。结果提示麻黄附子细辛汤大鼠含药血清能促进紫杉醇体外抑瘤作用，其机制可能与上调细胞凋亡相关因子 Caspase–9 有关。

（2）直接抗肿瘤：姚静静等采用 Lewis 肺癌细胞滴气管建立小鼠 Lewis 原位肺癌模型，次日用新加麻黄附子细辛汤（麻黄∶细辛∶附子∶半夏 = 1∶2∶2∶5）灌胃开始治疗，结果模型组 8 周后致瘤率为 91%，肿瘤数目平均为 17 ± 3.05；新加麻黄附子细辛汤在相同时间内致瘤率为 69%，肿瘤数目平均为 12 ± 1.53。HE 染色结果表明模型组小鼠肺组织间聚集有片状核大深染的肿瘤细胞，出现明显癌变，细胞核与细胞质比例失常，细胞核密集，空洞逐渐变小；新加麻黄附子细辛汤组细胞核密集区相对较少。与模型组比较，新加麻黄附子细辛汤组体质量明显上升，摄水食量增加，自主活动增多，精神状态良好。结果提示新加麻黄附子细辛汤能够延长 Lewis 原位肺癌模型小鼠的生存时间，对小鼠 Lewis 原位肺癌具有治疗作用。

**2. 物质基础探讨**

唐锋等通过血清药物化学和血清药理学相结合的方法探讨了麻黄附子细辛汤抗炎和免疫抑制的物质基础，结果发现甲基伪麻黄碱、伪麻黄碱、苯甲酰次乌头原碱、苯甲酰乌头原碱、新乌头原碱等成分可能为麻黄附子细辛汤抗炎和免疫抑制的部分物质基础。

**3. 镇痛作用机制**

疼痛为晚期肿瘤常见症状，严重影响患者的生活质量，段小毛等发现麻黄细辛附子汤的醇沉液和水煎液均有明显的镇痛作用。用热板法和扭体法观察小白鼠对疼痛的反应，研究了麻黄细辛附子汤对小白鼠的镇痛药理作用，发现麻黄细辛附子汤能明显降低小白鼠对热疼痛及化学刺激引起的疼痛反应，与颅痛定镇痛效果比较均无显著差异，且小白鼠的活动度明显降低，提示麻黄细辛附子汤有明显的镇痛作用，且持续时间长，兼有一定的镇静作用。

**【原文】**

《伤寒论》第 301 条：少阴病始得之，反发热，脉沉者，麻黄细辛附子汤主之。

**【参考文献】**

［1］钦敬茹，徐祖红，王中奇．王中奇老师运用麻黄附子细辛汤治疗肺癌经验［J］．吉林中医药，2018，38（04）：402－404＋408．

［2］邓玉艳，伍德军．麻黄附子细辛汤治疗肺癌疼痛 30 例［J］．河南中医，2012，32（10）：1279－1280．

［3］邓玉艳．麻黄附子细辛汤加味治疗肺癌发热 36 例［J］．实用中医药杂志，2013，29（01）：15．

［4］庞贞平．麻黄附子细辛汤加味治疗晚期肿瘤发热 30 例［J］．四川中医，2011，29（12）：57．

［5］杨露，谢晓芳，郑川，等．麻黄附子细辛汤联合紫杉醇诱导 A549/T 细胞凋亡的研究［J］．中药药理与临床，2015，31（03）：11－13．

［6］姚静静，杜振华，李自波，等．新加麻黄附子细辛汤对小鼠 Lewis 原位肺癌的治疗作用［J］．河南大学学报（医学版），2017，36（03）：160－163．

［7］唐锋，梁少瑜，陈飞龙，等．血清药物化学和血清药理学相结合的方法探讨麻黄附子细辛汤抗炎和免疫抑制的物质基础［J］．中国中药杂志，2015，40（10）：1971－1976．

［8］段小毛，李茯梅，卢新华，等．麻黄细辛附子汤镇痛药

理效应研究［J］. 光明中医，2006（05）：26－27.

　　［9］段小毛，李茯梅，卢新华，等. 麻黄细辛附子汤镇痛药理作用研究［J］. 中医药学刊，2006（03）：513－514.

## 三、麻黄杏仁甘草石膏汤

### 【组成】

原方：麻黄（去节）四两，杏仁（去皮尖）五十个，甘草（炙）二两，石膏（碎，绵裹）半斤。

今方：麻黄12g，杏仁20g，炙甘草6g，石膏24g。

### 【用法】麻黄先煎，余常规煎服。

### 【功用】辛凉宣泄，清肺平喘。

### 【肿瘤临床应用】

临床可用于治疗肺部肿瘤伴有外感风热者，多见咳嗽、气急、气喘加重，咳痰增多，汗出较多，口干口渴，大便干，小便黄，舌质红苔黄，脉数等。可加用鱼腥草、枇杷叶、金荞麦、川芎等清热解毒平喘之品，后期则多联合沙参麦冬汤、百合固金汤、养阴润肺汤等滋阴润肺。

### 【临床验案】

#### 治疗肺癌咳喘

莫某，女，51岁，2008年6月18日入院。患者于2008年3月因感冒出现发热咳嗽，行胸片示"肺炎"，经抗感染及对症处理后迁延反复，至5月中旬出现气促，到胸科医院行CT示"双肺弥漫性粟粒性病变"，左侧锁骨上淋巴结摘除活检示"肺泡腺癌"，诊断为肺泡腺癌（T4N3M1，Ⅳ期），于5月26日行GP方案化疗1周期，化疗后气促无缓解。入院症见：精神可，气促，汗多，咳嗽，痰少，稍恶寒，无发热，纳眠尚可，二便调，无胸闷胸痛，无痰中带血。舌质淡黯，苔白花剥而干，脉弦数。查体：KPS80分。双肺呼吸音粗，左肺呼吸音减弱，右下肺可闻及少量湿啰音。诊断：肺泡腺癌（T4N3M1，Ⅳ期）；肺部感染。予罗氏芬抗感染治疗，中药予麻杏甘石汤加味：麻黄10g，生石膏50g，北杏仁15g，炙甘草10g，鱼腥草30g。服1剂后汗出减少，2剂后气促平，汗少，咳少，痰少，余无不适。

【临床研究】

未查到本方治疗肿瘤的研究，可参考本方治疗哮喘、肺炎的研究。

【实验研究】

**1. 抗肿瘤作用研究**

麻黄、杏仁、甘草抗肿瘤作用参见麻黄汤。石膏亦具有良好的抗肿瘤作用。石膏在1.5mg/mL浓度时对BGC-823胃癌细胞、A549肺腺癌细胞生长有显著的抑制作用。

**2. 平喘作用机制**

不同配比麻杏甘石汤组对IL-4、IFN-γ在哮喘大鼠肺组织中的蛋白水平具有明确的影响，并对哮喘大鼠肺组织中嗜酸性粒细胞的浸润有明显的抑制作用，对大鼠体内Th1/Th2的平衡可能起到了良性的调整作用，从而对哮喘的治疗产生效果。

【原文】

《伤寒论》第63条：发汗后，不可更行桂枝汤。汗出而喘，无大热者，可与麻黄杏仁甘草石膏汤。

【参考文献】

［1］陶志广. 麻黄类方治疗肺癌咳喘验案举隅［J］. 辽宁中医药大学学报，2009，11（12）：150-151.

［2］刘建华，魏民. 麻杏甘石汤佐治急性肺炎的疗效及对血清C反应蛋白的影响分析［J］. 中国医药导刊，2016，18（07）：742-743.

［3］李永凤. 麻杏甘石汤辅助治疗肺炎120例疗效观察［J］. 医学理论与实践，2011，24（11）：1292-1294.

［4］徐韬，林小凤，徐先祥，等．朱砂与石膏体外抗肿瘤作用研究［J］．海峡药学，2012，24（01）：233-235.

［5］黎同明．麻杏甘石汤不同配比药效学及对大鼠哮喘作用机制研究［D］．广州中医药大学，2008.

## 四、射干麻黄汤

### 【组成】

原方：射干十三枚，麻黄四两，生姜四两，细辛、紫菀、款冬花各三两，五味子半升，大枣七枚，半夏（大者，洗）八枚。

今方：射干9g，麻黄12g，生姜12g，细辛、紫菀、款冬花各9g，五味子6g，大枣9g，半夏9g。

【用法】麻黄先煎，余常规水煎服。

【功用】宣肺祛痰，下气止咳。

### 【肿瘤临床应用】

**1. 用于肺癌或肺部转移瘤咳嗽、气喘较明显的患者**

伴发热，常加用鱼腥草、金荞麦、枇杷叶等清热解毒；伴痰多，加用苏子、白芥子、桔梗等促进排痰。正气尚强时需加用干蟾皮、蜂房、七叶一枝花、山慈菇、石见穿、石上柏、蛇六谷等解毒抗癌。正气亏虚明显时加用党参、太子参、黄芪、白术等益气健脾扶正。

**2. 用于治疗肺癌术后咳嗽**

常配伍半夏、杏仁止咳。若伴有胸腔积液，可配伍猫人参、车前子、生薏苡仁、茯苓、猪苓等利水渗湿。

### 【临床验案】

#### 治疗晚期肺癌见咳嗽气喘明显者验案一

于某，男，68岁，嗜烟40余年，2013年10月初诊。因反复咳嗽伴痰中带血，检查发现左肺巨大占位，右肺多发结节，考虑转移，骨扫描及脑 CT 检查未见转移。气管镜找到鳞癌细胞，行 NP 方案化疗 2 个疗程，病灶继续发展，患者拒绝继续化疗，拒绝放疗。就诊时咳嗽剧烈，咳嗽时伴面色红紫改变和气喘，偶有痰中带血。方拟射干 12g，麻黄 9g，干姜 9g，细辛 3g，紫菀 12g，款冬花 12g，五味子 3g，大枣 9g，半夏 12g，仙鹤草 15g，生地榆 30g，槐米 9g，鱼腥草 30g，金荞麦 30g。服用 1 周后咳嗽减轻，痰血停止。原方基础上加减，患者拒绝复查，随访半年仍存活，生活基本可自理。

## 治疗晚期肺癌见咳嗽气喘明显者验案二

黄某，男，47 岁，2009 年 4 月 8 日入院。患者于 2009 年 1 月出现右腿、左背及腰部酸痛不适，伴全身乏力，轻度气促胸闷，咳嗽，咯白痰及血丝痰。到广州市胸科医院就诊，行右肺支纤镜及病理活检报告为中分化腺癌，2 月 19 日胸部 CT 示"右上肺癌并肺门淋巴结、右侧胸膜、多个椎体及肝内转移，伴右侧阻塞性肺炎"。3 月 7 日在中山大学肿瘤医院行 TP 方案化疗 1 周期，复查胸片效果欠佳，3 月 31 日行 NP 方案化疗 1 周期，气促、腰痛症状无缓解，遂来本院。入院症见：精神可，咳嗽，气促、喉间痰鸣，咯痰黄白，带血丝，时有血块咳出，腰痛，纳眠欠佳，口中和，大便日 2~3 次，质软，小便调。发病以来体重减轻约 10kg。查体：KPS60 分。双肺呼吸音粗，可闻及广泛湿啰音及哮鸣音。双肺叩诊呈清音。诊断：右肺中分化腺癌伴纵隔淋巴结、右侧胸膜、多个椎体、肝内转移（T4N2M1，Ⅳ期）；肺部感染。入院查血常规正常，胸片示：符合临床右上肺癌并纵隔肺门淋巴结转移，右上肺不张，右下肺感染，局部胸膜增厚粘连。考虑左第 5 肋骨转移并病理性骨折。心电图示：窦性心动过速。予射干麻黄汤 2 剂口服，处方：射干 10g，麻黄 10g，生姜 10g，大枣 4 枚，紫菀 15g，款冬花 15g，细辛 5g，法夏 10g，五味子 10g。予可乐必妥抗感染，茶碱缓释片平喘、止血、止痛等对症处理。4月10日气促、喉间痰鸣明显减轻，仍时有咯血块，予苓甘五味姜辛汤合柏叶干姜汤3剂，处方：茯苓25g，炙甘草10g，五味子10g，炮姜10g，侧柏叶15g，艾叶10g。3剂后气促平，喉中痰鸣消失，未再咯血。

### 治疗肺癌术后咳嗽

梁某，女，48岁，2009年11月就诊。患者2009年5月行肺癌根治性切除术，术后反复干咳，痰少，体位改变时咳嗽剧烈，影响睡眠及工作，焦虑不安，舌红，苔少，脉细。予射干麻黄汤加柴胡加龙骨牡蛎汤加减，处方：射干12g，麻黄9g，干姜9g，紫菀12g，款冬花12g，五味子3g，半夏12g，柴胡12g，龙骨30g，黄芩9g，桂枝9g，牡蛎9g，大枣9g，沙参15g，麦冬15g，太子参15g，陈皮9g。服药2周后复诊，咳嗽减轻，睡眠改善，于原方基础上加减约3个月后咳嗽基本停止。

【临床研究】

**1. 治疗晚期肺癌的临床研究**

肺癌或者肺部转移瘤容易发生肺部感染，咳嗽为最常见的症状，且治疗效果欠佳。韩志强等应用射干麻黄汤加减（射干15g，蜜麻黄6g，细辛3g，清半夏15g，紫菀15g，款冬花15g，五味子10g，生姜10g，大枣10g。痰多加白芥子15g、紫苏子15g、莱菔子15g，里热加石膏20~30g，口干加麦冬、葛根各15g，痰中血丝或咯血者加白茅根30g、白及15g、生地15g，咽痒加炒牛蒡子、玄参各15g，失眠加酸枣仁30~50g、牡蛎30g）治疗肺癌咳嗽，以口服磷酸可待因片为对照，结果显示两组患者治疗前咳嗽积分、中医证候积分比较差异无统计学意义；治疗后两组患者咳嗽积分、中医证候积分均低于治疗前，且治疗组低于对照组（$P < 0.05$）；治疗组治疗总有效率为90.0%，高于对照组的63.2%（$P < 0.05$）；治疗组痊愈率为40.0%，明

显高于对照组的 10.5% （$P<0.05$）。

**2. 治疗肺癌术后咳嗽的临床研究**

术后慢性咳嗽为肺癌术后常见症状，治疗效果差，严重影响患者生活质量，黄成成等将 63 例患者随机分为 2 组，治疗组在西医常规化痰、止咳的同时给予射干麻黄汤（射干 12g，麻黄 12g，细辛 3g，款冬花 12g，紫菀 12g，半夏 9g，五味子 3g，生姜 9g，大枣 9g），对照组常规化痰、止咳治疗。治疗组总有效率为 90.63%，高于对照组总有效率 64.52%（$P<0.05$），结果提示射干麻黄汤治疗肺癌根治术后慢性咳嗽有明显疗效。

**【实验研究】**

**1. 抗肿瘤机制研究**

麻黄汤有关抗肿瘤机制参见麻黄汤。本方中射干具有良好的抗肿瘤作用。研究显示：射干提取物对 S180 荷瘤小鼠抑瘤率达 44.74%。川射干所含鸢尾苷元、鸢尾苷对人胃癌细胞株 SCC7901 有不同的抑制作用。

环氧化酶（COX）－2 可引起的前列腺素产生和血管生长因子释放诱导的血管生成，对于促进肿瘤生长是必需的，从射干中提取出的鸢尾黄素和鸢尾苷均具有抗肿瘤作用，且前者作用强于后者，其作用机制与 COX－2 诱导的血管生成有关。

需要指出的是，有学者研究了乌桕、射干和巴豆油分别对 3－甲基胆蒽诱发小白鼠背部皮肤肿瘤的促进作用，结果表明：用药后 42 周，乌桕、射干和巴豆油组小白鼠背部皮肤的肿瘤发生率分别是 30%、27%、70%，而对照 3－甲基胆蒽组的小白鼠没有发生皮肤肿瘤。尽管射干促发肿瘤作用不是最高，但仍有一定的促进肿瘤发生的作用。一方面射干类制剂外用须谨慎，另一方面射干内服对肿瘤的影响需进一步研究。

**2. 解痉平喘作用**

在肺肿瘤及肺肿瘤术后患者中，咳嗽气喘是影响生活质量的主要症状之一，有效的止咳平喘可以改善患者生活质量。赵丽芸等通过小鼠气管酚红实验及家鸽气管纤毛运动实验观察了射干麻黄汤祛痰疗效，发现射干麻黄汤高剂量组小鼠气管酚红排泄量明显增加，家鸽纤毛运动加快，中、低剂量组亦有一定的作用，提示射干麻黄汤可降低痰液黏度，增加气管纤毛运动，对哮喘祛痰作用明显。

**【原文】**

《金匮要略·肺痿肺痈咳嗽上气病》：咳而上气，喉中水鸡声，射干麻黄汤主之。

**【参考文献】**

[1] 陶志广. 麻黄类方治疗肺癌咳喘验案举隅 [J]. 辽宁中医药大学学报，2009，11（12）：150-151.

[2] 韩志强，贾刚. 射干麻黄汤加减治疗肺癌咳嗽临床观察 [J]. 中国实用医药，2017，12（09）：126-128.

[3] 黄戌成，童红卫，叶圣雅. 射干麻黄汤治疗肺癌根治术后慢性咳嗽的临床观察 [J]. 浙江中医药大学学报，2012，36（04）：398+404.

[4] 陈靖，吴成举，柴纪严. 射干提取物体内抗肿瘤作用研究 [J]. 北方药学，2013，10（05）：72.

[5] 潘静. 川射干化学成分及体外抗肿瘤活性的研究 [D]. 湖北中医学院，2009.

[6] 纪志武，曾毅. 乌桕、射干和巴豆油对3-甲基胆蒽诱发小白鼠皮肤肿瘤的促进作用的研究 [J]. 癌症，1989（05）：350-352.

[7] 赵丽芸，单丽囡，何建茹. 射干麻黄汤对哮喘祛痰作用的动物实验研究 [J]. 中国中医急症，2011，20（08）：1269+1298.

## 五、厚朴麻黄汤

**【组成】**

原方：厚朴五两，麻黄四两，石膏如鸡子大，杏仁半升，半夏半升，干姜二两，细辛二两，小麦一升，五味子半升。

今方：厚朴 15g，麻黄 12g，石膏 50g，杏仁 15g，半夏 15g，干姜 6g，细辛 6g，小麦 30g，五味子 15g。

【用法】麻黄先煎，其余常规水煎服。

【功用】宣肺降逆，化饮止咳。

【肿瘤临床应用】

临床常用于肺癌或肿瘤肺转移咳嗽，多用于邪实比较明显者，咳嗽、气喘明显，胸满烦躁，咽喉不利，痰声辘辘，苔白滑，脉浮。由于肿瘤患者多有正虚在先，所以临床应用中病即止，不宜长期应用。

【临床验案】

### 肺癌咳喘验案

钟某，男，53 岁，2006 年 5 月 25 日入院。患者于 2005 年 9 月出现咳嗽胸闷，在广州医学院一附院行 CT 示肺门部见一 5cm×5cm 大小肿物，右侧胸腔大量积液。行胸腔穿刺术，胸水涂片见大量低分化腺癌细胞，未做支纤镜及肺穿刺病理活检。诊断为右肺癌并右侧胸腔积液、骨转移（T4N1M1，Ⅳ期）。2005 年底以来，一直门诊中医治疗，气促胸闷症状反复。于 3 月 30 日、4 月 26 日行 GP 方案姑息化疗 2 周期，化疗后气促稍有好转。复查胸部 CT 示："结合病史，符合右下肺中央型肺癌，并阻塞性肺不张；双侧胸膜及肺内多发转移瘤；右锁骨上窝、双侧肺门及纵隔多发淋巴结转移；右侧中等量胸腔积液，左侧少量胸腔积液。"5 月 10 日以来咳嗽气促、胸痛，后在门诊服中药 5 剂无效再次入院。入院症见：精神疲惫，咳嗽，痰白质黏，气促，不能平卧，右胸部疼痛，消瘦，纳差，眠欠佳，二便正常。舌淡黯，苔白厚而干，脉浮数。查体：右下肺呼吸音消失，左肺可闻及干性啰音，右下肺叩诊呈实音。心音低钝，心率 100 次/分，律齐，各瓣膜听诊区无心脏杂音，无心包摩擦音。入院后查血常规正常；心电图示：窦性心动过速；胸片示：右肺癌并右肺部分不张及右侧胸腔中量积液。入院后继续服用剩余门诊中药，以宣肺祛瘀、清热化痰为主，口服氢氯噻嗪、螺内酯等利尿，服 4 剂后仍无缓解。5 月 29 日查患者症状同前，遂处方厚朴麻黄汤 2 剂，以山药代小麦，药用：厚朴 10g，麻黄 10g，生石膏 30g，杏仁 15g，甘草 6g，细辛 5g，干姜 8g，半夏 10g，五味子 5g，山药 15g。服 1 剂后咳嗽即较前明显减轻，无胸痛，稍有口干，纳可，二便调。舌黯红，苔白厚，脉浮弦数。继续守方治疗。5 月 31 日查患者咳少，气促平，纳眠可，二便调，无特殊不适，B 超示：右侧胸腔包裹性积液（右侧第 3~7 肋间可见稍低回声区，深约 10.3cm）。症状好转，要求出院。

【临床研究】

未查阅到本方剂治疗肿瘤的临床研究报道。可参考本方剂治疗咳嗽、哮喘等临床研究。

【实验研究】

**1. 抗肿瘤作用机制**

麻黄汤抗肿瘤机制参考麻黄汤。本方中厚朴具有良好的抗肿瘤作用机制，对颈部肿瘤、膀胱肿瘤、神经胶质瘤、小细胞癌细胞、乳腺癌、胰腺癌、宫颈癌等多种肿瘤细胞具有良好的抗肿瘤作用机制，能抑制肿瘤细胞增殖，促进肿瘤细胞的凋亡，抑制肿瘤的转移和肿瘤血管的形成、逆转肿瘤耐药。

**2. 解痉平喘作用机制**

本方具有良好的解痉平喘疗效，在治疗肺癌咳嗽、气喘中具有相似的机制。张川林等观察了厚朴麻黄汤对哮喘大鼠气道炎症及肺部组织形态学的影响，并探讨了其作用机制，结果提示厚朴麻黄汤能明显减轻气道炎症，此可能为其治疗支气管哮喘的药效机制。

刘秀剑从病理学、免疫组织化学和分子生物学等多角度探讨了中药厚朴麻黄汤和西药氨茶碱对卵蛋白致 Wistar 大鼠支气管哮喘模型作用机制，并比较其优势。结果提示各治疗组明显改善大鼠的一般状态、减轻肺组织的炎症细胞浸润程度，其中厚朴麻黄汤高、低剂量组的治疗效果无明显差异；高、低剂量厚朴麻黄汤均可降低大鼠血液中 NO、ET－1 水平和腹腔肥大细胞脱颗粒百分率，作用效果与氨茶碱接近。

**【参考文献】**

［1］陶志广．麻黄类方治疗肺癌咳喘验案举隅［J］．辽宁中医药大学学报，2009，11（12）：150－151.

［2］朱文忠，任宝中，韩亚利．厚朴麻黄汤治疗老年支气管哮喘临床研究［J］．河南中医，2015，35（08）：1755－1757.

［3］李建军，庞志勇．厚朴麻黄汤治疗支气管哮喘126例［J］．中医研究，2007（10）：42－43.

［4］梁淑敏．加味厚朴麻黄汤治疗哮喘急性期寒包热哮证的疗效观察［D］．福建中医药大学，2017.

［5］李姣，姚俊．和厚朴酚抗头颈部肿瘤作用的研究进展［J］．中国医学创新，2018，15（04）：145－148.

［6］申忠华．和厚朴酚抗膀胱肿瘤的机制研究［D］．天津医科大学，2017.

［7］黄清松，李红枝，郑敏．和厚朴酚对人肺小细胞癌 N446 细胞增殖与凋亡的影响［J］．长春中医药大学学报，2013，29（06）：967－969.

［8］王敏，林茂，马晓莉，等．和厚朴酚对人神经胶质瘤 U87 细胞的体内外抗肿瘤作用［J］．遵义医学院学报，2016，39（05）：459－463.

［9］边睿，相闪闪，江翰，等．和厚朴酚体外抗胆囊癌作用及机制研究［J］．中国普通外科杂志，2016，25（02）：231－237.

［10］田伟．和厚朴酚诱导乳腺癌细胞程序性坏死，协同、增敏 Etoposide 抗肿瘤机制研究［D］．浙江大学，2013.

[11] 谢雷，秦斌，张晓坤，等. 和厚朴酚调控 P38 信号通路诱导人宫颈癌 Hela 细胞凋亡的实验研究 [J]. 时珍国医国药，2012，23（12）：2958－2960.

[12] 邓俊芳. 和厚朴酚抗胰腺癌作用及其机制的实验研究 [D]. 浙江大学，2008.

[13] 陈凌燕. 和厚朴酚通过诱导凋亡增强奥沙利铂对人 PC－9 细胞的抗肿瘤作用 [D]. 浙江大学，2010.

[14] 徐栋. 和厚朴酚逆转 P－gp 介导的肿瘤多药耐药及协同、增敏化疗药物杀伤肿瘤细胞的体内外药效研究 [D]. 浙江大学，2007.

[15] 张川林，陈志斌，李希，等. 厚朴麻黄汤对哮喘大鼠气道炎症的影响 [J]. 广西中医药，2016，39（01）：66－68.

[16] 刘秀剑. 厚朴麻黄汤对哮喘大鼠一氧化氮、内皮素 1 与肥大细胞脱颗粒的影响 [D]. 辽宁中医药大学，2009.

## 六、葛根汤

**【组成】**

原方：葛根四两，麻黄三两（去节），桂枝二两（去皮），生姜三两（切），甘草二两（炙），芍药二两，大枣十二枚。

今方：葛根 12g，麻黄 9g，桂枝 6g，生姜 9g，炙甘草 6g，芍药 6g，大枣 9g。

**【用法】** 葛根、麻黄先煎，余常规水煎服。

**【功用】** 发汗解肌。

**【肿瘤临床应用】**

本方剂临床可治疗肿瘤骨转移疼痛。肿瘤性疼痛以骨转移疼痛多见，常与肾气丸、左归丸、右归丸等补肾健骨类方剂合用。亦常加用杜仲、天麻、牛膝、续断、补骨脂、骨碎补、伸筋草、透骨草、威灵仙、徐长卿等强筋健骨、祛风除湿。

【临床验案】

## 肺癌骨转移疼痛验案

杜某，男，82 岁，2013 年 8 月就诊。因肩颈酸痛加重检查颈椎 MRI、PET－CT 确诊肺癌骨转移，有慢性支气管炎、糖尿病、高血压病史十余年，生活勉强自理，因高龄及基础疾病较多未进一步检查，遂求治于中医。就诊时肩颈酸痛明显，恶寒，无汗，咳嗽，痰多，色白，气喘，动则加重，纳差，舌淡红苔白稍腻脉浮。处方：葛根 15g，麻黄 6g，桂枝 9g，干姜 6g，甘草 6g，芍药 9g，大枣 9g，天麻 12g，杜仲 15g，威灵仙 15g，伸筋草 15g，生薏苡仁 30g，川芎 15g，车前草 15g，怀山药 15g。14 剂后肩颈酸痛减轻，恶寒缓解，咳嗽气喘减轻，后继续中药加减，并配合唑来膦酸钠每月静滴，家属自购吉非替尼口服，随访 2 年仍存活。

【临床研究】

治疗骨转移疼痛的临床研究：蒋兆定等将 32 例颈椎转移瘤疼痛患者应用葛根汤加减：葛根 30～120g，麻黄 15～50g（先煎 30 分钟），桂枝 15～30g，白芍 30～60g，甘草 10～20g，姜黄 10～15g，徐长卿 20～60g，白芷 15～30g，细辛 3～20g（先煎 40 分钟），伸筋草 20～40g。加减用药法为：气虚加黄芪 30～120g；阴虚加熟地黄 30～60g；血虚加鸡血藤 30～60g；阳虚加熟附子 10～30g（先煎 30 分钟）；热盛加黄芩 15～30g；小细胞肺癌加干蟾皮 10～30g，肺鳞癌加山海螺 30～60g，肺腺癌加龙葵 15～30g、菝葜 20～60g，未分化癌加黄药子 15～25g，乳腺癌加山慈菇 15～25g、漏芦 15～30g，鼻咽癌加山豆根 15～25g、守宫 3～10g，前列腺癌加白英 20～30g、山葡萄根 15～45g，肝癌加王不留行 30～60g、重楼 15～30g、䗪虫 8～15g，甲状腺癌加海藻 30～60g、昆布 30～60g，肾癌加半枝莲 40～80g、白英 20～30g。联合帕米膦酸二钠葡萄糖注射液治疗，治疗 1 个月后观察患者颈部疼痛的缓解情况。结果所有患者疼痛均较前好转，其中 1 度缓解 2 例，2 度缓解 8 例，3 度缓解 14 例，4 度缓解 8 例，疼痛缓解率为 93.75%，所有患者均未出现不良反应，提示葛根汤加减联合帕米膦酸二钠葡萄糖注射液治疗颈椎转移瘤疼痛效果满意。

**【实验研究】**

参见麻黄汤及桂枝汤章节桂枝加葛根汤。

**【原文】**

[1]《伤寒论》第 31 条：太阳病，项背强几几、无汗、恶风，葛根汤主之。

[2]《伤寒论》第 32 条：太阳与阳明合病者，必自下利，葛根汤主之。

[3]《金匮要略·脏腑经络先后病脉证》：太阳病，无汗而小便反少，气上冲胸，口噤不得语，欲作刚痉，葛根汤主之。

**【参考文献】**

[1] 蒋兆定，教存芳，陈为斌. 葛根汤加减联合帕米膦酸二钠葡萄糖注射液治疗颈椎转移瘤疼痛疗效观察 [J]. 广西中医药大学学报，2015，18（02）：26-28.

# 第六章

# 青龙汤类

## 一、小青龙汤

【组成】

原方：麻黄（去节）、芍药、细辛、干姜、甘草（炙）、桂枝各三两，五味子半升，半夏半升。

今方：麻黄、芍药、细辛、干姜、炙甘草、桂枝各9g，五味子15g，半夏15g。

【用法】麻黄先煎，余常规水煎服。

【功用】解表散寒，温肺化饮。

【肿瘤临床应用】

**1. 治疗放射性肺炎**

放射性肺炎临床表现以咳嗽、咳痰、低热为常见症状，与外感风寒、内停水饮具有一定的相似性。

**2. 恶性胸腔积液**

癌性胸腔积液是肿瘤晚期常见的并发症，可影响肺的呼吸功能，挤压心脏和纵隔，临床常见咳嗽、呼吸困难、心悸等。中医辨证属"悬饮"。"当以温药和之"，以小青龙汤温化寒饮，可扶助正气、泄水化浊。

【临床验案】

### 治疗肺癌验案

于某，男性，77岁，2007年9月24日因咳嗽、咳痰2个月余，胸闷、气促伴头痛、发热3天入院，患者平素易感冒。入院症见：胸闷、气促，活动后加重，发热，体温37~37.6℃，以下午为主，伴畏寒、头痛、咳嗽、咳白色泡沫痰、咽痒、纳差，二便正常，舌质淡暗、苔黄白腻，脉浮弦紧。患者9月初因咳嗽、咳白痰、胸闷住院时，胸部CT示右肺门软组织肿块并右肺中叶不张，左胸膜下结节影及纵隔淋巴结肿大，肺穿刺发现转移性分化癌，诊为肺癌，入院行第2次化疗。入院后根据临床症状、体征及相关检查，予头孢哌酮钠抗炎、氨茶碱平喘、盐酸氨溴索化痰止咳后，于9月29日行EC方案化疗（VP-16100mg，第1~5天；卡铂400mg，第1天）。10月1日因不慎受寒出现咳嗽及胸闷加剧，咳吐白黏痰，夜间不能平卧，西药抗感染及解痉化痰后症状未见好转。10月5日请求中医治疗，刻诊微有汗出，咳嗽，咳白黏泡沫痰，胸闷、气喘活动后加重，食欲一般，无口干，大便3日未解，睡眠欠佳，乏力，舌质淡暗、苔白腻中微黄，脉浮紧。诊为外感风寒，水饮内停，痰瘀伏肺，方选小青龙汤去麻黄合蠲哮汤常量3剂，每日1剂，分2次服。服药1天后大便即解，睡眠平稳，咳嗽减轻。3剂服尽，咳嗽、胸闷均减轻约2/3，咳痰减少，无汗出，食欲渐增，二便正常，舌质淡暗、苔白微腻，脉滑微浮，两肺少量哮鸣音。继上方加麻黄6g再用5剂，患者无咳嗽，无明显胸闷，食欲正常，二便正常，睡眠佳，行动自如。

## 治疗肺癌放射性肺炎验案

患者48岁，左侧乳房疼痛伴腋窝淋巴结肿大且有粘连，于1998年9月确诊为Ⅲ期乳腺癌。先接受放射治疗，2周后患者连续咳嗽、咳痰、低热、乏力，同时伴有局部皮肤萎缩，上肢水肿，两肺下叶布满湿性啰音。临床检查证实为放射性肺炎。口服汉方小青龙制剂180mL/d，分3次口服。服药后5天症状明显减轻，继续接受放疗全过程并同时连服小青龙方制剂2周症状消失，于 1998 年 10 月 15 日顺利接受乳腺癌根治手术。

【临床研究】

**1. 治疗肿瘤放射性肺炎的临床研究**

汤岳龙等回顾性分析了 104 例放射性肺炎患者，对照组 31 例使用抗生素、止咳、化痰、肾上腺皮质激素治疗，治疗组 73 例应用小青龙汤治疗。观察咳嗽、气促症状情况，以及胸部 X 光片变化情况。结果小青龙汤治疗总有效率达 96.83%，对照组总有效率 64.52%，提示小青龙汤治疗胸部恶性肿瘤放疗后并发肺部炎症疗效确切。

**2. 治疗恶性胸腔积液的临床研究**

何富乐采用改良静脉置管引流及化疗联合小青龙汤（麻黄、芍药、细辛、半夏、干姜、甘草、桂枝、五味子）治疗癌性胸腔积液，有效率 95%，生活质量上升率 98%，高于引流加化疗组有效率（73.7%）和生活质量上升率（73.7%）。

蒋兆定等观察了小青龙汤加减联合艾迪注射液胸腔注入治疗恶性胸腔积液的疗效，结果完全缓解（CR）20 例（62.5%），部分缓解（PR）11 例（34.4%），无效（NC）1 例（3.1%），总有效率（CR＋PR）96.9%；KPS 评分显著提高 23 例（71.9%），提高 7 例（21.9%），稳定 2 例（6.2%），未见明显不良反应。

【实验研究】

小青龙汤对皮肤及肺的促癌剂具有良好的抑制效果，具有防治恶变的良好疗效。所含芍药具有抗肿瘤作用，其所含芍药苷对肝癌、胃癌、肠癌、肺癌、白血病以及皮肤癌都有很好的抑制作用，其作用机制主要与不同信号途径引起的细胞凋亡、阻止癌细胞增殖及抑制转移有关。甘草、干姜、五味子、半夏、细辛均有良好的抗肿瘤作用。

【原文】

[1]《伤寒论》第 40 条：伤寒，表不解，心下有水气，干呕、发热而咳，或渴，或利，或噎，或小便不利、少腹满，或

喘者，小青龙汤主之。

［2］《伤寒论》第41条：伤寒，心下有水气，咳有微喘、发热不渴。服汤已，渴者，此寒去欲解也，小青龙汤主之。

［3］《金匮要略·痰饮咳嗽病脉证并治》：病溢饮者，当发其汗，大青龙汤主之，小青龙汤亦主之。

［4］《金匮要略·痰饮咳嗽病脉证并治》：咳逆倚息不得卧，小青龙汤主之。

［5］《金匮要略·妇人杂病脉证并治》：妇人吐涎沫，医反下之，心下即痞，当先治其吐涎沫，小青龙汤主之。

**【参考文献】**

［1］吴吉锋，徐如龙，万义鹏.小青龙汤合蹋哮汤治肺癌咳嗽1例［J］.江西中医药，2008（05）：35.

［2］汤岳龙，李莉.小青龙汤治疗乳腺癌术前放射性肺炎12例［J］.安徽中医学院学报，2000，01：37.

［3］许志雄，罗文高.小青龙汤治疗胸部恶性肿瘤放疗后并发肺部炎症73例［J］.中国医药指南，2008（19）：152-153.

［4］何富乐.改良静脉置管引流及化疗联合小青龙汤治疗癌性胸腔积液的临床观察［J］.中国中医药科技，2012，19（03）：225.

［5］蒋兆定，陆用连，教存芳.小青龙汤加减联合艾迪注射液胸腔注入治疗恶性胸腔积液的临床观察［J］.云南中医中药杂志，2014，v.35；No.25711：24-25.

［6］怡悦.汉方方剂的抗促癌作用（第2报）：小青龙汤对小鼠皮肤及肺促癌剂的抑制效果［J］.国外医学（中医中药分册），1995（04）：35-36.

［7］吕红，苏子博，潘正，等.五味子乙素抗肿瘤及其他生物学作用研究进展［J］.吉林医药学院学报，2015，36（02）：138-141.

［8］许靖.生姜抗肿瘤作用研究进展［J］.右江民族医学院学报，2015，37（03）：496-497+505.

[9] 王志强，张秀英，李文广，等．异甘草素抗肿瘤活性及初步机制研究 [J]．中国药理学通报，2015，31（08）：1159－1165.

[10] 何立丽，顾恪波．半夏提取物抗恶性肿瘤的作用机制 [J]．中华中医药杂志，2017，32（02）：685－687.

[11] 丁振东，张玉影，张宇，等．五味子多糖对脑肿瘤干细胞的凋亡诱导及生长抑制作用 [J]．吉林大学学报（医学版），2018，44（02）：305－309＋465.

[12] 孟天娇，狄烊，姜亚磊，等．五味子多糖抗肿瘤作用的研究 [J]．吉林医药学院学报，2013，34（02）：141－143.

[13] 小青龙汤中细辛的抗促癌作用 [J]．国外医学（中医中药分册），1998（05）：59－60.

## 二、大青龙汤

**【组成】**

原方：麻黄（去节）六两，桂枝、甘草（炙）各三两，杏仁四十枚，石膏鸡子大，生姜（切）三两，大枣十二枚。

今方：麻黄18g，桂枝6g，甘草6g，杏仁12g，生姜9g，大枣（擘）10枚，石膏15g。

**【用法】**麻黄先煎，余常规煎煮，中病即止。

**【功用】**发汗解表，兼清郁热。

**【肿瘤临床应用】**

本方药性较猛，肿瘤患者多正虚在先，故在肿瘤治疗中应用较少。尤其肿瘤晚期心肺功能较差的患者，应用须谨慎。肿瘤早期体质较好者应用亦须中病即止，平时应遵守扶正祛邪的抗癌原则。

**【临床验案】**

郭某，男，56岁，2013年2月初诊。患者2013年1月因酒后胃痛检查胃镜，确诊为胃癌，拟行手术切除。等待住院期间患者外出受寒，出现高热，恶寒，无汗，烦躁，周身酸痛，舌红，脉浮数。自行口服抗生素无缓解。予大青龙汤：麻黄18g，桂枝9g，生甘草6g，杏仁12g，生姜9g，大枣9g，石膏15g。患者1剂后汗出，高热缓解，身痛减轻，嘱其停服观察，未再复发，1周后住院，手术顺利进行。

【临床研究】

**1. 治疗肿瘤临床研究**

未查到本方治疗肿瘤的临床研究。本方治疗哮喘、发热、肺部感染具有较好的疗效，可供肿瘤并发哮喘、外感时临床参考。

**2. 证治特点分析**

本方药力较重，辨证使用须谨慎。李晨光等收集74例现代名家的验案，对大青龙汤临床运用范围、方证、药物及剂量进行统计分析。结果显示：根据频次高低，居前5位的病症是发热、喘证、咳嗽、无汗证、感冒；基本症候为烦躁、恶寒、发热、无汗、咳嗽；应用原方最多的药物是麻黄、石膏、桂枝、杏仁、甘草；常加味的药物是半夏和白芍；麻黄和石膏的用量比例最常见的为1：5、1：6和1：2。

【实验研究】

**1. 抗肿瘤作用机制**

参考麻黄汤章节。

**2. 解热作用机制**

大青龙汤具有较好的抗病毒及解热作用。研究发现，大青龙汤对内毒素致大鼠发热模型具有较强的解热作用，其解热的主要物质部位为生物碱提取物、多糖、挥发油及石膏。大青龙汤对流感病毒感染引起的细胞免疫功能降低有一定的抑制作用，可以增强全身免疫，并抑制病变肺脏的过度免疫。戴琪等通过对大青龙汤抗病毒有效部位正丁醇萃取物入血成分与其正丁醇萃取物的指纹图谱比对分析，发现大青龙汤抗病毒有效部位正丁醇萃取物大多有效成分是以原型或其代谢产物进入体内发挥药效作用，阐释了该经典方剂抗病毒的药效物质基础。

【原文】

［1］《伤寒论》第 38 条：太阳中风，脉浮紧、发热、恶寒、身疼痛、不汗出而烦躁者，大青龙汤主之。

［2］《伤寒论》第 39 条：伤寒，脉浮缓，身不疼，但重，乍有轻时，无少阴证者，大青龙汤发之。

［3］《金匮要略·痰饮咳嗽病脉证并治》：病溢饮者，当发其汗，大青龙汤主之，小青龙汤亦主之。

【参考文献】

［1］喻志华．大青龙汤治疗外感高热证 108 例［J］．光明中医，2007（11）：90.

［2］王端权．大青龙汤治疗 52 例慢性支气管炎合并肺部感染［J］．河南中医，2000（05）：37.

［3］李天庆．大青龙汤对老年性急性热病初期的治疗效果［J］．国外医学（中医中药分册），1998（02）：32.

［4］黄禾生．大青龙汤控制哮喘发作 46 例疗效观察［J］．云南中医中药杂志，1995（03）：29 - 30.

［5］宋远忠．大青龙汤治疗暑热无汗 300 例［J］．天津中医，1988（06）：45.

［6］李晨光，贾波，陈刚，等．基于 74 例现代医案探讨大青龙汤证治特点［J］．浙江中医药大学学报，2010，34（01）：68 - 69.

［7］邹甜，田连起，叶晓川，等．大青龙汤对脂多糖致发热大鼠的解热作用研究［J］．中国现代中药，2012，14（11）：8 - 11.

［8］肖佩玉，万正兰，黄际薇．大青龙汤对流感病毒感染小鼠血清与肺组织中免疫因子的影响研究［J］．中华医院感染学杂志，2016，26（03）：537 - 539.

［9］戴琪，邱千，邵晓虹，等．大青龙汤抗病毒有效物质部位血清药化研究［J］．中国医院药学杂志，2014，34（11）：902 - 905.

# 第七章

# 柴胡汤类

## 一、小柴胡汤

**【组成】**

原方：柴胡半斤，黄芩三两，人参三两，炙甘草、生姜各三两，大枣十二枚，半夏半升。

今方：柴胡24g，黄芩9g，人参9g，炙甘草、生姜各9g，大枣9g，半夏15g。

**【用法】** 常规水煎服。

**【功用】** 和解少阳。

**【肿瘤临床应用】**

**1. 肿瘤预防**

病毒性肝炎、肝硬化与肝癌有着密切的关系，小柴胡汤加减运用可以预防肝癌的形成。

**2. 肿瘤治疗**

治疗甲状腺癌、乳腺癌、肝癌、胰腺癌、肺癌等多种恶性肿瘤具有小柴胡汤证者。

**3. 肿瘤并发症状治疗**

可用于肿瘤本身引起的肿瘤性发热，或者肿瘤并发感染引起的发热。

**【临床验案】**

### 甲状腺癌案例

彭某，女，51岁，甲状腺癌术后9个月。外院确诊甲状腺癌术后复发，就诊时面部浮肿，颈部酸痛，颈部肿块质硬，有压痛，睡眠差，口苦，大小便调，舌有齿痕，苔白，脉弦数。处方：柴胡、黄芩、浙贝母、玄参各 12g，黄药子 8g，鳖甲、海浮石、瓜蒌各 30g，土贝母、猫爪草、连翘各 15g，夏枯草 20g，甘草 6g。连续服用近 2 个月后症状减轻，之后加减治疗约 3 个月后甲状腺占位消失，随访 8 个月未见新发病灶。

## 肺癌案例

陈某，男，66 岁，2013 年 12 月 13 日就诊。患者 23 天前因恶心呕吐纳差诊断为"右肺上叶小细胞肺癌并骨转移"。2013 年 12 月 1 日开始行 EP 方案（顺铂 40mg 静脉滴注第 1 ～ 第 5 天，依托泊苷 100mg 静脉滴注第 1 ～ 第 5 天，3 周重复），因严重骨髓抑制，顺铂仅应用 3 天，最低 WBC $0.65 \times 10^9$，N38.44%，且肺部细菌、真菌双重感染，后经西药升白细胞、抗感染等治疗后，血象基本恢复，肺部感染控制，但仍觉乏困无力。就诊时全身乏困无力，时有低热，恶心欲吐，纳差，头晕，口苦咽干，伴心烦急躁，自汗眠差，便秘，小便可。舌红而干，苔薄黄，脉弦。中医辨证为少阳证，方用小柴胡汤加味治疗：柴胡 12g，清半夏 9g，党参 15g，生甘草 6g，黄芩 12g，干姜 6g，麦冬 15g，黄芪 30g，炒麦芽 15g，鸡内金 12g，沙参 12g。7 剂，日 1 剂，水煎服，每日 2 次。2013 年 12 月 31 日二诊，诉服上方后诸症明显减轻，自行在原籍照方服药 5 剂，目前已行第 2 疗程化疗第 5 天，自诉此次化疗副作用较前减轻，顺利完成此次疗程。嘱其化疗间歇期服此方，共行化疗 4 个疗程，此后 2 次均化疗副作用轻微，安然度过。

## 肿瘤性发热案例一

牛某，男，53 岁，2006 年 9 月 25 日诊断为结肠癌并肝转移。结肠癌术后行全身静脉化疗（草酸铂+5FU/CF）及肝脏介入治疗，2007 年 3 月发现肺转移，口服希罗达化疗第 5 周期中。

自 2007 年 8 月至 10 月常出现午后发热，体温最高 38.5℃，恶寒，大便正常，舌淡红苔薄白，脉沉。予柴胡 30g，黄芩 15g，红参 30g，炙甘草 6g，法夏 10g，桂枝 10g，白芍 10g，天花粉 10g，生姜 10g，大枣 2 枚。并嘱其重煎，服药后啜热粥一碗。3 剂服下后，体温逐渐降至正常，患者乏力，纳差明显，舌淡红苔薄白，脉细。虽小柴胡汤为和解剂，但肿瘤病人多体质较差，服药 1 周后汗出较多，所谓"汗血同源"，势必伤及气血，造成气血两虚，出现乏力、纳差等症状。更改方剂，予太子参 15g，茯苓 15g，白术 10g，生甘草 6g，竹叶 10g，法夏 10g，麦冬 10g，生石膏 10g，神曲 30g，栀子 10g，荷叶 10g，通草 3g。此方为四君子汤健脾补气，合竹叶石膏汤加减清热生津、益气和胃。服此方 1 周后，患者体温降至正常，乏力、纳差症状好转。

### 肿瘤性发热案例二

臧某，男，67 岁，2009 年 8 月诊断为肝癌，未行手术，2009 年 9 月~2010 年 5 月行介入治疗 3 次。2010 年 5 月 10 日腹部 CT 提示：肝脏右叶多发肿块，最大约 7cm×8cm。2010 年 6 月 21 日腹部 B 超提示：肝脏右叶多发肿块，最大约 8.1cm×5.8cm。患者近半年常出现发热，最高体温 38.5℃，胸胁及胃脘部胀痛，纳差，恶心，乏力，大便干，舌红苔黄腻，脉沉。予柴胡 30g，黄芩 10g，法半夏 10g，炙甘草 6g，生晒参 10g，党参 15g，制大黄 10g，桂枝 10g，青蒿 15g，枳壳 10g，茜草 15g，竹叶 10g，半枝莲 30g，白花蛇舌草 30g，薏苡仁 30g，青皮 10g，红豆杉 6g。嘱其重煎。服此方 7 剂后，患者体温降至正常，大便通畅，纳食较前好转。

【临床研究】

**1. 治疗乳腺癌临床研究**

秦春华等选择晚期乳腺癌患者作为研究对象，随机分为给予小柴胡汤（柴胡、黄芩、制半夏、白术、泽泻各 10g，党参 15g，猪苓、茯苓各 20g，桂枝 5g，生姜 3 片，大枣 5 枚）辅助化疗的观察组和普通化疗的对照组，检测肿瘤标志物 CEA、CA125、CA153，血管生成指标 VEGFA、VEGFB、sFlt-1，观察化疗不良反应例数。结果：治疗后观察组 CEA、CA125、CA153、VEGFA、VEGFB 水平以及不良反应的例数均明显低于对照组，sFlt-1 水平明显高于对照组。提示小柴胡汤辅助化疗能够有效地减少肿瘤标志物的分泌、抑制肿瘤血管的生长，是安全且有效的治疗方式。

马江应选取乳腺恶性肿瘤患者 112 例为研究对象，将其分成中医组及西医组，各 56 例。西医组采用手术治疗及化疗，中医组采用小柴胡汤治疗，对比两组患者的改善情况及实际治疗效果。结果：西医组治疗总有效率为 85.46%，中医组治疗总有效率为 96.37%（$P < 0.05$）；西医组橘皮样改善评分为 7.2 分，乳头内陷恢复评分为 7.3 分，肿瘤表面凹陷皮肤恢复评分为 7.5 分；中医组橘皮样改善评分为 9.2 分，乳头内陷恢复评分为 8.9 分，肿瘤表面凹陷皮肤恢复评分为 9.0 分。中医组相关临床指标改善效果显著优于西医组。结果提示：在乳腺恶性肿瘤治疗中，使用小柴胡汤进行治疗有显著的效果，相应临床指标改善情况更好。

钟建平收集晚期乳腺癌患者 76 例，分为小柴胡汤联合静脉化疗的联合治疗组 34 例、单纯静脉化疗的对照组 42 例，治疗周期均为 3 个月。结果：联合治疗组患者血清中广谱肿瘤标志物 CEA、CA153、CA125 的含量低于对照组患者，乳腺癌特异性肿瘤标志物 IGF-1、MK、sEC、TK1 的含量低于对照组患者（$P < 0.05$）；联合治疗组外周血中 $CD_3^+$、$CD_4^+$ T 淋巴细胞水平及 $CD_4^+/CD_8^+$ 比值高于对照组患者，$CD_8^+$ T 淋巴细胞水平低于对照组患者，外周血中 IgG、IgA、IgM 含量高于对照组患者（$P < 0.05$）。结果提示小柴胡汤联合静脉化疗可降低晚期乳腺

癌病情严重程度，优化机体免疫功能。

**2. 治疗胰腺癌的临床研究**

胡淑全提出：小柴胡汤和解少阳（表里）以转枢机，用于治疗邪伏胰腺内外分泌（表里）之间的胰腺癌，其病理机制颇为相似，再配通胰利胆止痛治标、清胰和肝抗癌治本、固本消积防癌善后为治疗大法，能改善临床症状、延长生存期。

姜峰等选取 60 例晚期胰腺癌患者，分为化疗组和联合组，化疗组予以吉西他滨，联合组应用吉西他滨联合小柴胡汤，对比两组患者的近期疗效及生活质量状况，结果联合组患者治疗总有效率、生活质量评分与化疗组相比明显升高（$P < 0.05$）。结果提示小柴胡汤联合吉西他滨化疗治疗晚期胰腺癌，可提升患者近期效果及生活质量。

吴晓茹等选取晚期胰腺癌患者 72 例，随机分为对照组（36例）和治疗组（36 例），对照组仅予吉西他滨单药静脉化疗，治疗组在吉西他滨化疗间歇期口服小柴胡汤，2 个周期后评价两组近期疗效、临床受益反应率及不良反应。结果治疗组客观有效率、临床受益反应率（38.89%、83.33%）均高于对照组（27.78%、58.33%）（$P < 0.05$）。治疗组与化疗药物有关的消化道不良反应和骨髓抑制发生率，均略低于对照组。结果提示晚期胰腺癌患者采用小柴胡汤联合吉西他滨化疗，在改善症状、提高生活质量及近期疗效方面较单一药物化疗优势明显。

**3. 治疗肿瘤性发热**

张洁等选取 148 例癌性发热患者，随机分为治疗组和对照组。治疗组 75 例，给予小柴胡汤加减治疗；对照组 73 例，给予萘普生治疗。比较两组患者体温及 KPS 评分的变化情况。结果：治疗组治疗发热总有效率 82.7%，高于对照组的 67.1%（$P < 0.05$）。

孙旭亮将 58 例恶性肿瘤发热患者分为治疗组和对照组，各29 例，分别予以小柴胡汤加减及常规西药退热治疗。结果治疗组患者退热时间短于对照组，治疗总有效率高于对照组，不良反应低于对照组（均 $P < 0.05$）。

许馨月等选择恶性肿瘤发热患者 60 例随机分为两组，对照组使用西医退热药物治疗，试验组给予小柴胡汤加减治疗。结果：试验组患者总有效率更高，患者退热快（$P < 0.05$）。

【实验研究】

**1. 抑制肿瘤细胞增殖，促进肿瘤细胞凋亡**

C6 胶质瘤大鼠的微血管生成和肿瘤细胞增殖密切相关，小柴胡汤各剂量组均能通过降低 CD34 和 PCNA 的水平从而降低 MVD 和增殖指数，达到治疗 C6 胶质瘤的作用，高、中剂量组作用最为显著。柴胡含药血清对体外培养的人肝癌细胞 AMMC - 7721 和乳腺癌瘤细胞 MCF - 7 生长具有抑制作用，且这种抑制作用随着血清浓度的增加而显著增强，表现出明确的浓度依赖性。柴胡中所含柴胡皂苷 D 能够显著抑制宫颈癌 Hela 细胞的增殖，增加细胞凋亡比例，将 Hela 细胞阻滞在细胞周期 G1 期，降低周期素 CyclinD1 和 CyclinE 表达，进而影响细胞周期，同时增加凋亡促进基因 Bax 表达，降低凋亡抑制基因 Bcl - 2 基因表达，从而影响细胞凋亡。

**2. 逆转肿瘤耐药**

肿瘤耐药是目前肿瘤临床难题，研究发现，柴胡对人肝癌 Bel - 7402 细胞株具有多药耐药逆转作用，可提高耐药细胞内的 VCR 含量，增加 VCR 对细胞 G2 期阻滞作用，抑制 P - 170 糖蛋白的表达，抑制 MDR1/mRNA 的表达，提高 TopoαmRNA 水平。

**3. 调整免疫功能**

小柴胡汤联合环磷酰胺可降低 EAC 肝癌小鼠瘤组织中 VEGF 蛋白表达、抑制肿瘤间质血管生长。小柴胡汤及其方中参、枣、草配伍药群有抑制小鼠 H22 肝癌实体瘤生长和提高荷瘤宿主免疫功能（脾指数、NK 细胞、T 淋巴细胞增殖及 IL - 2）作用，其抑瘤作用机制与 5 - 氟尿嘧啶的直接抑瘤有所不同，可能与增强荷瘤宿主免疫功能有关，方中的扶正作用药群（人参、大枣和甘草）可能是其抑瘤作用的核心药群。

**4. 抗肿瘤活性研究**

小柴胡汤采用水煎法、梯度乙醇提取法及醇水法获得的提取物对小鼠 H22 肝癌实体瘤生长有明显抑制作用，优选出的最佳提取方法为梯度乙醇提取法。

【原文】

[1]《伤寒论》第 37 条：太阳病，十日以去，脉浮细而嗜卧者，外已解也。设胸满胁痛者，与小柴胡汤。

[2]《伤寒论》第 96 条：伤寒五六日中风，往来寒热，胸胁苦满、嘿嘿不欲饮食、心烦喜呕，或胸中烦而不呕，或渴，或腹中痛，或胁下痞硬，或心下悸、小便不利，或不渴、身有微热，或咳者，小柴胡汤主之。

[3]《伤寒论》第 97 条：血弱、气尽，腠理开，邪气因入，与正气相搏，结于胁下。正邪分争，往来寒热，休作有时，嘿嘿不欲饮食，脏腑相连，其痛必下，邪高痛下，故使呕也，小柴胡汤主之。

[4]《伤寒论》第 99 条：伤寒四五日，身热、恶风、颈项强、胁下满、手足温而渴者，小柴胡汤主之。

[5]《伤寒论》第 100 条：伤寒，阳脉涩，阴脉弦，法当腹中急痛，先与小建中汤；不瘥者，小柴胡汤主之。

[6]《伤寒论》第 104 条：伤寒十三日不解，胸胁满而呕，日晡所发潮热，已而微利。此本柴胡证，下之以不得利；今反利者，知医以丸药下之，此非其治也。潮热者，实也。先宜服小柴胡汤以解外，后以柴胡加芒硝汤主之。

[7]《伤寒论》第 144 条：妇人中风，七八日续得寒热，发作有时，经水适断者，此为热入血室，其血必结，故使如疟状发作有时，小柴胡汤主之。

[8]《伤寒论》第 148 条：伤寒五六日，头汗出、微恶寒、

手足冷、心下满、口不欲食、大便硬、脉细者，此为阳微结，必有表，复有里也。脉沉，亦在里也。汗出，为阳微；假令纯阴结，不得复有外证，悉入在里，此为半在里半在外也。脉虽沉紧，不得为少阴病。所以然者，阴不得有汗，今头汗出，故知非少阴也，可与小柴胡汤；设不了了者，得屎而解。

[9]《伤寒论》第229条：阳明病，发潮热、大便溏、小便自可、胸胁满不去者，与小柴胡汤。

[10]《伤寒论》第230条：阳明病，胁下硬满，不大便而呕，舌上白苔者，可与小柴胡汤。

[11]《伤寒论》第231条：阳明中风，脉弦浮大而短气，腹都满，胁下及心痛，久按之气不通，鼻干，不得汗，嗜卧，一身及目悉黄，小便难，有潮热，时时哕，耳前后肿，刺之小瘥，外不解。病过十日，脉续浮者，与小柴胡汤。

[12]《伤寒论》第266条：本太阳病不解，转入少阳者，胁下硬满，干呕不能食，往来寒热，尚未吐下，脉沉紧者，与小柴胡汤。

[13]《伤寒论》第279条：呕而发热者，小柴胡汤主之。

[14]《伤寒论》第394条：伤寒瘥以后更发热，小柴胡汤主之。

[15]《金匮要略·黄疸病脉证并治》：诸黄，腹痛而呕者，宜柴胡汤。

[16]《金匮要略·呕吐哕下利病脉证治》：呕而发热者，小柴胡汤主之。

[17]《金匮要略·妇人产后病脉证治》：产妇郁冒，其脉微弱，呕不能食，大便反坚，但头汗出。所以然者，血虚而厥，厥而必冒。冒家欲解，必大汗出。以血虚下厥，孤阳上出，故头汗出。所以产妇喜汗出者，亡阴血虚，阳气独盛，故当汗出，阴阳乃复。大便坚，呕不能食，小柴胡汤主之。

[18]《金匮要略·妇人杂病脉证并治》：妇人中风七八日，

续来寒热，发作有时，经水适断，此为热入血室，其血必结，故使如疟状，发作有时，小柴胡汤主之。

**【参考文献】**

[1] 张炜，张鹏．王三虎教授运用小柴胡汤治疗甲状腺癌的经验介绍 [J]．新中医，2011，43（02）：164－165.

[2] 蔡云，刘眹．郑清莲运用小柴胡汤治疗肿瘤经验 [J]．河南中医，2016，36（03）：407－409.

[3] 申洁婷，吴煜，袁菊花，等．小柴胡汤治疗癌性发热体会 [J]．中医杂志，2011，52（S1）：47－48.

[4] 秦春华，李凤霞．小柴胡汤辅助化疗治疗晚期乳腺癌的近期疗效观察及其对肿瘤标志物的影响 [J]．中国医院药学杂志，2015，35（15）：1420－1421＋1438.

[5] 马江．中医小柴胡汤与西医治疗乳腺恶性肿瘤对比观察分析 [J]．临床医药文献电子杂志，2017，4（77）：15196－15197.

[6] 钟建平．小柴胡汤联合静脉化疗对晚期乳腺癌患者肿瘤标志物及免疫功能的影响 [J]．海南医学院学报，2017，23（05）：669－672.

[7] 胡淑全．用小柴胡汤加味治疗胰腺癌的体会 [J]．四川中医，2007（07）：44－45.

[8] 姜峰，姜燕，张洪燕．小柴胡汤联合吉西他滨化疗治疗晚期胰腺癌的疗效观察 [J]．大医生，2017，2（09）：77－78.

[9] 吴晓茹，吴中平，洪强，等．小柴胡汤联合吉西他滨化疗对晚期胰腺癌的疗效观察 [J]．中国中西医结合消化杂志，2013，21（06）：323－324.

[10] 张洁，李建波，杨秀丽，等．小柴胡汤加减治疗癌性发热的临床研究 [J]．现代中西医结合杂志，2017，26（06）：603－605.

[11] 孙旭亮．小柴胡汤加减治疗恶性肿瘤发热的临床疗效 [J]．中国药物经济学，2015，10（05）：58－59.

[12] 许馨月．应用小柴胡汤加减治疗恶性肿瘤发热的临床观

察［J］．吉林医学，2013，34（12）：2276.

［13］于慧玲，麻春杰，盖聪．小柴胡汤对 C6 胶质瘤大鼠微血管密度和肿瘤细胞增殖活性的影响［J］．中国老年学杂志，2014，34（11）：3056－3058.

［14］刘殿菊，关霞．柴胡含药血清的体外抗肿瘤作用的实验研究［J］．内蒙古中医药，2011，30（12）：76－77.

［15］刘志华，王刚，沈建飞．柴胡皂苷－D 抑制宫颈癌 Hela 细胞的分子机制研究［J］．中华中医药学刊，2016，34（12）：2931－2934.

［16］盖晓东，曾常茜，洪敏．柴胡逆转肝细胞癌多药耐药作用与相关机制的研究［J］．高等学校化学学报，2005（08）：1446－1450.

［17］李彬彬，王莹，赵金茹，等．小柴胡汤联合环磷酰胺对腹水瘤细胞株肝癌小鼠肿瘤间质血管生成影响随机平行对照研究［J］．实用中医内科杂志，2012，26（05）：34－36.

［18］李江，谢鸣，甘媛．小柴胡汤及其药群配伍抗小鼠 H22 肝肿瘤及免疫调节作用［J］．中国中药杂志，2008（09）：1039－1044.

［19］李江，谢鸣．小柴胡汤不同提取方法抗小鼠 H22 肝肿瘤的对比研究［J］．北京中医药，2008（11）：888－890.

## 二、大柴胡汤

**【组成】**

原方：柴胡半斤，黄芩三两，芍药三两，半夏半升，生姜五两，炙枳实四枚，大枣十二枚。

今方：柴胡 24g，黄芩 9g，芍药 9g，半夏 15g，生姜 15g，炙枳实 15g，大枣 12g。

**【用法】**常规水煎服。

**【功用】**和解少阳，内泻热结。

【肿瘤临床应用】

**1. 治疗胰腺癌、肝癌等恶性肿瘤**

常配伍太子参、党参、怀山药、陈皮、佛手等健脾理气之品，邪气较重者加重楼、山慈菇、半枝莲、半边莲、蛇莓、土茯苓等解毒散结之品。

**2. 治疗肿瘤性发热**

与小柴胡汤相比较，本方泻热作用较强，应用于热结较重者。

**3. 治疗肿瘤相关性黄疸**

常配伍茵陈、栀子、郁金。

【临床验案】

### 胃癌验案

黄某，男，68 岁，2007 年 3 月 2 日确诊为胃癌，术后病理示：（胃窦）溃疡型腺癌Ⅱ级，癌已侵犯肌层，上下手术切缘未见癌残留，小弯淋巴结 6 枚均示慢性炎症，肝固有动脉旁淋巴结 2 枚均示癌转移。2007 年 4 月 14 日起先后行 ELP 方案化疗 2 次，化疗后第 5 天出现剧烈头痛，尤以前额为甚，伴口苦，恶心呕吐，大便 3 天未解。腹诊：按之心下满痛，右胸胁苦满。舌淡红，苔薄黄，脉沉细。方宗大柴胡汤。处方：柴胡 18g，黄芩、大黄各 10g（后下），清半夏、白芍、枳实各 15g，生姜 3 片，大枣 3 枚，4 剂，水煎服，1 天 1 剂，分 2 次温服。服药第 2 天，头痛、口苦、恶心呕吐、心下满痛锐减，大便已通；服完诸症痊愈，舌质淡红，边有齿痕，苔薄白，脉沉细。继用六君子汤加味善后。

### 肝癌验案

杜某，男，46 岁，2009 年 1 月 3 日以"肝癌介入术后 2 个月"入院。患者于 2008 年 10 月 4 日经陕西省肿瘤医院 CT 检查示：肝左叶可见最大不规则肿块，大小约 6.2cm×6.2cm，边界不清，诊断意见为"肝左叶癌治疗后"。2008年10月15日行肝癌介入术，药用阿霉素50mg、卡铂400mg、氟尿苷1500mg，过程顺利，安返病房。刻诊：发热（38.5℃），伴口苦咽干，心中温温欲吐，按之心下满痛，大便2天1次，小便正常。舌淡暗，苔黄腻，脉弦。以大柴胡汤合大黄附子汤，易细辛为丹参。处方：柴胡24g，黄芩10g，大黄12g，枳实、清半夏各15g，白芍30g，附子6g，丹参12g，白术、鸡内金各15g，水煎服。服药3剂，诸症若失。其后又行介入治疗2次，反应同前，仍宗上方，均获佳效。

## 胆囊癌验案

宋某，女，57岁，2010年6月9日以"胆囊癌剖腹探查术后"入院。患者于2010年4月21日确诊为胆囊癌肝转移，术中诊断胆囊癌，因无手术根治时机，遂行剖腹探查胃空肠吻合术，术后病检示：（肝右前叶）中分化腺癌，形态及免疫组化支持胆道上皮起源。症见面色萎黄，乏力，纳差，按之心下满痛，二便可。舌淡暗，苔薄黄，舌下静脉曲张，脉沉细弱。诊断：胆囊癌肝转移，辨证：少阳阳明合病，气血两虚、痰瘀互结。西医予以对症支持治疗，局部微波热疗。中医予以和解少阳，内泻热结，佐以气血双补，方宗大柴胡汤合十全大补汤加味。用药如下：柴胡15g，黄芩10g，白芍30g，熟地15g，枳实30g，大黄10g，党参30g，鸡内金、白术各15g，茯苓30g，甘草10g，清半夏、当归各15g，黄芪、薏苡仁各40g，莪术15g。4剂，水煎服，1天2次口服；同时口服西黄胶囊化痰消瘀，8粒，1天2次。6月13日二诊：患者诉乏力好转，按之心下满痛之症减轻，纳差、舌脉同前；6月17日三诊：精神食纳较前好转，乏力改善，夜休可，二便正常。腹诊：心下轻度压痛。舌淡红，苔薄黄，脉沉细。后以此方增减治疗，病情稳定。后因并发颅骨转移，2010年10月多发脏器衰竭而死亡。

## 治疗肿瘤性发热验案

患者男性，63 岁，2014 年 8 月诊断为原发性肝癌，未行手术，2014 年 9 月至 2015 年 5 月行介入治疗 3 次。2015 年 6 月 10 日腹部 CT 提示：肝脏右叶多发肿块，最大约 6.3cm×8cm。患者近半年间断出现发热，以午后及夜间出现为多，最高体温 38.3℃，物理退热、抗炎等治疗后体温降低，次日反复。伴有上腹部胀痛、恶心、呕吐、不欲饮食，目黄，小便黄，大便干，舌红苔黄腻，脉弦细。西医诊断为癌性发热，中医诊断为内伤发热，属少阳阳明病证，符合大柴胡汤"心下满痛、呕吐、郁郁微烦、寒热往来"四大症，辨病给予柴胡 40g、黄芩 10g、清半夏 9g、生姜 6g、党参 30g、仙鹤草 45g、制大黄 6g、枳壳 10g、茵陈蒿 20g、延胡索 10g、炙甘草 12g，嘱其去渣煎服，每日 1 剂。服 7 剂后，患者体温降至正常，大便通畅，纳食较前好转。本方中以大柴胡汤基本方剂为主，辅以茵陈清利湿热，延胡索行气止痛，党参、仙鹤草扶正益气、固护胃气。

## 肿瘤性黄疸验案

患者男性，45 岁，2016 年 5 月 15 日初诊。患者因腹痛、皮肤黄染就诊于当地医院，2016 年 5 月 7 日 CT 提示：肝右叶下段占位 6.5cm×5.3cm，伴肝硬化、脾大、少量腹水，考虑肝癌。乙型肝炎病史 30 余年。血生化示：丙氨酸氨基转移酶（ALT）261IU/L，天冬氨酸氨基转移酶（AST）587IU/L，总胆红素（TBIL）294.7μmol/L，直接胆红素（DBIL）208.7μmol/L。刻下症见：右胁隐痛，腹胀，纳差，乏力，全身皮肤、巩膜黄染，大便秘结且色浅，小便量少浓茶色，眠差，舌质紫暗，苔黄厚腻，脉弦细。诊断为肝癌继发梗阻性黄疸，四诊合参辨证为肝郁气滞、痰瘀互结。给予大柴胡汤加减，处方：北柴胡 10g，白芍 15g，枳壳 10g，炙甘草 6g，威灵仙 15g，土鳖虫 10g，半边莲 30g，伸筋草 15g，女贞子 10g，郁金 10g，姜黄

10g，莪术 10g，酒大黄 6g，金钱草 15g，车前草 15g，桑寄生 10g。共 14 剂，每日 1 剂，水煎服，饭后 30 分钟温服。2016 年 6 月 17 日二诊，6 月 15 日血生化示：ALT 138IU/L，AST 237IU/L，TBIL 162.7μmol/L，DBIL 114.5μmol/L。患者黄疸症状较前减轻，右胁时有隐痛，饮食较前好转，全身皮肤、巩膜仍黄染，便干好转，小便量可，色黄，颜色较前变浅，眠可，舌质紫暗、苔厚腻，脉弦细。效不更方，继续守方加减，去女贞子改用生地黄 15g 以养阴生津。2016 年 7 月 5 日三诊，7 月 4 日血生化示：ALT 26.21U/L，AST 94.6IU/L，TBIL 54.3μmol/L，DBIL 45.4μmol/L。患者肝功能基本稳定，黄疸指标进一步好转，胁肋部隐痛基本消失，皮肤及巩膜黄染减轻，二便可，眠可，舌质紫暗、苔厚腻，脉弦。但患者近期出现牙龈出血，遂去莪术改用香附 10g，去炙甘草加用天花粉 15g，去桑寄生加用土茯苓 10g 以清热解毒、化痰散结。2016 年 8 月 20 日四诊，8 月 7 日腹部增强 CT 示：肝右叶下段占位 6.5cm×6.2cm×5.5cm。血生化示：ALT 16.6IU/L，AST 54.8IU/L，TBIL 51μmol/L，DBIL 26μmol/L。患者黄疸基本减退，肝脏病灶基本稳定，精神状态及饮食情况进一步好转。

### 胆管癌栓验案

王某，男，67 岁，干部。1997 年 10 月 6 日初诊。患者因食后胀满、巩膜皮肤黄染在当地医院行 B 超检查，见胰头、胰体部及肝右叶多枚大小不等的占位灶，即在某医院行剖腹探查，见胰腺肿瘤 4cm×3cm，与肝门脉、肠系膜广泛粘连，右肝有 3cm×2.5cm 大小肿块 4 枚，无法行切除手术，仅作胆管体外引流，同时摘除淋巴结 3 枚以作病理活检。病理活检报告证实胰腺低分化腺癌。术后 1 周未见胆汁正常排放而请中医会诊。刻诊：腹胀腹痛，并放射至右肩背部，巩膜、皮肤黄染发暗，皮肤瘙痒有抓痕。腹胀如鼓，腹部肿块随手可及，质硬，触痛明显，大便干结，舌苔黄腻，脉弦滑。证属湿热瘀结、腑气不通。治宜清热利胆，通腑泄浊。处方：柴胡 12g，川桂枝 10g，制大黄 12g，川朴 10g，莪术 12g，姜黄 10g，山栀 10g，槟榔 12g，苦参 10g，半枝莲 12g，白花蛇舌草 20g，茵陈 15g，炮山甲 15g，生山楂 15g。服药 2 天胆汁引流增加，每日均在 300mL 以上。7 天后黄疸消退，随之饮食增进，精神转佳，胆红素及肝功能各项指标均至正常。8 个月后病人死于肾功能衰竭。

## 胰腺癌验案

柴某，女，68 岁，河南鹤壁人，2016 年 1 月 27 日初诊。患者 1 个月前出现恶心、呕吐伴黄疸，在当地人民医院诊断为胰头癌，不能行根治性手术，行胆管吻合术缓解黄疸。经住院 1 周症状缓解，因体质较差未接受放化疗，寻求中医治疗。2016 年 1 月 27 日初诊，症见恶心、呕吐、纳差，全身轻度黄染，大便 2～3 天 1 次，小便正常，舌质红，苔少，脉弦数。处方：柴胡 10g，黄芩 10g，清半夏 10g，炒枳实 10g，生白芍 10g，大黄 10g（后下），麦冬 30g，党参 10g，冬瓜子 30g，生薏米 30g，桃仁 10g，生姜 3 片，大枣 3 枚，粳米一撮为引。服上方 10 剂，二诊诸症减轻，仍有饭后上腹部隐痛伴嗳气返酸，纳少，近 10 天仅排 2 次大便，小便正常，时有呕吐少量食物，黄疸消退，舌质红，苔黄腻，脉弦。守原方减大黄为 6g 后下，加蛇六谷 30g 先煎 1 小时。后一直以二诊处方为基础方随症加减调服，回访患者现在生存质量良好，其间伴有血糖高、体重下降，在服中药的同时用胰岛素控制血糖。

【临床研究】

**1. 治疗肿瘤性发热的临床研究**

胰腺癌、肝癌等消化道肿瘤晚期常见发热，且肿瘤晚期患者常见焦虑、抑郁。张辉等应用大柴胡汤加减（柴胡 40g，黄芩 10g，清半夏 9g，白芍 10g，生姜 6g，制大黄 6g，枳壳 10g，炙甘草 12g）治疗晚期消化道肿瘤癌性发热，对照组给予物理降温或地塞米松 2mg 肌肉注射，两组均进行 7 天治疗。结果治疗组总有效率、KPS 评分提高率、抗焦虑方面均优于对照组。

**2. 治疗肿瘤化疗后便秘**

鱼麦侠等予加味大柴胡汤（柴胡、白芍各 15g，黄芩、姜半夏各 9g，枳实 10g，酒大黄、生姜各 6g，大枣 3 枚，寒重者加肉苁蓉 15g，津液不足明显者加玄参 15g、生地黄 24g，兼腹胀者加莱菔子、槟榔各 15g，气虚者加益气补中之党参 15g、黄芪 30g）治疗肿瘤化疗后便秘，对照组给予聚乙二醇电解质散剂治疗，两组均以 10 天为 1 个疗程，观察 2 个疗程。结果：治疗组在 1 个疗程和第 2 个疗程完成后的症状评分均低于对照组；治疗组总有效率明显高于对照组。

**3. 治疗肿瘤性黄疸的临床研究**

巩涛等应用大柴胡汤加味治疗围手术期梗阻性黄疸患者，以单纯手术组（A 组）为对照，手术前后测定 T 细胞亚群（$CD_3$、$CD_4$ 及 $CD_8$）、肿瘤坏死因子（TNF）。结果提示：手术有利于 T 细胞免疫功能的恢复和 TNF 水平的下降，围手术期应用加味大柴胡汤是重要辅助措施。

**【实验研究】**

大柴胡汤所含柴胡、黄芩、大黄、半夏、白芍、大枣、生姜均具有良好的抗肿瘤作用，可以抑制肿瘤细胞增殖，促进肿瘤细胞的凋亡。

**【原文】**

[1]《伤寒论》第 103 条：太阳病，过经十余日，反二三下之，后四五日，柴胡证仍在者，先与小柴胡。呕不止、心下急、郁郁微烦者，为未解也，与大柴胡汤下之则愈。

[2]《伤寒论》第 165 条：伤寒发热，汗出不解，心中痞硬，呕吐而下利者，大柴胡汤主之。

[3]《金匮要略·奔豚气病脉证治》：按之心下满痛者，此

为实也，当下之，宜大柴胡汤。

**【参考文献】**

[1] 张振兴，王克穷．王克穷运用大柴胡汤治疗上腹部恶性肿瘤经验 [J]．浙江中西医结合杂志，2011，21（10）：692－693.

[2] 张辉，吴昊，田纪凤，等．大柴胡汤"辨病"治疗消化道肿瘤癌性发热的经验体会 [J]．中国中医急症，2017，26（02）：369－371.

[3] 曲骞，吴煜．大柴胡汤加减治疗肿瘤梗阻性黄疸 [J]．中医杂志，2017，58（09）：800－801＋808.

[4] 朱国先．大柴胡汤加减治疗胆管癌栓的体会 [J]．江苏中医，1999（12）：18－19.

[5] 罗天帮．张磊用大柴胡汤加味治疗胰腺癌案 [N]．中国中医药报，2017－07－21（005）．

[6] 张辉，田纪凤，郑瑾，等．大柴胡汤治疗中晚期消化道肿瘤癌性发热临床观察 [J]．中国中医急症，2017，26（09）：1636－1638.

[7] 鱼麦侠，陈捷．加味大柴胡汤治疗恶性肿瘤化疗后便秘临床观察 [J]．陕西中医，2017，38（03）：355－356.

[8] 巩涛，曹月敏，庄百溪，等．大柴胡汤加味对梗阻性黄疸患者血T细胞亚群和肿瘤坏死因子的影响 [J]．中国中西医结合杂志，1997（11）：660－662.

[9] 刘丹，王佳贺．柴胡皂苷抗肿瘤作用机制的研究进展 [J]．现代药物与临床，2018，33（01）：203－208.

[10] 邵玉，张璐妮，宁明杰，等．野黄芩苷诱导肿瘤细胞凋亡作用机制的研究进展 [J]．吉林医药学院学报，2017，38（04）：298－301.

[11] 葛玉红，陈云志，曹峰，等．大黄活性成分抗肿瘤机制研究进展 [J]．贵阳中医学院学报，2018，40（02）：86－90.

[12] 何立丽，顾恪波．半夏提取物抗恶性肿瘤的作用机制 [J]．中华中医药杂志，2017，32（02）：685－687.

[13] 唐燕. 白芍总苷脂质体抗肿瘤活性研究及对荷瘤小鼠免疫功能的影响 [D]. 泸州医学院, 2015.

[14] 刘鑫, 张宏伟, 傅若秋, 等. 生姜中姜酚类活性成分的抗肿瘤作用及其机制 [J]. 第三军医大学学报, 2017, 39 (09): 884 - 890.

[15] 朱虎虎, 玉苏甫·吐尔逊, 斯坎德尔·白克力. 新疆大枣的抗肿瘤作用 [J]. 中国实验方剂学杂志, 2012, 18 (14): 188 - 191.

## 三、柴胡加龙骨牡蛎汤

【组成】

原方：柴胡四两，龙骨、黄芩、生姜、铅丹、人参、桂枝、茯苓各一两半，半夏二合半，大黄二两，牡蛎一两半，大枣六枚。

今方：柴胡12g，龙骨、黄芩、生姜、铅丹、人参、桂枝、茯苓各4.5g，半夏15g，大黄6g，牡蛎4.5g，大枣18g。

【用法】常规水煎服。

【功用】和解清热，镇静安神。

【肿瘤临床应用】

**1. 治疗肿瘤相关性抑郁**

对恶性肿瘤的恐惧、治疗的毒副反应、生活角色的改变等常常导致肿瘤相关性抑郁症，临床主要表现为忧伤、绝望、淡漠，体重下降，疲乏，失眠，不仅影响患者的正常生活，也容易导致对抗肿瘤治疗的抗拒或过度依赖，从而影响抗肿瘤治疗的计划。

**2. 治疗肿瘤相关性失眠**

肿瘤本身引起的躯体不适、治疗的毒副反应、对疾病的恐惧等常常引起肿瘤患者的失眠，或者原有失眠的加重，甚至引起幻觉等精神疾患。

**【临床验案】**

## 肿瘤相关性抑郁

张某，女，59 岁，左侧乳腺癌保乳术后，浸润性导管癌，ER（-）、PR（-），Her-2 无扩增，放化疗后。化疗后脱发明显，面部出现色斑，因从事工作对形象要求较高，恢复工作受阻，精神抑郁，失眠，反复口腔溃疡。就诊时面部见多处褐色斑片，焦虑不安，入睡困难，纳少，口腔多处溃疡，大便干结，舌红，苔薄白稍腻，脉细。予以柴胡加龙骨牡蛎汤，处方：柴胡 12g，太子参 15g，制半夏 6g，黄芩 9g，生姜 9g，龙骨 15g，牡蛎 15g，酸枣仁 15g，桂枝 9g，茯苓 9g，制大黄 9g，大枣 9g，王不留行 12g，路路通 15g，生米仁 30g，生山楂 9g，神曲 9g。服用 7 剂后患者焦虑及入睡较前改善，大便得畅通，纳食增加。后在上方基础上继续调整用药，半年后焦虑情况改善，睡眠及面色基本恢复正常，重新参加工作。

## 肿瘤相关性失眠

叶某，女，53 岁，退休，2016 年 7 月 6 日就诊。患者 2014 年 10 月自检发现右乳肿物，2014 年 11 月行右乳肿物切除术，术后病理示浸润性导管癌Ⅲ级，淋巴结 0/18，免疫组化：ER（+）、PR（+）、Her-2（+）。术后紫杉醇单药化疗 4 周期，后继行术区放疗 25 次，同期配合口服阿那曲唑内分泌治疗。现症：入睡困难，需口服舒乐安定药物助眠，易醒，醒后难再入睡，神疲乏力，易汗出，时心慌、胸闷，头部胀痛，纳少，大便偏干，小便调，舌暗红苔白腻，脉弦滑。中医诊断：不寐。证属肝郁血瘀，气滞痰凝。治以疏肝解郁、行气化痰，方用柴胡加龙骨牡蛎汤加减：柴胡 10g，清半夏 10g，黄芩 10g，生龙骨 30g（先煎），生牡蛎 30g（先煎），珍珠母 15g（先煎），煅磁石 15g（先煎），生黄芪 15g，酸枣仁 20g，夜交藤 30g，丹参 10g，川芎 6g，合欢皮 15g，厚朴 10g，枳壳 10g，大黄 6g（后下），瓜蒌10g，白花蛇舌草15g，郁金10g。14剂后复诊，患者入睡困难较前好转，不再口服舒乐安定助眠，心慌、胸闷症状改善，睡眠时间较前延长，仍易醒、乏力，诉时有胃脘部不适、腹胀，观舌淡红苔白微腻，脉弦。加炒六神曲20g，炒莱菔子15g，陈皮10g。14剂后三诊，患者睡眠基本改善，睡眠时间能达6～7小时，睡眠质量良好，乏力较前明显减轻，舌淡红苔薄白，脉弦。故予原方14剂以巩固疗效，14剂后症状明显改善，随访未出现复发。

**【临床研究】**

**1. 治疗肿瘤相关性抑郁的临床研究**

张璐等观察了102例肿瘤后抑郁患者，治疗组给予口服柴胡加龙骨牡蛎汤，对照组给予口服草酸艾司西酞普兰片。结果治疗组总有效率、生活质量改善情况均高于对照组，药物不良反应的发生率则低于对照组。

于慧观察了100例肿瘤化疗抑郁患者，观察组给予柴胡加龙骨牡蛎汤治疗，对照组给予常规西药，结果治疗总有效率观察组为98.00%，优于对照组的86.00%。

王建华等选取乳腺癌并发抑郁患者298例，随机分为观察组（柴胡加龙骨牡蛎汤加减方治疗）148例和对照组150例（氟西汀治疗），治疗30天，治疗前后使用汉密尔顿抑郁量表（HAMD）和生活质量综合评定量表（QLQ－C30）进行测量。结果发现柴胡加龙骨牡蛎汤加减方可以改善患者的临床症状，降低HAMD分值，优于对照组（$P < 0.05$）；观察组在角色功能、认知功能、情绪功能、总体生活质量、疲乏、恶心呕吐、疼痛、睡眠障碍、食欲丧失、便秘、腹泻方面改善情况也优于对照组（$P < 0.05$），不良反应发生率则低于对照组（$P < 0.05$）。

**2. 改善乳腺癌术后症状**

崔小天等分析了77例乳腺癌术后患者运用柴胡加龙骨牡蛎汤加减的临床疗效，发现柴胡加龙骨牡蛎汤加减可以改善乳腺癌术后患者不适症状，提高并维护患者的生存质量。

【实验研究】

**1. 抗肿瘤作用机制**

方中柴胡、人参、黄芩、大黄、半夏、白芍、大枣、生姜均具有良好的抗肿瘤作用，可以抑制肿瘤细胞增殖，促进肿瘤细胞的凋亡，参见小柴胡汤及大柴胡汤章节。茯苓所含茯苓多糖具有多靶点、多层次、多途径的抗肿瘤优势，可提高机体免疫监视清除功能，增强机体对肿瘤细胞的杀伤能力，还可以打破机体免疫耐受，逆转肿瘤细胞免疫逃逸，增强机体的抗肿瘤免疫效能。人参所含人参皂苷及其肠道菌群代谢产物、人参多糖和人参炔醇均具有良好的抗肿瘤作用，其作用机制主要包括诱导肿瘤细胞周期阻滞、凋亡及分化、增强对肿瘤细胞免疫、抑制肿瘤细胞增殖及侵袭与转移等，而其分子机制涉及许多相关基因、蛋白、蛋白酶、免疫细胞、细胞因子及相关信号通路等的调控与表达。

**2. 处方中铅丹的争议研究**

本处方中的铅丹为镇静安神的主要药物之一，因其主要成分为氧化铅和过氧化铅，毒性较大，目前应用具有一定的争议。

卫向龙等建立癫痫大鼠模型，比较柴胡加龙骨牡蛎汤中加铅丹与去铅丹抗癫痫作用的效果。结果发现柴胡加龙骨牡蛎汤加铅丹组与柴胡加龙骨牡蛎汤去铅丹组比较，能缩短大鼠惊厥发作持续时间，减轻其发作程度（$P < 0.05$）。

鄢建君报道了两例应用柴胡加龙骨牡蛎汤致贫血的案例，分析认为与处方中所含铅丹有关。

周连三等探讨了对本方铅丹一药的体会，认为"此药乃本方之主药，镇惊安神，涌吐痰涎可立殊功；若慑于有毒，畏而不用，乃失仲景原意。方中有大黄之泻下，虽有毒能攻病，其毒亦随之泻去，无中毒之忧矣。"体质强壮可用3～9g之间，中病即止。必须和铅粉等药分开，以红色为准。同时必须掌握药物的煎服法，铅丹难溶于水，作煎剂必须边搅边煎，先煎半小时再纳诸药，则无中毒之忧。

【原文】

《伤寒论》第107条：伤寒八九日，下之，胸满，烦惊，小便不利，谵语，一身尽重，不可转侧者，柴胡加龙骨牡蛎汤主之。

【参考文献】

［1］吴丹，方文岩，杜高娣，等．柴胡加龙骨牡蛎汤诊治乳腺癌术后失眠临床体会［J］．亚太传统医药，2017，13（24）：92－94.

［2］张璐，王锦辉，王建华，等．柴胡加龙骨牡蛎汤联合心理干预治疗肿瘤后抑郁的随机对照研究［J］．天津中医药大学学报，2016，35（05）：302－305.

［3］于慧．柴胡加龙骨牡蛎汤治疗肿瘤化疗后并发抑郁症的临床分析［J］．中国中医药现代远程教育，2018，16（03）：55－56.

［4］王建华，王锦辉，杨俊泉，等．柴胡加龙骨牡蛎汤加减方治疗乳腺癌并发抑郁患者的临床研究［J］．中国煤炭工业医学杂志，2016，19（05）：732－736.

［5］崔小天，殷东风．柴胡加龙骨牡蛎汤加减治疗乳腺癌术后77例［J］．辽宁中医杂志，2011，38（11）：2216－2218.

［6］林丽霞，梁国瑞，陈燕，等．茯苓多糖的免疫效应和抗肿瘤作用研究进展［J］．环球中医药，2015，8（01）：112－115.

［7］罗林明，石雅宁，姜懿纳，等．人参抗肿瘤作用的有效成分及其机制研究进展［J］．中草药，2017，48（03）：582－596.

［8］卫向龙，陈璐，李娴．柴胡加龙骨牡蛎汤方中有无铅丹的对比实验研究［J］．中医学报，2014，29（12）：1774－1775.

［9］鄢建君．柴胡加龙骨牡蛎汤致贫血2例报告［J］．四川中医，1987（12）：30.

［10］周连三，唐祖宣，许保华，等．在柴胡加龙骨牡蛎汤中用铅丹的经验［J］．陕西中医，1982（03）：18.

## 四、柴胡桂枝汤

【组成】

原方：桂枝（去皮）一两半，黄芩一两半，人参一两半，炙甘草一两，半夏二合半（洗），芍药一两半，大枣六枚（擘），生姜一两半（切），柴胡四两。

今方：桂枝4.5g，黄芩4.5g，人参4.5g，炙甘草3g，半夏6g，芍药4.5g，大枣9g，生姜4.5g，柴胡12g。

【用法】 常规水煎服。

【功用】 和解少阳，调和营卫。

【肿瘤临床应用】

**1. 治疗肿瘤性疼痛**

本方具有较好的治疗肿瘤相关性疼痛的效果，临床常加用骨碎补、徐长卿、天麻、杜仲、地龙、补骨脂等强筋健骨、舒筋活络、祛风除湿之品。

**2. 治疗肿瘤性发热**

癌症患者在排除感染情况下亦常出现发热，且多以低热为主，与肿瘤的生长、转移、坏死、吸收等有关，抗生素治疗无效，解热镇痛药物长期应用则副反应较大，应用本方剂具有较好的改善肿瘤性发热的疗效。

**3. 预防化疗毒副反应**

本方剂为和解类方剂，对于放化疗引起的消化道反应具有较好的疗效。

【临床验案】

### 肿瘤并发外感发热验案一

张某，女，52岁。2015年8月19日初诊。患者右肺癌术后近5年，反复发热咳嗽半年；近半年来反复发热，咳嗽咯痰，经抗炎治疗后可暂时好转，同时一直口服扶正抑瘤中药，胸腺肽皮下注射提高免疫力，影像学等检查未见肿瘤复发转移。7日前患者再次出现发热（37.6℃左右），鼻塞流清涕；乏力懒言，嗜睡，头晕头胀；纳差口淡，晨起口腻；咽喉不适，觉有异物阻塞；尿色发黄，尿时发烫；无恶寒，无咳嗽咳痰；舌淡嫩中有裂纹、苔薄白腻，脉弦细。诊断：感冒；辨证：太阳少阳合病兼痰阻。以柴胡桂枝汤合半夏厚朴汤加减，处方：柴胡12g，黄芩10g，姜半夏9g，党参12g，桂枝12g，白芍12g，炙甘草6g，干姜10g，大枣12g，茯苓12g，厚朴10g，紫苏子10g，滑石10g，生石膏30g，仙鹤草30g。每日1剂，水煎服。二诊（8月26日）：近7日来已无发热，鼻塞流涕症状消失，乏力懒言、晨起口腻、咽部不适如有异物阻滞及尿时发烫感好转，仍有头晕头胀不适；舌淡嫩中有裂纹、苔薄腻，脉弦细。原方去滑石、石膏，加炒白术12g。每日1剂，水煎服。7剂后，患者头晕头胀及乏力好转，后续以六君子汤加减善后。随访半年未再发热。

### 肿瘤并发外感发热验案二

戴某，女，78岁。2017年3月1日初诊。患者子宫内膜癌术后8年，有高血压、脑梗死病史；7日前受风寒后出现发热（38.0℃左右），咳嗽咯痰，自服抗生素及感冒冲剂。现患者恶寒流涕、低热，双侧太阳穴处疼痛；咽痛，咳痰不出；纳差，口苦恶心，大便稀薄，自汗盗汗；舌暗红、苔薄白，脉滑数。诊断：感冒；辨证：太阳少阳合病。方用柴胡桂枝汤加射干，处方：柴胡15g，黄芩9g，姜半夏9g，党参12g，桂枝12g，白芍12g，炙甘草6g，生姜5片，大枣12g，射干9g。每日1剂，水煎服。二诊（3月8日）：无恶寒发热，无咽痛，无口苦恶心，少量流涕，咯少量黄痰，大便成形。

### 治疗癌性疼痛验案一

患者男性，44岁，2012年7月17日确诊原发性肝细胞肝癌，中低分化，大小1.2cm×0.6cm×0.7cm，侵及肝门软组织及肌层，有脉管癌栓，近端胆管阻塞，左肝切除术后。2012年11月2日开始放疗，2012年12月28日放疗结束后就诊，症见腹痛，伴恶心，纳差，心烦热，少寐，偶有关节疼痛，二便调，舌紫红苔少，舌下络脉曲张，脉沉滑。予柴胡桂枝汤加味：北柴胡10g、赤芍15g、枳壳10g、炙甘草6g、威灵仙15g、土鳖虫10g、法半夏10g、伸筋草15g、女贞子10g、桂枝10g、黄连6g、瓜蒌15g、青蒿15g、砂仁6g、佩兰10g、苍术10g。30剂，水煎服，每日1剂。2013年3月1日复诊：腹痛、心烦热消失，恶心、纳差、偶有关节疼痛好转，寐可，二便调，舌脉同前。前方去桂枝、黄连、瓜蒌、青蒿、佩兰、苍术，加蛇六谷30g、炙黄芪15g、黄精15g、制南星6g、土茯苓10g、白术10g。30剂，每日1剂，水煎服，巩固疗效。

## 治疗癌性疼痛验案二

患者女性，74岁，2012年1月20日确诊为：胃低分化腺癌，部分印戒细胞癌，侵及周围脂肪组织，淋巴管及神经累及。胃癌根治术后未行放疗、化疗。2013年5月4日胃镜示：残胃炎。腹部CT未见明显异常。2013年5月14日由于胃痛难忍，遂来肿瘤科就诊。刻下症见胃痛明显，恶心，伴呕吐黄水样物，胸胁胀满，烧心，舌紫红、苔薄白腻，脉沉细。予柴胡桂枝汤加味：北柴胡10g、白芍15g、桂枝10g、炙甘草6g、法半夏10g、茯苓15g、陈皮10g、干姜6g、蒲公英15g、乌药10g、佩兰10g、砂仁3g，7剂，水煎服，每日1剂，并嘱患者去滓再煎，使药性刚柔相济，不碍于和。2013年5月28日复诊：诉胃痛消失，胸胁胀满好转，胃脘痞满，时有呕吐黄水样物，烧心，舌紫红、苔薄黄腻，脉沉细。予以半夏泻心汤加味：法半夏10g、茯苓15g、陈皮10g、干姜6g、黄连3g、乌药10g、木香10g、砂仁6g、黄芩10g、党参10g、炙甘草6g、桂枝10g，7

剂，水煎服，每日 1 剂。2013 年 6 月 5 日三诊，诸症明显缓解。

### 癌性疼痛验案三

患者男性，44 岁，2012 年 12 月 21 日诊断为胃底贲门低分化腺癌。2013 年 1 月 9 日初诊：诉纳差，胃脘部胀痛，餐后甚，咽干，喜热饮，时恶寒，偶有汗出，形体消瘦，纳差，寐差，乏力，二便调，舌暗红，苔白腻，脉弦沉。予柴胡桂枝汤加味：北柴胡 10g，桂枝 10g，白芍 15g，干姜 6g，法半夏 10g，陈皮 10g，茯苓 30g，炙甘草 6g，党参 10g，黄芩 10g，乌药 10g，百合 30g，土贝母 10g，半枝莲 30g，莪术 10g，石见穿 10g。14 剂，水煎服，每日 1 剂。2013 年 1 月 29 日复诊：诉恶寒消失，胃脘痛较前明显好转，仍时有胀满感，消瘦。效不更方，继以柴胡桂枝汤为基础方化裁，前方去石见穿、桂枝，加竹茹 10g、紫苏梗 15g 理气消散痰凝，蒲公英 15g 消痈散结，7 剂，水煎服，每日 1 剂。1 周后再次复诊，诸症皆有好转。

【临床研究】

**1. 治疗肿瘤性发热的临床研究**

尚学彬等选取癌性发热患者 61 例，随机分为治疗组和对照组，治疗组给予柴胡桂枝汤治疗，对照组给予萘普生片治疗，两组均 7 天一疗程。结果治疗组总有效率为 93.75%，高于对照组 79.31%（$P < 0.05$），结论提示柴胡桂枝汤治疗癌性发热临床疗效可靠。

**2. 预防肿瘤化疗消化道反应的临床研究**

杨芳明等将 80 例消化道肿瘤患者随机分为治疗组和对照组，治疗组在化疗的同时予以柴胡桂枝汤口服，对照组在化疗的同时予以对症处理，比较两组患者副反应的发生情况。结果治疗组总有效率 87.5%，高于对照组总有效率 65.0%（$P < 0.05$）。治疗组恶心呕吐及便秘的发生率均低于对照组（$P < 0.05$）。血红蛋白、白细胞降低率亦低于对照组（$P < 0.05$）。

结果提示柴胡桂枝汤能有效预防消化道肿瘤化疗后副反应。

【实验研究】

**1. 抗肿瘤研究**

该方剂对接种 Lewis 肺癌小鼠的肿瘤有明显抑制作用，与单用环磷酰胺组差异显著，生存期明显延长，吞噬指数、NK 细胞活性增加。

**2. 治疗肿瘤性发热的机制研究**

参见小柴胡汤及桂枝汤。

【原文】

《伤寒论》第 146 条：伤寒六七日，发热，微恶寒，支节烦疼，微呕，心下支结，外证未去者，柴胡桂枝汤主之。

【参考文献】

[1] 沈婕，何胜利. 柴胡桂枝汤辨治肿瘤患者感冒临床体会 [J]. 上海中医药杂志，2018，52（01）：73-74.

[2] 郝腾腾，吴煜，陶竺娇，等. 柴胡桂枝汤加减治疗癌性疼痛 [J]. 中医杂志，2015，56（12）：1067-1068.

[3] 尚学彬，张喜峰，李文虎，等. 柴胡桂枝汤治疗癌性发热 32 例 [J]. 光明中医，2013，28（10）：2027-2028.

[4] 杨芳明，杨亚琴. 柴胡桂枝汤预防消化道肿瘤化疗后副反应 40 例 [J]. 中国中医药现代远程教育，2015，13（10）：49-50.

[5] 李虹，彭世云，赵晓玲，等. 柴胡桂枝汤抑癌效果研究 [J]. 中医药学报，1998（01）：40-41.

# 五、柴胡桂枝干姜汤

【组成】

原方：柴胡半斤，桂枝三两（去皮），干姜二两，栝楼根四两，黄芩三两，牡蛎二两，甘草二两（炙）。

今方：柴胡 24g，桂枝 9g，干姜 6g，天花粉 12g，黄芩 9g，牡蛎 6g，炙甘草 6g。

【用法】常规水煎服。

【功用】和解散寒，生津敛阴。

【肿瘤临床应用】

可用于治疗各类肿瘤见寒热错杂、上热下寒者。在肿瘤中，尤其是肝胆肿瘤中的应用，可参考刘渡舟教授用柴胡桂枝干姜汤经验"只需见到口苦、口渴、心烦、胁痛等胆热症状，以及见到腹胀、恶食生冷、大便溏、疲惫不堪、肝区疼痛范围增大由胁及背等脾寒症状，就可用柴胡桂枝干姜汤原方"。

【临床验案】

### 治疗胰腺癌验案一

患者男性，53岁，胰腺尾部癌伴多发肝转移。平素忧郁焦虑，乏力、腹痛，昼轻夜重，有时伴左胁痛，食欲欠佳，睡眠欠安，小便微黄，大便正常。舌质红，苔白中腻，脉弦滑。治以疏肝理气、活血化瘀止痛，予柴胡桂枝干姜汤加理气活血之品，拟方为：柴胡12g，炒黄芩10g，干姜9g，肉桂9g，天花粉10g，煅牡蛎30g（先煎），甘草6g，九香虫6g，莪术10g，三棱10g，木香6g，蛇莓20g，香附10g，乌药10g，白芷12g，延胡索30g，白花蛇舌草30g，南方红豆杉3g，白芍10g。患者服用1周后腹痛症状有所减轻，食欲改善。治疗期间出现腑气不通，曾配合小承气汤治疗，亦获效。

### 治疗胰腺癌验案二

患者女性，51岁，胰头癌伽马刀术后肝、肺转移化疗后，上腹部疼痛伴腰背部疼痛，纳差，乏力，口苦，口干，夜寐一般，大小便调。舌质暗边有紫气，苔薄，脉细涩。辨证少阳太阴合病证。治疗以和解少阳太阴、行气化瘀为主，方拟柴胡桂枝干姜汤加减，方药为：柴胡12g，肉桂9g（后下），干姜9g，煅牡蛎15g（先煎），瓜蒌子50g，炒黄芩10g，甘草6g，白芷10g，乌药10g，小茴香10g，九香虫6g，木香6g，生白芍30g，蛇舌草 30g，石上柏 10g，石见穿 15g，山慈菇 15g，焦山楂 10g，制川乌、草乌（先煎）各 3g。患者服用 1 周后口苦稍减，2 周后舌苔脉象改善。

### 治疗胰腺癌验案三

患者女性，71 岁，胰头癌腹膜后淋巴结转移、梗阻性黄疸支架置入术后。上腹部疼痛，伴腰背部疼痛，纳差，全身乏力，双下肢无力，行走需搀扶，口苦，口干，夜寐一般，小便调，肛周疼痛，大便平素难解，舌质暗边有紫气，苔薄，脉细涩。辨证属少阳太阴合病，夹湿夹瘀。中医治疗以疏肝利胆、健脾化湿为主，方拟柴胡桂枝干姜汤加减，方药为：柴胡 10g，桂枝 10g，干姜 10g，煅牡蛎 30g（先煎），天花粉 10g，炒黄芩 10g，法半夏 10g，甘草 6g，党参 20g，苍术 10g，厚朴 10g，陈皮 10g，苍术 10g，枳实 10g，黄芪 30g，天龙 10g。服用 2 剂后食欲较前增加，全身乏力、双下肢无力症状好转，可自行行走。继服半月，口苦症状减轻，口干无明显改善。

### 胆管癌

王某，女，64 岁。患者既往有胆囊炎病史，2007 年 7 月出现发热，在外院检查发现肝内胆管占位病变，10 月在中山大学一附院行肝内肿物切除术，术后病理报告为"肝内胆管细胞癌"，术后恢复尚可。2008 年 3 月 7 日外院 CT 示"肝左叶胆管细胞癌，肝左叶局部切除术后复查：术区边缘及邻近肝 S8 病灶，考虑肿瘤复发"。2008 年 3 月 14 日住院。症见：精神可，口干口苦，右胁不适，上腹部饱胀感，纳眠可，大便稀，每日 2 次，小便尚调，舌质淡暗，舌苔薄白少津，脉弦细。诊断：原发性肝癌术后复发。治疗予中药针剂抗肿瘤、护肝等处理，中药处方 3 月 14 ~ 31 日予柴胡桂枝干姜汤口服。3 月 31 日曾予奥沙利铂+择菲化疗，4 月 3 日复查出现 II 度白细胞下降，遂停用择菲第 8 日化疗，改以理中汤、附子理中汤口服。4 月 15

日查见精神可，口干，无口苦，上腹轻微胀痛不适，无恶心呕吐，无右胁不适，纳眠可，大便成形，小便调，舌质淡暗，舌苔薄白，脉弦细，复查血象正常，遂出院。5月12日再次入院，精神疲倦，上腹部胀痛不适，纳食欠佳，口干，眠可，大便软，每日1次，小便尚调，无口苦和腹泻，舌质淡暗，舌苔薄白，脉弦细。查体同前。初以理中汤口服，后口干明显，改为柴胡桂枝干姜汤，5月23日称体重较前增加1kg，6月1日病情稳定出院。

**【临床研究】**

可治疗胃肠型感冒、咳嗽变异性哮喘、溃疡性结肠炎、肠易激综合征、反流性食管炎等多种疾患，但目前未查阅到柴胡桂枝干姜汤治疗肿瘤性疾病的临床研究，可参考相关内科疾病的临床研究。

**【实验研究】**

处方中柴胡、桂枝具有良好的调节体温的作用，干姜、天花粉、黄芩、炙甘草均具有良好的抗肿瘤作用，可抑制肿瘤生长，促进肿瘤细胞凋亡。参考小柴胡汤及桂枝汤。

**【原文】**

《伤寒论》第147条：伤寒五六日，已发汗而复下之，胸胁满，微结，小便不利，渴而不呕，但头汗出，往来寒热，心烦者，此为未解也，柴胡桂枝干姜汤主之。

**【参考文献】**

［1］张保伟. 刘渡舟教授论柴胡桂枝干姜汤的内涵与应用[J]. 中医药学刊，2002（01）：9–12.

［2］马金凤，陈灵艳. 运用柴胡桂枝干姜汤治疗胰腺癌的体会[J]. 中西医结合心血管病电子杂志，2017，5（26）：195–196.

［3］陶志广. 柴胡桂枝干姜汤方证及其在肿瘤治疗中的应用[J]. 国医论坛，2009，24（05）：1–2.

［4］舒友廉. 刘渡舟教授应用柴胡桂枝干姜汤经验[J]. 北

京中医药大学学报，1996（02）：45.

　　［5］时高波，白慧. 柴胡桂枝干姜汤加减治疗广泛性焦虑症33例［J］. 河南中医，2018，38（01）：45－47.

　　［6］黄国恩. 柴胡桂枝干姜汤合五苓散治疗肝硬化腹腔积液的临床研究［J］. 实用医技杂志，2017，24（12）：1383－1384.

　　［7］杨伟俊，杨传寿. 加味柴胡桂枝干姜汤治疗慢性浅表性胃炎90例临床观察［J］. 中医临床研究，2017，9（02）：49＋51

　　［8］王衍华. 柴胡桂枝干姜汤对老年性感染后咳嗽气道神经源性炎性介质的影响［D］. 湖北中医药大学，2016.

# 第八章

# 白虎汤类

## 一、白虎汤

### 【组成】

原方：知母六两，石膏一斤（碎），甘草二两（炙），粳米六合。

今方：知母18g，石膏24g，炙甘草6g，粳米120g。

### 【用法】煮米至熟，汤成去滓。温服。

### 【功用】清热生津。

### 【肿瘤临床应用】

临床主要用于治疗肿瘤性发热。肿瘤性发热多因肿瘤细胞坏死物质吸收或者肿瘤导致的神经内分泌功能失调引起，可并发感染，单纯抗感染治疗无效，解热镇痛或激素治疗仅可短时缓解，反复且长期应用可损害降低机体的免疫功能，间接加重病情。肿瘤性发热中医辨证多为内伤发热，因癌邪耗气伤阴，导致气阴两虚，故治疗常在清热泻火的同时加入养阴生津药物，且一般中病即止，后期多与沙参麦冬汤、四君子汤等益气养阴、健脾和胃之剂联合应用，并常加用山慈菇、蜂房、白花蛇舌草等解毒散结之品以抗癌。

### 【临床验案】

#### 肿瘤性高热验案一

吴某，男，56岁，门诊号79-54624，初诊：1976年6月

25 日。该患者经 X 线胸片发现右下肺阴影，痰中查见癌细胞，确诊为肺癌，高热（40.2℃）持续不退，抗生素治疗高热不解。症见面赤气粗，壮热不退，口渴欲饮，咳嗽胸痛，便秘溲赤，苔黄，脉数。证属热邪犯肺，热盛伤阴，拟清泄里热、益气养阴，用白虎汤加减：石膏 100g，知母 10g，甘草 10g，沙参 10g，麦冬 30g，大黄 10g，水煎服。1 剂后热稍退，大便通，酣睡一宵。依前方大黄减为 6g，继续进 3 剂，体温恢复正常，诸症好转。

### 肿瘤性高热验案二

沈某，男，25 岁，工人，门诊号 80－7946。初诊：1980 年 7 月 5 日。该患者高热（39.5℃），进行性肝大，质硬有结节，查见：甲胎蛋白对流法（＋），肝同位素扫描呈占位性病变，超声波为丛状波，诊断为原发性肝癌炎症型Ⅱ期。诊见发热不退，右胁疼痛，上腹胀满，口干欲饮，不思进食，苔薄黄、舌质绛，脉弦数。证属热邪内蕴与瘀血相搏。治宜清泄热邪、活血化瘀，用白虎汤加减：石膏 100g，知母 10g，甘草 10g，桃仁 10g，丹皮 15g，赤芍 30g，紫草 15g，水煎服。3 剂后热减，继续进 5 剂，体温正常，诸症缓解。

### 肿瘤性低热

患者男性，70 岁。患者于 1 年前无明显诱因出现咳嗽，咳痰，发热，体温 38.5℃，在院外治疗效差，于我院行 CT 检查示：占位性病变并纵隔淋巴结转移（考虑肺癌）。后行肺穿刺活检，病理示：鳞状细胞癌。因其年龄偏大，体质较差，加之出现颈部淋巴结及纵隔淋巴结转移，经院外专家多次会诊及家属协商决定给予保守治疗，后患者发热仍持续不退，体温 38～39℃，经对症处理可降至正常范围，但停药后体温再次上升，痰培养未找到感染菌株，给予抗感染治疗效果差，故考虑为肿瘤吸收热。根据患者临床症状，给予加味白虎汤治疗，同时应用脂肪乳、氨基酸等改善营养。3 天后患者体温下降，5 天后患者发热症状消失，饮食睡眠改善，后体温未出现升高。

**【临床研究】**

**1. 治疗肿瘤性发热的临床研究**

谢立芳观察了白虎汤合麦门冬汤加味（生石膏 30g，太子参 10g，麦门冬 20g，知母 6g，半夏 6g，大枣 10g，粳米 10g，生甘草 6g。阴虚明显者加天花粉 10g，玉竹 10g，兼有瘀血者加丹参 30g，桃仁 10g；兼有气虚者加黄芪 10g。日 1 剂，分 2 次服用，7 剂为 1 个疗程）治疗癌性发热的临床疗效，结果显效 27 例，有效 15 例，无效 3 例，总有效率 93.3%。

贾建昌等观察了加味白虎汤（石膏 30g，知母 15g，熟地黄 15g，党参 15g，麦冬 20g，柴胡 15g，炙甘草 10g，粳米 10g）治疗肿瘤低热的临床疗效，结果显效 7 例、有效 9 例、无效 2 例，总有效率 88.89%。

杨波用白虎汤（石膏 50g、知母 12g、甘草 6g，兼有气虚加用人参、黄芪，阴虚加用熟地、天花粉，气阴两伤加用人参、麦冬，血瘀证加用莪术、丹参）治疗 42 例肿瘤性发热，显效 27 例，有效 12 例，无效 3 例，总有效率为 92.86%。

**2. 降低光动力抑制恶性肿瘤副作用的研究**

光动力疗法是用光敏药物和激光活化治疗肿瘤疾病的一种新方法，主要是应用光敏剂与靶向组织和细胞产生反应，特定光照射之后发生作用，导致靶向细胞坏死的治疗技术，常见副反应有发热、疼痛、皮炎、局部水肿等。研究发现，应用白虎汤可以减轻光动力疗法治疗肿瘤的副反应，降低治疗后发热、疼痛、光敏性皮炎、局部水肿的发生率，且缩短副反应持续时间，也可减少术后白细胞计数异常升高。

**【实验研究】**

**1. 抗肿瘤机制研究**

本方中知母、甘草均具有良好的抗肿瘤疗效。甘草抗肿瘤疗效参见桂枝汤章节。

### 2. 体温调控机制研究

本方主要药物石膏具有良好的控制体温的疗效。周永学等应用蛋清诱导大鼠足趾肿胀，观察生石膏、煅石膏和 $CaSO_4 \cdot 2H_2O$ 对足趾肿胀大鼠的抗炎作用，应用干酵母诱导大鼠发热，观察生石膏、煅石膏和 $CaSO_4 \cdot 2H_2O$ 对致热大鼠体温及下丘脑 PGE－2 的影响。结果生石膏、煅石膏可以减轻大鼠蛋清致足肿胀度，生石膏作用强于煅石膏，$CaSO_4 \cdot 2H_2O$ 未见有抗炎作用；生石膏能明显降低干酵母所致大鼠温度，其次是 $CaSO_4 \cdot 2H_2O$、煅石膏，生石膏组大鼠下丘脑中 PGE－2 含量显著降低，提示生石膏具有抗炎、解热作用，其机制可能与降低下丘脑 PGE－2 含量有关，其主要成分煅石膏和 $CaSO_4 \cdot 2H_2O$ 抗炎、解热作用不明显。

【原文】

［1］《伤寒论》第 170 条：伤寒脉浮、发热、无汗，其表不解，不可与白虎汤。

［2］《伤寒论》第 176 条：伤寒脉浮滑，此以表有热、里有寒，白虎汤主之。

［3］《伤寒论》第 219 条：三阳合病，腹满、身重，难以转侧，口不仁、面垢（又作枯，一云向经），谵语、遗尿。发汗，则谵语；下之，则额上生汗、手足逆冷；若自汗出者，白虎汤主之。

［4］《伤寒论》第 350 条：伤寒脉滑而厥者，里有热，白虎汤主之。

【参考文献】

［1］刘浩江．白虎汤加减治疗恶性肿瘤高热［J］．吉林中医药，1985（01）：22.

［2］贾建昌，王惠，王丽娟．加味白虎汤治疗肿瘤低热 18 例疗效观察［J］．湖南中医杂志，2014，30（06）：68－69.

［3］谢立芳. 白虎汤合麦门冬汤加味治疗癌性发热 45 例［J］. 实用中医药杂志，2013，29（08）：654.

［4］杨波. 白虎汤治疗癌性发热 42 例［J］. 广东医学，2004（11）：1262.

［5］陈闯，陈蔚，张作军，等. 中药白虎汤对光动力治疗恶性肿瘤副反应的抑制作用［J］. 广州中医药大学学报，2006（02）：130 – 133.

［6］姜恩平，王卓. 白虎汤降低光动力抑制恶性肿瘤副作用的研究［J］. 现代诊断与治疗，2015，26（01）：45 – 46.

［7］周永学，李敏，唐志书，等. 中药石膏及其主要成分解热抗炎作用及机制研究［J］. 陕西中医学院学报，2012，35（05）：74 – 76.

## 二、白虎加人参汤

【组成】

原方：知母六两，石膏一斤（碎），甘草二两（炙），人参二两，粳米六合。

今方：知母 18g，石膏 24g，炙甘草 6g，人参 6g 或党参 15g，粳米 120g。

【用法】以水煮米熟，汤成去滓，温服。

【功用】清热泻火，益气生津。

【肿瘤临床应用】

临床常用于肿瘤性发热。与白虎汤相比，白虎加人参汤在肿瘤性发热患者中更为常用。肿瘤患者多有"虚"在先，故因虚而热者较多。多以党参、太子参易人参，常与小柴胡汤、桂枝汤等联合加减应用。

【临床验案】

### 肿瘤性发热

张某，男，73 岁，2013 年 5 月就诊。患者有慢性支气管炎史多年，此次因外出受寒后出现高热、咳嗽、汗多、乏力，外院抗感染治疗无好转，胸CT见左肺占位、双肺结节，考虑肺癌。急则治其标，予太子参30g，石膏15g，知母15g，甘草6g，鱼腥草30g，杏仁9g，枇杷叶12g，金荞麦15g，生米仁30g，桔梗9g，黄芩6g，嘱与白米100g共同煎煮。3剂后热退，仍咳嗽，痰多色白，改用沙参麦冬汤加减善后，并查肺部穿刺确诊为肺腺癌。

**【临床研究】**

刘炎芳等选取该院接收诊治的肿瘤性发热患者90例，随机分为对照组和观察组，对照组采用吲哚美辛治疗，观察组采取白虎加人参汤加味治疗。结果发现对肿瘤性发热患者应用白虎加人参汤加味治疗方式实施救治，临床治疗效果显著，对患者临床治疗有效率的提升具有积极作用，有助于改善患者体温状况，缩短患者退热时间，加快患者病症的康复进程。

**【实验研究】**

**1. 抗肿瘤机制**

本方中人参、知母、甘草均具有良好的抗肿瘤作用。知母、甘草抗肿瘤作用参考白虎汤。人参的研究众多，李丽静在常用数据库中检索人参的随机对照试验（RCT），根据文献及Cochrane系统评价的原理和方法，评价RCT的质量，并使用Cochrane协作网提供的RevMan5.3软件进行Meta分析。结果共纳入9个RCT研究，人参治疗试验组和对照组比较，人参组的生存时间、有效率明显高于对照组，常见不良反应包括血象降低、免疫功能降低的发生率明显降低。结论提示人参各种制剂辅助放射治疗或化疗可以提高疗效，降低不良反应的发生率。

**2. 解热作用机制**

参见白虎汤。

**【原文】**

［1］《伤寒论》第26条：服桂枝汤，大汗出后，大烦渴不

解，脉洪大者，白虎加人参汤主之。

[2]《伤寒论》第 168 条：伤寒若吐若下后，七八日不解，热结在里，表里俱热，时时恶风、大渴、舌上干燥而烦、欲饮水数升者，白虎加人参汤主之。

[3]《伤寒论》第 169 条：伤寒无大热、口燥渴、心烦、背微恶寒者，白虎加人参汤主之。

[4]《伤寒论》第 170 条：伤寒脉浮、发热、无汗，其表不解，不可与白虎汤。渴欲饮水，无表证者，白虎加人参汤主之。

[5]《伤寒论》第 222 条：若渴欲饮水，口干舌燥者，白虎加人参汤主之。

[6]《金匮要略·痉湿暍病脉证》：太阳中热者，暍是也。汗出恶寒，身热而渴，白虎加人参汤主之。

[7]《金匮要略·消渴小便不利淋病脉证并治》：渴欲饮水，口干舌燥者，白虎加人参汤主之。

【参考文献】

[1] 刘炎芳，马国栋. 白虎加人参汤加味治疗肿瘤性发热临床研究 [J]. 双足与保健，2018，27（08）：161 + 198.

[2] 李丽静，陈思慧，黄晓巍，等. 人参在抗肿瘤治疗中有效性及安全性系统评价 [J]. 吉林中医药，2017，37（12）：1255 - 1257.

## 三、竹叶石膏汤

【组成】

原方：竹叶二把，石膏一斤，半夏半升，麦门冬一升，人参二两，甘草二两（炙），粳米半升。

今方：竹叶 12g，石膏 48g，半夏 65g，麦门冬 30g，党参 15g，炙甘草 6g，粳米 15g。

【用法】常规水煎后，去渣留汁，放入粳米，煮至米熟，去米，常规温服。

【功用】清热生津，益气和胃。

【肿瘤临床应用】

临床主要用于肿瘤性发热。本方剂扶正作用较强，更适合肿瘤患者辨证使用，临床治疗肿瘤性发热较白虎汤及人参加白虎汤更为常用，多以党参或太子参替换人参，常加用南北沙参、天冬、麦冬、百合、玉竹、石斛等养阴之品。

【临床验案】

### 治疗肿瘤性发热验案

姜某，男性，62岁，住院号12127。患者于1995年12月18日经CT扫描检查和支气管纤维镜检查确诊为"左肺未分化小细胞癌"。1996年5月5日起出现发热，无恶寒及寒战，每日午后开始发热或发热加剧，清晨恢复正常或发热减轻，腋温38～40℃。在某医院先后以青霉素、氨苄青霉素、菌必治、复达欣以及地塞米松等治疗无效，化疗被迫中止，遂于1996年5月20日收入我院治疗。症见发热，无恶寒，无汗，声嘶，咳嗽少痰，口干，纳呆，神疲乏力，舌质稍暗，少苔，脉细数。腋温38.7℃，左肺呼吸音减弱，未闻及干湿啰音。血常规：Hb 96g/L，WBC $5.9 \times 10^9$/L，N 0.67，L 0.33。治以清热生津，益气和胃。处方：竹叶10g，生石膏30g（先煎），制半夏10g，麦冬20g，白参10g（蒸兑），山药15g，沙参15g，甘草6g，每日1剂，水煎分2次口服。服药2剂后体温逐渐下降，7剂后体温降至正常范围，停药后未再发热。

### 减轻放疗反应验案

胡某，男，42岁，农民。因肝区持续性疼痛半月，于1993年5月16日入院，住院号：15073。入院后B超及CT肝区扫描提示：右肝区占位性病变，AFP定量测定为80μg/mL，确诊为原发性肝癌。于1993年5月10日在本院作介入化疗术（经右股动脉插管注入顺铂80mg、丝裂霉素80mg、5-氟尿嘧啶

122

1500mg），术后 1 小时患者频感恶心，呕吐如射，伴发热、心胸烦闷、口渴欲饮、小便黄少、舌质红、苔黄干，脉滑数。给竹叶石膏汤加竹茹 12g、川连 3g、代赭石 18g，以清热和胃、降逆止呕。1 剂而安。

**【临床研究】**

**1. 治疗肿瘤性发热临床研究**

胡中华等采用回顾性研究对气阴两虚型恶性肿瘤发热患者进行了分析，在常规治疗基础上，服用竹叶石膏汤加减者与未服用者进行比较分析。结果服用竹叶石膏汤加减后症状改善的总有效率为 83.33%，平均退热时间 7.25 天；对照组症状改善的总有效率为 56.25%，平均退热时间 8.55 天。提示竹叶石膏汤加减对恶性肿瘤患者气阴两虚发热等症状具有改善作用。

胡中华回顾分析了竹叶石膏汤加减治疗恶性肿瘤患者气阴两虚型发热的临床疗效及用药情况。其中服用竹叶石膏汤加减者归入 A 组，未服用竹叶石膏汤加减者归入 B 组。结果提示：①恶性肿瘤患者气阴两虚型发热约 80%合并感染，其中以合并呼吸系统感染最为多见。②A 组在与 B 组退热情况、应用抗生素及连续剂量激素无统计学差异情况下，对恶性肿瘤患者气阴两虚型发热部分临床症状具有改善作用，能够提高患者的生存质量。③A 组 30 名患者共应用 116 种中药、599 次，具有益气养阴类功效药物应用最多，其次为清热类中药，符合恶性肿瘤患者气阴两虚型发热的治疗原则。

陈家俊等以消炎痛栓为对照药物，采用随机对照的方法观察了竹叶石膏汤治疗癌性发热（排除并发感染者）的疗效，结果退热疗效竹叶石膏汤组总有效率为 81.5%，高于消炎痛组 52%。

**2. 治疗放射性炎症临床研究**

放射性损伤在中医辨证中属火热毒邪损伤，主要表现为热耗元气，伤阴耗津，热邪内扰致胃气不和，心烦欲呕。中医治疗重在清热生津，益气和胃。竹叶石膏汤具清热生津、益气生津和胃之功，因此常用于治疗各种肿瘤在放疗过程中形成的放射性炎症。

鼻咽癌首选局部放射性治疗，但放射性治疗在杀伤敏感肿瘤细胞的同时，对正常的口腔黏膜细胞也造成不同程度的损伤。蔡晖应用竹叶石膏汤加减（太子参 30g，麦冬 10g，五味子 6g，半夏 10g，石膏 20g，竹叶、甘草各 6g；若伴鼻塞加苍耳子、辛夷各 10g，伴痰血加仙鹤草 30g；口干口渴加芦根 15g，天花粉 10g；纳差者加竹茹 6g，生鸡内金 10g，稻芽 12g 或麦芽 12g）治疗鼻咽癌放疗致口腔溃疡。治疗组予口服竹叶石膏汤，治疗组总有效率 86%，显著高于对照组（60%）。

放疗是肺癌、食管癌、纵隔肿瘤的有效治疗手段，但放疗过程中常导致放射性食管炎的发生，导致咽痛、吞咽困难，严重者则导致放疗延迟，影响肿瘤治疗效果。路军章等选择 120 例确诊为肺癌、食管癌及纵隔肿瘤并采用放疗的患者，随机分为治疗组 80 例与对照组 40 例。治疗组自放疗始口服加味竹叶石膏汤至放疗结束，对照组自放疗始口服思密达至放疗结束。两组病例均采用电子直线加速器高能 X 线常规分割外照射，照射野包括食管在内，放疗总剂量 > 40Gy，食管照射长度 > 10cm。结果：治疗组 1、2、3 级急性放射性食管炎的发生率分别为 38.8%、15%、0%；与对照组的 75.0%、52.5%、7.5% 比较差异有统计学意义（$P < 0.05$）。治疗组急性放射性食管炎的发生时间为放疗后 $19.86 \pm 0.34$ 天，较对照组 $16.73 \pm 0.28$ 天延迟（$P < 0.001$）。结果提示加味竹叶石膏汤能减少急性放射性食管炎的发病率，推迟发病时间，对急性放射性食管炎有一定的防治作用。

### 3. 减轻化疗反应临床研究

沈建霞等观察了竹叶石膏汤治疗肺癌胃阴亏虚型化疗呕吐的临床疗效。对照组 30 例采取甲氧氯普胺进行止吐治疗，治疗组 30 例在对照组治疗基础上采用竹叶石膏汤治疗。结果治疗组临床疗效优于对照组（$P < 0.05$），恶心呕吐分度轻于对照组（$P < 0.05$），不良反应率低于对照组（$P < 0.05$），治疗后 QOL 评分明显高于对照组（$P < 0.05$）。

肝癌介入化疗常见恶心、呕吐等副反应，金普放等应用竹叶石膏汤治疗肝癌介入化疗后呕吐 58 例，42 例基本控制（恶心呕吐消失）；13 例显效（恶心呕吐消失，停药后复发，再用上方仍有效）；3 例无效（服药后恶心呕吐未见缓解）。总有效率为 95%。

恶性骨肿瘤，如骨肉瘤、软骨肉瘤、纤维肉瘤、滑膜肉瘤等，常应用 2～3 种药物联合大剂量冲击治疗，临床常发热、烦躁、恶心呕吐、胸闷气促、心悸怔忡、口干咽痛、口腔溃疡、身发丘疹、瘙痒难忍、腹痛腹泻、尿少尿闭，甚则大片脱发等气阴两虚的毒副反应。徐荣禧应用竹叶石膏汤防治 18 例恶性骨肿瘤化疗毒副反应，总有效率 8.33%。

【实验研究】

**1. 抗肿瘤作用机制**

竹叶、半夏、麦门冬、人参、甘草均具有良好的抗肿瘤疗效（人参、甘草参见白虎汤）。

竹叶提取液对小鼠移植性肿瘤有明显的抑制作用。竹叶提取物可能通过抑制 VEGF 的表达影响 VEGF 诱导型肿瘤细胞的增殖，同时可能通过上调 NGF 的表达刺激神经细胞神经突触的生长，竹叶提取物可能具有潜在的抗肿瘤和神经保护的双重功效。竹叶所含竹叶黄酮对小鼠恶性腹腔积液的形成具有抑制作用，还能抑制实体瘤的生长并增强小鼠机体的免疫能力。

半夏具有燥湿化痰、降逆止呕、消痞散结等功效，其提取物具有抑制肝癌、宫颈癌、结肠癌、直肠癌、肉瘤等多种细胞生长的作用，其作用机制与细胞毒性、抑制肿瘤细胞侵袭、阻断细胞增殖信号、化疗增敏、逆转耐药、调节抑癌基因表达、调节细胞周期、诱导肿瘤细胞凋亡等多个途径有关。

研究发现，麦冬提取物能够明显延长白血病615小鼠的带瘤生存时间，生命延长率可达68.42%，能明显提高该小鼠的生存质量；对裸鼠人巨细胞肺癌PG抑制率可达73.54%，对Lewis肺癌抑瘤率可达61.98%。

**2. 解热作用机制**

参见白虎汤。

【原文】

《伤寒论》第397条：伤寒解后，虚羸少气，气逆欲吐，竹叶石膏汤主之。

【参考文献】

[1] 杜小艳. 竹叶石膏汤治疗癌性发热32例 [J]. 湖南中医杂志, 1997 (06)：25.

[2] 金普放. 竹叶石膏汤治疗肝癌介入化疗后呕吐58例 [J]. 浙江中医杂志, 1995 (05)：200.

[3] 张宁苏. 竹叶石膏汤治疗气阴两虚型恶性肿瘤发热患者46例 [J]. 光明中医, 2011, 26 (04)：726-727.

[4] 胡中华. 竹叶石膏汤加减治疗恶性肿瘤患者气阴两虚型发热的回顾研究 [D]. 辽宁中医药大学, 2011.

[5] 陈家俊, 金源, 赖义勤. 竹叶石膏汤治疗癌性发热的疗效观察 [J]. 福建中医药, 1995 (04)：9.

[6] 蔡晖. 竹叶石膏汤治疗鼻咽癌放疗后口腔黏膜炎疗效观察 [J]. 浙江中西医结合杂志, 2011, 21 (08)：572-573.

[7] 路军章, 赵红, 刘毅, 等. 加味竹叶石膏汤防治急性放射性食管炎的临床研究 [J]. 中华中医药杂志, 2010, 25 (01)：59-62.

[8] 沈建霞, 谷春雨, 刘建军, 等. 竹叶石膏汤治疗肺癌胃阴亏虚型化疗呕吐30例临床观察 [J]. 云南中医学院学报, 2016, 39 (01)：85-88.

［9］徐荣禧．竹叶石膏汤防治18例恶性骨肿瘤化疗毒副反应［J］．中西医结合杂志，1988（12）：725．

［10］李映红，刘红梅，严银钫，等．竹叶提取液对小鼠移植性肿瘤生长的抑制作用［J］．湖北中医学院学报，2002（04）：17－19＋3．

［11］高飞，周瑜，王向军，等．竹叶提取物抗肿瘤和神经保护作用研究［J］．中草药，2015，46（05）：710－715．

［12］黄宇玟，罗文艳．竹叶黄酮对小鼠H22肿瘤抑制作用的研究［J］．实用中西医结合临床，2012，12（05）：1－3．

［13］张明发，沈雅琴．半夏提取物抗菌抗炎及其抗肿瘤药理作用研究进展［J］．抗感染药学，2017，14（06）：1089－1094．

［14］何立丽，顾恪波．半夏提取物抗恶性肿瘤的作用机制［J］．中华中医药杂志，2017，32（02）：685－687．

［15］张桂贤，刘大卫，胡人杰．麦冬提取物"抗肿瘤I号"小鼠体内抑瘤作用［J］．吉林中医药，2014，34（10）：987－989．

# 第九章

# 承气汤类

## 一、大承气汤

【组成】

原方：大黄四两酒洗，厚朴半斤去皮（炙），炙枳实五枚，芒硝三合。

今方：大黄12g，厚朴24g，炙枳实12g，芒硝9g。

【用法】先煮厚朴、枳实，大黄后下，去渣后放入芒硝，温服。大便得减，勿再服用。

【功用】峻下热结，除满消痞。

【肿瘤临床应用】

**1. 治疗腹部肿瘤伴肠梗阻**

直肠癌、结肠癌、卵巢癌、胃癌、膀胱癌等多种腹腔肿瘤均可导致肠梗阻，大承气汤灌肠有一定的临床疗效。

**2. 促进腹部肿瘤术后胃肠功能恢复**

腹部肿瘤术后常见胃肠功能紊乱，临床表现为腹胀、便秘、腹痛、排气减少，严重时则发展为肠梗阻。应用承气汤类药物对术后胃肠功能恢复具有较好的疗效。

**3. 治疗消化道肿瘤术后胃瘫**

胃瘫是腹部手术后胃排空障碍为主要征象的胃动力紊乱综合征，临床表现为术后数日内停止胃肠减压、进食流质或由流质饮食改为半流质饮食后出现上腹饱胀不适、恶心、呕吐及顽固性呃逆等症状，一般疼痛不明显，食后吐出大量胃内容物，可含有或不含有胆汁，吐后症状暂时缓解，胃肠减压抽出大量液体，小肠及结肠动力功能一般不受影响，患者可正常肛门排气、排便，体检发现胃振水音，常持续数周甚至更长时间，目前尚缺乏有效治疗方法。应用承气汤类药物口服或者保留灌肠具有较好的疗效。

**【临床验案】**

### 肿瘤术后肠梗阻验案一

陈某，男，62岁，2007年8月确诊为胃癌，并行根治术，术后进行常规化疗，化疗过程顺利。5个月前无明显诱因出现胃脘隐痛，呈阵发性，轻压痛，口干苦，时感腹胀，自觉潮热，无恶心、呕吐，无肛门停止排气、排便。2个月前查胃镜示胃肠吻合口炎；病理诊断为胃肠吻合口炎伴轻度非典型增生。曾在外院门诊就诊，口服西药治疗无效。刻诊：面赤气粗，脘腹胀满，进食及饮水则呕，口干，大便3日未解，小便黄赤。舌质暗红苔厚腻，脉实。全腹CT示部分肠管扩张，少许积气、积液。拟诊不全性肠梗阻。证属阳明腑实，兼气虚血瘀。急则治其标，处以大承气汤加味治疗：生大黄6g（后下），厚朴、枳实、芒硝（冲服）、丹参、苍术、延胡索各9g，败酱草、蒲公英各30g，甘草3g。急煎200mL频服。若大便已排，改用调胃承气汤收效。患者用药2小时后肛门排气排便，腹胀减轻。续用原方治疗，诸症消失，病告痊愈。

### 肿瘤术后肠梗阻验案二

杨某，男，45岁。患者多年前因结肠癌做手术，期间曾多次进行化疗，治疗后反复出现粘连性肠梗阻，每次发作均用西药治疗。9月8日因劳累后再次复发，诊见患者面容痛苦，腹痛拒按，腹部胀大，呕吐2次胃内容物，大便已3日未解。舌质暗红，苔黄厚，脉弦而紧。当时查血常规无明显异常，急做腹部 X 线片提示：左上、中腹部多个液平面，肠道大量积气。急投大承气汤 1 剂，处方：生大黄 12g（后下），芒硝 12g（冲服），厚朴 12g，枳实 12g。煎取 500mL 分次频服，保留 250mL 灌肠。服药后不久，患者即泻下大量粪水和大便，腹痛腹胀明显缓解。第 2 日改小承气汤再进 4 剂，梗阻缓解。

## 治疗术后胃瘫验案

徐某，男，72 岁，2011 年 8 月行直肠癌手术，术后 1 周停止胃肠减压，予流质饮食后出现上腹饱胀不适、恶心、呕吐、呃逆，进食后吐出胃内容物，吐后上腹胀满感减轻，可正常肛门排气。诊断为胃瘫，予以大承气汤口服，处方：生大黄 9g（后下），芒硝 12g（冲服），厚朴 9g，枳实 12g，煎取 500mL 分次缓慢服用，5 剂后腹胀减轻，呕吐缓解。

【临床研究】

**1. 促进直肠肿瘤术后肠道功能恢复**

余吉平等采用随机对照法观察了大承气汤促进直肠肿瘤术后功能恢复的疗效，治疗组在行回肠造口回纳手术前 2 周每日经回肠造口用 500mL 加味大承气汤对远端旷置肠段行顺行性灌肠，对照组未行灌肠操作。观察两组经口进食时间、肛门排气排便时间、肠梗阻率及术后住院时间。结果与对照组比较，治疗组经口进食时间（h, 22 ±6VS41 ±8）、肛门排气排便时间（h, 27 ±5VS48 ±8）、肠梗阻率（2.85%VS14.29%）及住院时间（d, 5.5±1.0VS7.6±1.2）均降低（$P<0.01$, $P<0.05$）。结果提示加味大承气汤可促进直肠肿瘤患者术后肠道功能恢复。

**2. 肠道肿瘤术前肠道准备**

王绍山等选择了 35 例腹部恶性肿瘤手术的患者，随机分为用大承气冲剂做肠道预洁的中药组和采用口服抗生素、肥皂水灌肠的西药组，结果：中药组的肠鸣音恢复时间与排气时间均早于西药组（$P<0.05$）；两组患者术后血清 NO 均升高，术后

3 天为高峰，与术前比两者均有明显差异（$P < 0.05$），中药组术后血清 NO 水平与西药组之间无明显差异；两组患者血清 TNF 术后均降低，中药组降低更明显（术后第 1 天，$P < 0.05$）；中药组患者血清 ICAM-1 术后 3 天明显降低，与术前比较有明显差异（$P < 0.05$）；西药组患者血清 ICAM-1 水平手术前后无明显变化，两组间均数比较术后 3 天中药组明显低于西药组（$P < 0.05$）。提示大承气冲剂用于术前肠道预洁与常规服用抗生素和肥皂水灌肠相比较，能明显降低手术对恶性肿瘤患者产生的炎症反应。

**3. 术后排空障碍**

孟伟等采用随机对照的方法评价了复方大承气汤治疗食管贲门癌术后胃排空障碍的疗效。治疗组予复方大承气汤治疗，对照组给予高渗盐水等洗胃。结果：治疗组进食的恢复时间和每日平均胃液量明显低于对照组，提示复方大承气汤能促进胃肠蠕动，缩短胃排空障碍的时间，对于治疗胃排空障碍有良好的疗效。

许正国等采用随机对照法探讨了大承气汤加味保留灌肠治疗食管/贲门癌术后功能性胃排空障碍的临床疗效。在基础治疗基础上，治疗组予大承气汤加味煎剂保留灌肠，对照组予盐酸甲氧氯普胺注射液（胃复安）静脉滴注。结果治疗组进食的恢复时间及每日平均胃液量均低于对照组。提示大承气汤加味保留灌肠治疗食管/贲门癌术后功能性胃排空障碍有良好疗效。

**【实验研究】**

**1. 抗肿瘤作用机制**

大承气汤所含大黄及厚朴均具有良好的抗肿瘤作用，其中大黄对于多种肿瘤细胞均具有抗肿瘤作用，其活性成分包含大黄素、大黄酸、芦荟大黄素等。大黄素的急性暴露能够引起人宫颈癌 Hela 细胞端粒功能障碍以及端粒酶活性升高，后者可能与端粒损伤后修复有关。大黄素可以对胰腺癌裸鼠移植瘤抑癌基因 p16、RASSF1A、ppENK 发挥不同程度的去甲基化作用，使因启动子区甲基化而失表达的抑癌基因重新表达，大黄素抑制胰腺癌裸鼠移植瘤生长可能和其具有对抑癌基因去甲基化作用有关。大黄素对裸鼠体内人胰腺癌 SW1990 细胞原位移植瘤的新生血管抑制作用效果显著，其机制可能是大黄素改变新生血管相关的 TGF - β1、Smad4 的表达有关。大黄酸对 MCF - 7、SK - BR - 3 和 MDA. MB - 231 等乳腺癌细胞、卵巢癌 SK - OV - 3 细胞系和人脐静脉内皮细胞（HUVEC）均有一定的抑制作用，对 HER - 2 双靶点受体蛋白酪氨酸激酶具有靶向抑制作用，能够通过抑制细胞增殖和诱导细胞凋亡两种途径发挥其抗乳腺癌肿瘤细胞的作用。

厚朴所含和厚朴酚来源于中药厚朴，生物学作用广泛，而抗肿瘤作用越来越受到关注。研究发现和厚朴酚对鼻咽癌、喉咽癌、甲状腺癌和食管癌等多种头颈部肿瘤细胞有抑制作用，可能与阻滞细胞周期、诱导细胞自噬和凋亡等机制相关。

厚朴酚作为传统中药厚朴的主要成分之一，已经被证实具有明显的抗肿瘤作用，且毒性较低，能够抑制肿瘤细胞的增殖和分化，诱导肿瘤细胞凋亡，抑制肿瘤的转移和肿瘤血管的形成。和厚朴酚能够抑制膀胱癌 T24 及 EJ 细胞的增殖，其抑制增殖的主要机理是肿瘤细胞大多被抑制在 G1/S 期的节点上，能够通过诱导 Caspase 依赖途径和 Caspase 非依赖途径导致膀胱癌细胞 T24 及 EJ 细胞的凋亡，不仅通过内源性途径影响膀胱癌 T24 及 EJ 细胞的凋亡，还通过外源性途径影响肿瘤细胞的凋亡，能够抑制膀胱癌 T24 及 EJ 细胞的血管生成。

## 2. 逆转耐药

不同浓度大黄素对紫杉醇耐药细胞 SKOV3/TAX 有剂量和时间依赖性的抑制作用。选用对细胞抑制率较低浓度的大黄素与紫杉醇联合使用，使紫杉醇对其耐药细胞 SKOV3/TAX 的 IC50 明显下降，且逆转倍数随作用时间而延长而增大。

和厚朴酚可逆转 P－gp 介导的肿瘤多药耐药，从而部分恢复耐药肿瘤细胞对化疗药物的敏感性；和厚朴酚可能是通过降低 mdr1mRNA 的表达水平进而下调 P－gp；和厚朴酚可协同或增敏多种化疗药物杀灭耐药及非耐药肿瘤细胞；和厚朴酚与阿霉素联合可显著抑制人耐药肿瘤细胞移植瘤体积的增长，并延长荷瘤裸鼠生存时间。和厚朴酚能有效逆转耐药细胞系 U937/ADR 多药耐药，其机制可能与抑制 NF－κBp65 活性、下调 MDR1 和 P－gp 表达有关。

【原文】

［1］《伤寒论》第 208 条：阳明病，脉迟，虽汗出不恶寒者，其身必重，短气，腹满而喘，有潮热者，此外欲解，可攻里也。手足濈然汗出者，此大便已硬也，大承气汤主之。若汗多，微发热恶寒者，外未解也。其热不潮，未可与承气汤；若腹大满不通者，可与小承气汤，微和胃气，勿令至大泄下。

［2］《伤寒论》第 209 条：阳明病，潮热、大便微硬者，可与大承气汤。

［3］《伤寒论》第 212 条：伤寒若吐、若下后不解，不大便五六日，上至十余日，日晡所发潮热，不恶寒，独语如见鬼状；若剧者，发则不识人，循衣摸床，惕而不安，微喘直视，脉弦者生，涩者死。微者，但发热谵语者，大承气汤主之。

［4］《伤寒论》第 215 条：阳明病，谵语有潮热，反不能食者，胃中必有燥屎五六枚也；若能食者，但硬耳，宜大承气汤下之。

［5］《伤寒论》第 217 条：汗出谵语者，以有燥屎在胃中，此为风也。须下者，过经乃可下之；下之若早，语言必乱，以表虚里实故也。下之愈，宜大承气汤。

［6］《伤寒论》第 220 条：二阳并病，太阳证罢，但发潮热，手足汗出、大便难而谵语者，下之则愈，宜大承气汤。

［7］《伤寒论》第 238 条：阳明病，下之，心中懊憹而烦，

胃中有燥屎者，可攻。腹微满，初头硬，后必溏，不可攻之。若有燥屎者，宜大承气汤。

[8]《伤寒论》第 240 条：病患烦热，汗出则解；又如疟状，日晡所发热者，属阳明也。脉实者，宜下之；脉浮虚者，宜发汗。下之与大承气汤，发汗宜桂枝汤。

[9]《伤寒论》第 241 条：大下后，六七日不大便，烦不解，腹满痛者，此有燥屎也。所以然者，本有宿食故也，宜大承气汤。

[10]《伤寒论》第 242 条：病患小便不利，大便乍难乍易，时有微热，喘冒（一作息）不能卧者，有燥屎也，宜大承气汤。

[11]《伤寒论》第 253 条：阳明病，发热、汗多者，急下之，宜大承气汤。

[12]《伤寒论》第 254 条：发汗不解，腹满痛者，急下之，宜大承气汤。

[13]《伤寒论》第 255 条：腹满不减，减不足言，当下之，宜大承气汤。

[14]《伤寒论》第 256 条：阳明少阳合病，必下利。其脉不负者，为顺也；负者，失也。互相克贼，名为负也。脉滑而数者，有宿食也，当下之，宜大承气汤。

[15]《伤寒论》第 320 条：少阴病，得之二三日，口燥咽干者，急下之，宜大承气汤。

[16]《伤寒论》第 321 条：少阴病，自利清水，色纯青，心下必痛，口干燥者，可下之，宜大承气汤。

[17]《伤寒论》第 322 条：少阴病，六七日，腹胀、不大便者，急下之，宜大承气汤。

[18]《金匮要略·妇人产后病脉证治》：病解能食，七八日更发热者，此为胃实，大承气汤主之。

[19]《金匮要略·妇人产后病脉证治》：产后七八日，无

太阳证，少腹坚痛，此恶露不尽。不大便，烦躁发热，切脉微实，再倍发热，日晡时烦躁者，不食，食则谵语，至夜即愈，宜大承气汤主之。

**【参考文献】**

[1] 陈芳芳.魏开建教授运用大承气汤加减治疗术后粘连性肠梗阻临床经验 [J]. 亚太传统医药, 2016, 12 (21): 94-95.

[2] 余吉平, 袁玥旻, 裘建明, 等. 加味大承气汤对直肠肿瘤患者术后肠功能恢复的影响 [J]. 中国中西医结合杂志, 2017, 37 (04): 419-421.

[3] 王绍山, 齐清会. 术前服用大承气冲剂对肿瘤患者炎症介质的影响 [J]. 中国中西医结合杂志, 1999 (06): 18-20.

[4] 孟伟, 李保东, 丁涛. 复方大承气汤治疗食管贲门癌术后胃排空障碍20例 [J]. 陕西中医, 2001 (07): 390-391.

[5] 许正国, 刘加升, 张立光, 等. 大承气汤加味保留灌肠治疗食管/贲门癌术后功能性胃排空障碍39例 [J]. 中医外治杂志, 2009, 18 (02): 26-27.

[6] 葛玉红, 陈云志, 曹峰, 等. 大黄活性成分抗肿瘤机制研究进展 [J]. 贵阳中医学院学报, 2018, 40 (02): 86-90.

[7] 刘晶, 周天兴, 刘蕊, 等. 大黄素对宫颈癌 Hela 细胞端粒损伤作用的研究 [J]. 中国细胞生物学学报, 2018, 40 (02): 178-186.

[8] 薛丽, 唐坚, 褚永权, 等. 大黄素对胰腺癌裸鼠皮下移植瘤抑癌基因去甲基化作用 [J]. 医学研究杂志, 2018, 47 (01): 74-78.

[9] 徐锦波, 陈敏远, 徐宏涛. 大黄素通过调节 TGF-β1、Smad4 抑制人胰腺癌的血管生成 [J]. 医学研究杂志, 2017, 46 (10): 162-165.

[10] 钱文斌. 大黄酸对乳腺癌肿瘤细胞 HER-2 蛋白表达的影响研究 [J]. 中华中医药学刊, 2015, 33 (01): 224-226.

[11] 李姣, 姚俊. 和厚朴酚抗头颈部肿瘤作用的研究进展 [J]. 中国医学创新, 2018, 15 (04): 145 - 148.

[12] 申忠华. 和厚朴酚抗膀胱肿瘤的机制研究 [D]. 天津医科大学, 2017.

[13] 黄杰, 李莎, 伍春莲. 厚朴酚抗肿瘤机制的研究进展 [J]. 天然产物研究与开发, 2016, 28 (04): 637 - 641.

[14] 常世杰, 李硕, 李艳秋, 等. 大黄素对人卵巢癌紫杉醇耐药细胞株 SKOV3/TAX 耐药的逆转作用 [J]. 解剖科学进展, 2015, 21 (03): 241 - 244.

[15] 徐栋. 和厚朴酚逆转 P - gp 介导的肿瘤多药耐药及协同、增敏化疗药物杀伤肿瘤细胞的体内外药效研究 [D]. 浙江大学, 2007.

[16] 薛芳, 成志勇, 梁文同, 等. 和厚朴酚对 U937/ADR 细胞系耐药逆转作用及其机制研究 [J]. 上海交通大学学报 (医学版), 2009, 29 (09): 1035 - 1039.

## 二、小承气汤

【组成】

原方: 大黄四两, 厚朴 (炙, 去皮) 二两, 枳实大者 (炙) 三枚。

今方: 大黄12g, 炙厚朴6g, 炙枳实9g。

【用法】 常规水煎, 分2次温服。首次服用后若大便未解, 继续服用; 若大便得解, 勿再服用。

【功用】 轻下热结, 除满消痞。

【肿瘤临床应用】

**1. 治疗胃癌、肠癌等腹部肿瘤术后肠梗阻**

与大承气汤比较, 小承气汤泻下作用相对缓和。

**2. 治疗癌性疼痛止痛药物导致的便秘**

与大承气汤相比较, 在便秘治疗中小承气汤更为常用。

【临床验案】

## 腹部恶性肿瘤导致的肠梗阻验案

孙某，男，67 岁，因反复便血确诊为直肠癌，伴腹腔淋巴结及肺部转移，CEA 大于 1000ng/mL，拟行化疗后行姑息性手术，行化疗 2 疗程后 CEA 下降明显，但出现腹胀、恶心、呕吐、排便停止，可排气，腹部 X 线片考虑为不完全性肠梗阻，予小承气汤煎服后排气增加，伴有排便，腹胀及恶心呕吐减轻，继续化疗 2 疗程后 CT 示腹腔淋巴结明显缩小，CEA 降至正常范围，行手术切除，后继续行化疗 4 疗程，期间复出现肠梗阻，复予小承气汤口服后缓解，随访 2 年病情稳定，生活基本可自理。

## 口服阿片类止痛药导致的便秘等胃肠副反应验案

向某，女，60 岁，1995 年 6 月 21 日入院。咳嗽、右胸背痛进行性加重 6 个月。入院前已确诊为"右上肺中央型肺癌，纵隔、肋骨转移"，并服用盐酸吗啡、盐酸二氢埃托啡止痛 1 个月，出现便秘、呕吐症状 3 周。入院时大便 4 日 1 次，质硬如羊屎，恶心纳呆，呕吐胃内容物或清水，每日 3～4 次；舌黯红、苔黄厚中腻，脉弦。入院后以中医活血化瘀法及西医免疫调节剂为主治疗，对症服用原应用之镇痛剂。经治 3 天，便秘、呕恶症状如故。即每日加服小承气汤 1 剂，水煎取汁 500mL 代茶饮。当夜解硬大便 1 次，次日呕吐消失，此后大便维持 2 日一行，质稍硬，1 周后恶心感消失。胃肠症状消失维持至观察结束，获临床痊愈。

【临床研究】

## 1. 恶性肠梗阻的临床研究

杨婉露等应用柴胡疏肝散合小承气汤加减外敷治疗恶性肠梗阻，以西医对症支持治疗为对照，结果治疗组恶性肠梗阻缓解率为 80.0%，优于对照组的 50.0%（$P < 0.05$）；两组患者治疗后腹痛、腹胀、呕吐、便秘症状评分与治疗前比较，差异

均有统计学意义（$P < 0.05$），且治疗组患者的症状改善程度优于对照组（$P < 0.05$）。提示柴胡疏肝散合小承气汤加减外敷脐部在治疗恶性肠梗阻上有较好的疗效，能够改善患者症状，提高患者生活质量。

魏征等选用 80 例恶性肠梗阻患者使用加味小承气汤（大黄6g，枳实12g，厚朴12g，大腹皮30g，莱菔子30g，苏梗30g，藿梗30g，炒白芍30g，醋元胡15g，姜半夏9g，炙甘草10g）灌肠，治疗 7 天，观察患者在治疗前、治疗第 3 天及第 7 天的临床症状、体征、腹部 X 线检查等变化。结果 80 例患者临床总有效率 87.5%。与治疗前比较，患者腹痛、腹胀、恶心、呕吐、排气、排便等临床症状，以及腹部压痛、肠鸣等治疗后明显改善（$P < 0.05$ 或 $P < 0.01$）。患者治疗前后腹部影像学指标明显改善（均 $P < 0.01$）。提示加味小承气汤灌肠能明显改善恶性肠梗阻患者的临床表现，对恶性肠梗阻有较好疗效。

**2. 胃癌术后胃瘫的临床研究**

仇庆华等选取胃癌行近端胃切除术后胃瘫患者 62 例，31例患者采用传统的西医治疗，31 例患者加用小承气汤保留灌胃的中西医结合治疗，对两组患者腹胀、呕吐症状消失及恢复进食时间（20 天有效率）进行比较。结果小承气汤保留灌胃的中西医结合治疗组患者腹胀、呕吐症状消失及恢复进食时间优于对照组（$P < 0.05$）。

**3. 减轻镇痛药物副作用的临床研究**

晚期癌痛大多持续应用镇痛剂，目前均为阿片类药，其胃肠副作用十分常见，表现为几乎所有病人出现便秘。张红等应用小承气汤治疗癌痛镇痛药胃肠副作用 40 例，取得满意疗效，便秘临床痊愈 30 例，有效 8 例，无效 2 例；呕恶临床痊愈 19例，有效 9 例。

关洁珊等以小承气汤合增液汤为基本方的中药汤剂治疗阿片类止痛药所致便秘的有效性及安全性。结果：治疗组便秘临床疗效明显高于对照组，两组患者治疗后便秘评分均较治疗前降低，治疗组降低更为明显。提示以小承气汤合增液汤为基本方治疗阿片类药物所致便秘安全有效。

**【实验研究】**

抗肿瘤作用及逆转耐药参见大承气汤。

**【原文】**

[1]《伤寒论》第208条：若腹大满不通者，可与小承气汤。

[2]《伤寒论》第209条：若不大便六七日，恐有燥屎，欲知之法，少与小承气汤，汤入腹中转失气者，此有燥屎也，乃可攻之；若不转失气者，此但初头硬，后必溏，不可攻之，攻之必胀满不能食也。欲饮水者，与水则哕，其后发热者，必大便复硬而少也，以小承气汤和之。

[3]《伤寒论》第213条：阳明病，其人多汗，以津液外出，胃中燥，大便必硬，硬则谵语，小承气汤主之。

[4]《伤寒论》第214条：阳明病，谵语、发潮热、脉滑而疾者，小承气汤主之。

[5]《伤寒论》第250条：太阳病，若吐、若下、若发汗后，微烦，小便数、大便因硬者，与小承气汤，和之愈。

[6]《伤寒论》第251条：得病二三日，脉弱，无太阳柴胡证，烦躁、心下硬；至四五日，虽能食，以小承气汤，少少与，微和之，令小安。

[7]《伤寒论》第374条：下利谵语者，有燥屎也，宜小承气汤。

[8]《金匮要略·呕吐哕下利病脉证治》：下利谵语者，有燥屎也，小承气汤主之。

**【参考文献】**

[1]　张红，陈孟溪．小承气汤治疗癌痛镇痛药胃肠副作用40例[J]．新中医，1996（02）：52．

[2]　杨婉露，曾柏荣，王理槐．柴胡疏肝散合小承气汤加减

外敷治疗恶性肠梗阻的临床观察 [J]. 中医药导报，2016，22 (15)：97 - 98 + 101.

[3] 魏征，张俊萍，蔡小平. 加味小承气汤灌肠治疗恶性肠梗阻 80 例临床观察 [J]. 中国临床研究，2013，26 (08)：847 - 848.

[4] 仇庆华. 小承气汤治疗胃癌术后胃瘫 31 例分析 [J]. 现代医药卫生，2011，27 (18)：2827 - 2828.

[5] 关洁珊，林丽珠，高海利，等. 小承气汤合增液汤治疗阿片类止痛药所致便秘 50 例临床研究 [J]. 江苏中医药，2014，46 (02)：35 - 36.

## 三、调胃承气汤

### 【组成】

原方：大黄四两（去皮，清酒洗），甘草二两（炙），芒硝半升。

今方：大黄 12g，炙甘草 6g，芒硝 15g。

### 【用法】芒硝后下，其余常规水煎服。

### 【功用】缓下热结。

### 【肿瘤临床应用】

临床常用于阿片类药物所致便秘，以及腹部肿瘤导致的肠梗阻。

### 【临床验案】

#### 吗啡引起的便秘验案

罗某，男，73 岁，肺癌骨转移，腰痛难忍，影响睡眠，口服硫酸吗啡缓释片 30mg/12h 疼痛可基本控制，但大便困难，就诊时 7 日大便未解，伴恶心不适、口干，予调胃承气汤，缓缓口服后大便得畅。

### 【临床研究】

#### 1. 治疗阿片类药物所致中重度便秘的临床研究

吕保阶选取 200 例因癌痛应用阿片类药物所致中重度便秘

患者为研究对象，根据患者意愿及随机分配原则，将参与灌肠治疗患者分为研究组，口服乳果糖治疗患者分为对照组，对两组治疗后便秘症状变化情况（BFI 量表：Bowel Function Index）、辅助止痛疗效（NRS 数字评估法）及药物继发不良反应进行观察比较。结果：两组治疗后 BFI 量表评分均较治疗前显著减小，治疗后仅研究组辅助止痛疗效 NRS 评分、不良反应评分较治疗前显著减小，且治疗后研究组 BFI 量表评分、辅助止痛疗效 NRS 评分、不良反应评分均较对照组减小显著（$P < 0.05$）。提示加味调胃承气汤灌肠对癌痛患者应用阿片类药物所致中重度便秘疗效显著，能有效改善患者便秘症状，并对患者有较显著的辅助止痛疗效。

**2. 治疗晚期消化道肿瘤导致的肠梗阻**

陈玉等应用调胃承气汤治疗晚期消化道肿瘤 35 例取得了较好的疗效，其中呕吐和便秘缓解率 100%，纳差缓解率 91.4%，腹胀缓解率 96.4%，黄疸缓解率 73.3%。

【实验研究】

抗肿瘤作用机制参见大承气汤。

【原文】

［1］《伤寒论》第 29 条：伤寒脉浮、自汗出、小便数、心烦、微恶寒、脚挛急，反与桂枝，欲攻其表，此误也。得之便厥、咽中干、烦躁吐逆者，作甘草干姜汤与之，以复其阳。若厥愈足温者，更作芍药甘草汤与之，其脚即伸；若胃气不和谵语者，少与调胃承气汤。

［2］《伤寒论》第 70 条：发汗后恶寒者，虚故也；不恶寒，但热者，实也，当和胃气，与调胃承气汤。

［3］《伤寒论》第 94 条：太阳病未解，脉阴阳俱停（一作微），必先振栗，汗出而解；但阳脉微者，先汗出而解；但阴脉微（一作尺脉实）者，下之而解。若欲下之，宜调胃承气汤。

［4］《伤寒论》第 105 条：伤寒十三日，过经，谵语者，

以有热也，当以汤下之。若小便利者，大便当硬，而反下利，脉调和者，知医以丸药下之，非其治也。若自下利者，脉当微厥，今反和者，此为内实也，调胃承气汤主之。

[5]《伤寒论》第 123 条：太阳病，过经十余日，心下温温欲吐而胸中痛，大便反溏，腹微满，郁郁微烦。先此时自极吐下者，与调胃承气汤。

[6]《伤寒论》第 207 条：阳明病，不吐、不下、心烦者，可与调胃承气汤。

[7]《伤寒论》第 248 条：太阳病三日，发汗不解，蒸蒸发热者，属胃也，调胃承气汤主之。

[8]《伤寒论》第 249 条：伤寒吐后，腹胀满者，与调胃承气汤。

**【参考文献】**

[1] 吕保阶. 加味调胃承气汤灌肠治疗癌痛患者应用阿片类药物所致中重度便秘疗效观察 [J]. 中医临床研究，2017，9（19）：47 - 49.

[2] 陈玉. 调胃承气汤治疗晚期消化道肿瘤 35 例临床观察 [J]. 安徽中医临床杂志，1998（04）：197 - 198.

# 四、桃核承气汤

**【组成】**

原方：桃仁（去皮尖）、大黄、炙甘草各四两，桂枝、芒硝各二两。

今方：桃仁、大黄、炙甘草各 12g，桂枝、芒硝各 6g。

**【用法】** 常规水煎服，芒硝冲服。

**【功用】** 逐瘀泄热。

**【肿瘤临床应用】**

临床可用于腹部肿瘤腹痛腹胀患者，化疗期间常联合应用二陈汤、旋覆代赭汤、橘皮竹茹汤、四君子汤等益气健脾和胃方药，放化疗结束后常联合应用土茯苓、蛇莓、蛇六谷、野葡萄藤、红藤、菝葜等解毒散结类药物。

**【临床验案】**

### 治疗卵巢癌术后腹痛验案

张某，女，48岁，2016年8月因"卵巢癌术后伴反复腹痛1年"就诊。患者1年前行卵巢癌手术，术后化疗6个疗程，第一疗程化疗期间出现腹痛不适，多次复查未见复发转移，CA125等血清肿瘤标志物正常。就诊时症见：时腹部隐痛不适，纳平，大便不畅，夜寐一般，时有潮热，舌质暗红苔薄白稍腻，脉细。予桃核承气汤加减：桃仁9g，制大黄6g，炙甘草9g，桂枝9g，火麻仁30g，当归12g，香附6g，蛇舌草30g，蛇莓30g，山慈菇9g，鸡内金12g，炒谷麦芽各15g。14剂后腹痛减轻，大便得畅。原方加减应用1年，患者复查未见复发转移，生活如常人。

**【临床研究】**

**1. 联合化疗治疗卵巢癌的临床研究**

杨波等观察了桃核承气汤化裁（酒大黄9g，桃仁15g，桂枝6g，炙甘草6g，生地黄15g，天花粉15g，玄参15g，全蝎6g，穿山甲10g，土茯苓12g，猪苓15g，大腹皮10g，乌药6g，山慈菇8g。消化道反应明显加姜半夏10g、芦根15g、生姜6g、陈皮10g、紫苏10g，白细胞计数降低加党参12g、黄芪15g、白术20g、阿胶15g）辅助西医治疗对卵巢上皮性癌患者的血清CA125水平及化疗副作用的影响，结果CA125半衰期（T1/2）治疗组≤40日者为86.36%，对照组为60.00%（$P < 0.05$）；治疗组恶心呕吐和白细胞计数降低程度≤Ⅰ度者分别为77.27%和86.36%，对照组分别为55.00%和60.00%（$P < 0.05$）。结果提示桃核承气汤化裁内服配合西医治疗晚期卵巢癌患者效果满意，比单纯手术加化疗效果要好，且化疗副反应少。

**2. 联合化疗治疗大肠癌术后患者的临床疗效**

黄敏等选取大肠癌患者64例，随机分为联合组和对照组，联合组采用加减加味桃核承气汤（桃仁 12g，桂枝 6g，大黄 12g，芒硝 6g，当归 10g，川芎 10g，枳壳 10g，炙甘草 6g）联合化疗治疗，对照组采用化疗治疗。结果：联合组和对照组的肿瘤缓解率分别为 16.13% 和 15.63%；联合组中性粒细胞减少和恶心呕吐、腹痛腹胀的不良反应例数均低于对照组，联合组不良反应率 53.13% 低于对照组 71.88%（均 $P < 0.05$）。提示桃核承气汤联合化疗对大肠癌术后患者能明显减轻炎症反应，促进胃肠功能恢复，降低腹痛腹胀率的发生，且不良反应小。

【实验研究】

桃核具有良好的抗肿瘤疗效，其余参见大承气汤。桃仁乙醇提取物可减轻 S180 荷瘤小鼠的肿瘤质量，增加胸腺指数，提高 SOD 活性，降低 MDA 含量；大剂量（2.8g/kg）桃仁乙醇提取物可提高脾脏指数和体质量。桃仁总蛋白能促进 IL－2、IL－4 的分泌，调节 $CD_4{}^+$/$CD_8{}^+$ 细胞的比值；抑制体内肉瘤的生长，诱导肿瘤细胞凋亡。

【原文】

《伤寒论》第 106 条：太阳病不解，热结膀胱，其人如狂，血自下，下者愈。其外不解者，尚未可攻，当先解其外；外解已，但少腹急结者，乃可攻之，宜桃核承气汤。

【参考文献】

[1] 杨波，黎海莉，张军，等. 桃核承气汤化裁辅助西医治疗对卵巢上皮性癌患者血清 CA125 水平及化疗副作用的影响 [J]. 河北中医，2006（08）：566－568.

[2] 黄敏，吴传中. 加味桃核承气汤联合化疗治疗大肠癌术后患者的疗效观察 [J]. 中医药学报，2016，44（06）：70－73.

[3] 吴英花，张红英. 桃仁乙醇提取物对小鼠移植性 S180 肿瘤的抑制作用 [J]. 延边大学医学学报，2015，38（04）：283－285.

[4] 运晨霞. 桃仁总蛋白对荷瘤鼠细胞因子水平及肿瘤细胞凋亡影响的实验研究 [D]. 黑龙江中医药大学，2003.

# 第十章

# 栀子豉汤类

## 一、栀子豉汤

【组成】

原方：肥栀子十四枚（擘），香豉四合。

今方：栀子 20g，豆豉 12g。

【用法】常规水煎栀子，去渣后放入豆豉，去渣，分 2 次温服，若吐者，待吐后服用。

【功用】清热除烦。

【肿瘤临床应用】

本方在肿瘤治疗中很少单独应用，但肿瘤患者多有情绪抑郁的表现，所以常在辨证的基础上与其他方剂合用，治疗恶性肿瘤各个阶段的心烦不寐。

【临床验案】

张某，男，75 岁，2003 年因血尿检查确诊膀胱癌，行膀胱肿瘤电切术，术后行膀胱灌注化疗，术后复发 3 次，拒绝行膀胱全切，每次均行局部电切术，2006 年末次复发后开始服用中药，病情基本稳定，未再复发。2010 年因拟随儿子移居国外，因考虑国外就医不便，心情抑郁烦躁，无法入寐，就诊时已约 2 周几乎未眠，面色焦虑，心烦，纳少，大便干，舌红苔少，脉数。于原处方基础上加用栀子 9g、豆豉 9g、荷叶 9g，1 周后情绪逐渐稳定，夜寐较前改善，大便得解。

【临床研究】

未查阅到针对肿瘤患者的临床研究。本方治疗抑郁及失眠具有良好的临床疗效，可供参考。本方对反流性食管炎也具有良好的临床疗效，可供胃癌术后伴有反流性食管炎参考。

【实验研究】

**1. 抗肿瘤作用机制**

栀子所含栀子油可显著提高小鼠脾指数，有一定抑瘤作用。栀子多糖具有比较广谱的抑瘤效应，MTT 法测定栀子多糖对人红白血病细胞 K562 的无毒剂量约为 $0.4\mu g/mL$，低毒剂量约为 $14.33\mu g/mL$，半致死剂量约为 $62.61\mu g/mL$，$100\mu g/mL$ 栀子多糖对人红白血病 K562 细胞的抑制率为 63.2%；实体瘤称重法测定栀子多糖对小鼠腹水肝癌 Hcaf 实体瘤的抑制情况表明，栀子多糖口服给药效果优于注射给药；$500\mu g/(kg \cdot d)$ 的栀子多糖口服对小鼠肝癌实体瘤的抑制率达 49%。

淡豆豉醇提物（SAE）可显著抑制人肝癌细胞株 SMMC7721 和 QSG7701 生长，并且具有一定的时间、剂量依赖关系。

**2. 抗抑郁作用研究**

栀子豉汤能够使抑郁症大鼠体重变化以及血中多巴胺、5 - 羟色胺、高密度脂蛋白、胆固醇、甘油三酯的含量接近空白组与氟西汀组，由此可以证明栀子豉汤具有很好的抗抑郁作用。

【原文】

[1]《金匮要略·呕吐哕下利病脉证治》：下利后更烦，按之心下濡者，为虚烦也，栀子豉汤主之。

[2]《伤寒论》第 76 条：发汗后，水药不得入口，为逆。若更发汗，必吐下不止。发汗、吐下后，虚烦不得眠，若剧者，必反复颠倒，心中懊憹，栀子豉汤主之；若少气者，栀子甘草豉汤主之；若呕者，栀子生姜豉汤主之。

【参考文献】

[1] 石景洋，张彦丽，张霄，等. 栀子豉汤治疗抑郁症患者44

例疗效观察 [J]. 中国实验方剂学杂志, 2012, 18 (18): 316－318.

[2] 蔡絜如. 栀子豉汤治疗轻度忧郁症之探讨与临床观察 [D]. 北京中医药大学, 2013.

[3] 刘晓倩, 闫军堂, 王雪茜, 等. 刘渡舟教授运用"栀子豉汤"类方证治经验 [J]. 国医论坛, 2015, 30 (01): 3－5.

[4] 刘文娟, 胡霖霖, 张永华. 酸枣仁汤联合栀子豉汤治疗焦虑性失眠临床研究 [J]. 浙江中西医结合杂志, 2014, 24 (09): 794－795.

[5] 陈芳瑜. 栀子豉汤治疗反流性食管炎184例临床观察 [J]. 海峡药学, 2004 (05): 132－133.

[6] 刘继平, 许海, 胡锐, 等. 栀子油对S180荷瘤小鼠肿瘤生长及胸腺、脾指数的影响 [J]. 西北药学杂志, 2010, 25 (02): 112－114.

[7] 石若夫, 李大力, 田春宇, 等. 栀子多糖的抗肿瘤活性研究 [J]. 林产化学与工业, 2002 (04): 67－70.

[8] 毛俊琴, 李铁军, 黄晓瑾, 等. 中药淡豆豉提取物的体外抗肿瘤作用研究 [J]. 解放军药学学报, 2003 (06): 407－410.

[9] 高芳. 栀子豉汤治疗抑郁症的实验研究 [D]. 福建中医学院, 2007.

## 二、栀子甘草豉汤

【组成】
原方：栀子十四个，甘草二两（炙），香豉四合。
今方：栀子20g，炙甘草6g，豆豉12g。
【用法】常规水煎栀子、甘草，去渣后放入豆豉，去渣，分2次温服，若吐者，待吐后服用。
【功用】清气分热。
【肿瘤临床应用】
与栀子豉汤相比，本方加用甘草，用于栀子豉汤证兼见少气者，于肿瘤治疗中则常用于正气亏虚明显的失眠抑郁患者。甚少单独应用，多与其他方剂合用。

**【临床验案】**

李某，女，58岁，卵巢癌化疗后2周。化疗期间应用我科经验方"抗瘤增效方"，此次化疗后失眠明显，伴乏力气短，在原方基础上加用栀子9g、豆豉9g、炙甘草9g，药后失眠减轻。

**【临床研究】**

临床未见针对肿瘤的研究，查到探讨对反流性食管炎的研究，可供治疗胃癌术后伴食管反流参考。

**【实验研究】**

**1. 抗肿瘤作用机制**

参考栀子豉汤。甘草所含异甘草素、黄酮类、甘草查尔酮A等多种物质均具有良好的抗肿瘤作用。

**2. 治疗反流性食管炎的作用机制研究**

栀子甘草豉汤能够提高反流性食管炎大鼠GAS、MIL水平和降低VIP水平，增强食管下括约压力，制止胃肠内容物反流到食管，从而保护食管黏膜，起到治疗反流性食管炎的作用。

**3. 抗抑郁研究**

栀子甘草豉汤具有抗抑郁作用，其药效物质成分与已识译出的化学成分群之间的关系有待进一步探讨。

**【原文】**

《伤寒论》第76条：发汗后，水药不得入口，为逆。若更发汗，必吐下不止。发汗、吐下后，虚烦不得眠，若剧者，必反复颠倒，心中懊憹，栀子豉汤主之；若少气者，栀子甘草豉汤主之；若呕者，栀子生姜豉汤主之。

**【参考文献】**

[1] 梁国强. 栀子甘草豉汤治疗反流性食管炎临床疗效及预后研究 [J]. 亚太传统医药，2017，13（07）：120-121.

［2］涂清波，马宇凡，王赛男，等．异甘草素抗肿瘤作用机制及其结构修饰研究进展［J］．中南药学，2017，15（11）：1581－1585.

［3］黄雨婷，迟宗良，王姝梅，等．甘草中的黄酮类成分及其抗肿瘤活性研究进展［J］．中国新药杂志，2017，26（13）：1532－1537.

［4］刘代婷，徐巍．甘草查尔酮A抗肿瘤作用研究进展［J］．世界中医药，2016，11（10）：2194－2196＋2199.

［5］刘小河，马艳红，何丽清，等．栀子甘草豉汤、大黄黄连泻心汤及其合方对反流性食管炎模型大鼠胃肠激素的影响［J］．中国中医基础医学杂志，2016，22（06）：768－770＋859.

［6］乐文，冯芳，王娅．栀子甘草豉汤的LC－PDA－MS/MS分析及抗抑郁作用研究［J］．中国药科大学学报，2009，40（04）：342－347.

## 三、栀子柏皮汤

**【组成】**

原方：肥栀子十五个，甘草（炙）一两，黄柏二两。

今方：栀子20g，炙甘草3g，黄柏6g。

**【用法】**常规水煎温服。

**【功用】**治伤寒身黄发热，无表里证者。

**【肿瘤临床应用】**

**1. 可用于肿瘤相关性黄疸**

栀子柏皮汤在临床中广泛应用于黄疸、病毒性肝炎、胆囊炎等疾病的治疗，在恶性肿瘤的治疗中可用于治疗肝癌、胰腺癌等引起的黄疸。

**2. 放化疗引起的皮肤黏膜反应**

外用可治疗靶向药物、放疗引起的皮肤反应，以及减轻化疗引起的静脉炎。灌肠可缓解放射治疗引起的肠炎。

**【临床验案】**

### 外用湿敷治疗靶向药皮疹验案

患者男性，72 岁，2015 年 10 月确诊肺腺癌、胸膜转移。2015 年 11 月开始化疗 4 周期。2016 年 4 月复查提示病情进展，改为口服易瑞沙治疗。出现背部、头部红色皮疹，高出皮肤，有黄头，瘙痒，纳眠差，二便可。舌质暗红，苔薄黄腻，脉滑。处方：栀子 60g，黄柏 30g，甘草 15g。使用方法：水煎，湿敷。后减轻。

### 治疗化疗后的胆红素升高验案

患者男性，29 岁，2014 年 5 月 23 日行 DIXON 术，病理：直肠盘状隆起型高 - 中分化腺癌，淋巴结未见转移癌。TNM 分期：pT3N0。经过化疗后病情平稳，但胆红素指标均偏高，无明显黄疸，便溏，纳眠可，舌质暗红，苔薄黄腻，脉弦滑。予以栀子柏皮汤后缓解，处方：栀子 15g，黄柏 10g，甘草 6g，水煎服。

**【临床研究】**

目前尚未查到栀子柏皮汤的临床研究。但应用黄柏水早期湿敷可减少静脉炎发生率，其疗效明显优于传统硫酸镁湿敷疗法，可供临床参考。

**【实验研究】**

**1. 抗肿瘤作用机制**

栀子、甘草抗肿瘤作用参见栀子豉汤、栀子甘草豉汤。黄柏也具有良好的抗肿瘤作用，闫玉鑫从川黄柏中分离鉴定了 7 个已知化合物，分别为小檗碱、巴马汀、10，11 - 二甲氧基 - 13 - 甲基小檗碱、丁香脂素 O - β - D 葡萄糖苷、紫丁香酚苷及常见的 β - 谷甾醇和 β - 胡萝卜苷。以 HepG2、MCF7、HT29 和 MKN28 肿瘤细胞株为研究对象，采用 MTT 法研究了化合物的体外抗肿瘤活性。实验结果显示化合物小檗碱和 10，11 - 二甲

氧基 - 13 - 甲基小檗碱具有较强的抑制肿瘤细胞 HepG2 生长的作用，IC50 值分别为 0.15 和 0.19μM，结果提示川黄柏中得到的化合物对不同种肿瘤细胞具有细胞毒选择性，有一定的抗癌活性。

**2. 抗炎作用**

栀子及栀子苷具有良好的抗炎作用，黄柏煎剂也具有良好的抗炎、抗菌作用，甘草亦具有良好的抗炎作用，该作用机制可解释本处方治疗放化疗及靶向治疗引起的皮肤黏膜反应的作用机制。

**3. 退黄作用**

栀子柏皮汤对阳黄证模型大鼠具有明显的治疗作用，其退黄机制可能为抑制炎症反应、清除自由基，从而减轻肝脏损伤；拆方结果显示全方疗效优于其他拆方组。

【原文】

《伤寒论》第261条：伤寒身黄发热，栀子柏皮汤主之。

【参考文献】

[1] 杨宏丽. 栀子柏皮汤在恶性肿瘤治疗中的应用 [J]. 江西中医药大学学报，2018，30（01）：13 - 14.

[2] 吴碧兰，朱丽丽，韦衡秋. 黄柏水早期湿敷预防化疗药物所致静脉炎的疗效观察 [J]. 当代护士（下旬刊），2013（07）：140 - 141.

[3] 闫玉鑫. 川黄柏的抗肿瘤化学成分研究 [J]. 云南师范大学学报（自然科学版），2015，35（03）：75 - 78.

[4] 黄群莲，王利国，唐灿，等. 巴中产栀子解热抗炎药理效应研究 [J]. 中国药师，2014，17（02）：191 - 193.

[5] 张文娟，李茂星，张泉龙，等. 栀子苷的快速提取分离及其镇痛抗炎作用研究 [J]. 中国实验方剂学杂志，2012，18（21）：170 - 174.

[6] 方尚玲，刘源才，张庆华，等. 栀子苷镇痛和抗炎作用

的研究 [J]. 时珍国医国药, 2008 (06): 1374 - 1376.

[7] 杨磊, 张延英, 李卉, 等. 黄柏煎剂的抗炎、抗菌作用研究 [J]. 实验动物科学, 2014, 31 (04): 14 - 17.

[8] 孙丹丹. 异甘草素及其类似物的抗癌及抗炎机制研究 [D]. 兰州大学, 2017.

[9] 朱继孝, 李雪溦, 李磊, 等. 栀子柏皮汤及其拆方对中医阳黄证黄疸大鼠退黄作用的研究 [J]. 中药新药与临床药理, 2015, 26 (01): 25 - 30.

# 第十一章

# 泻心汤类

## 一、泻心汤

【组成】

原方：大黄二两，黄连、黄芩各一两。

今方：大黄 6g，黄连、黄芩各 3g。

【用法】 常规水煎服。

【功用】 泻火止血。

【肿瘤临床应用】

**1. 肝癌或者肿瘤肝转移导致的消化道出血**

上消化道出血是肝癌常见的并发症之一，癌邪郁结，气滞血瘀，日久化热，热迫血行，急则治标，故以泻心汤泻热解毒止血。

**2. 肺癌大咯血**

咯血为肺癌常见临床症候，大咯血偶见，一旦发生，来势凶猛，常危及生命。急则治其标，辨证见邪热壅盛者可应用泻心汤泻火止血，但须注意中病即止，血止后及时固本培元、抗癌散结。

【临床验案】

### 治疗肝癌晚期上消化道出血验案

杜某，男，56 岁，有乙肝肝硬化史多年，3 个月前确诊肝癌，肝内多发转移，肺转移，曾行介入治疗 2 次，病情持续进展，腹胀明显，时有恶心呕吐，1日前剧烈呕吐后出现吐血，考虑为上消化道出血，家属拒绝进一步治疗，要求以中药"安慰一下"。予泻心汤口服，处方：大黄12g（后下），黄芩6g，黄连6g。3剂后吐血渐止，改用八珍汤等健脾和胃、养血止血，约3个月未再出血，后因肝肿瘤破裂去世。

**【临床研究】**

**1. 泻心汤治疗肝癌上消化道出血临床研究**

金红等以泻心汤为主（大黄粉5~10g冲服，黄芩10g，黄连5g）治疗中、晚期肝癌所致上消化道出血40例，并设单纯西药对照组30例，结果发现治疗组止血疗效优于对照组。

**2. 泻心汤治疗咳血（包括肺癌咳血）临床研究**

徐青霞应用泻心汤（大黄12g，黄连、黄芩各6g，伴外感风热加桑叶、白菊花、牛蒡子，兼有燥热加沙参、麦冬、天花粉，痰热较盛加川贝、黛蛤散，肺胃热盛酌加生石膏、知母、地骨皮、桑白皮，并可适当加用仙鹤草、白及、侧柏炭、三七粉等止血药）治疗咳血73例（包括肺癌9例），总有效率94.6%，显效率65.8%。

**【实验研究】**

**1. 抗肿瘤作用机制**

大黄、黄连、黄芩均具有良好的抗肿瘤作用。大黄素对肿瘤的侵袭、迁移、血管生成等肿瘤转移过程都有抑制作用，大黄酸通过细胞周期阻滞、诱导细胞凋亡以及控制转移而发挥抗肿瘤作用。黄连所含黄连素对于肺癌A549细胞、人卵巢癌SK-OV3细胞、宫颈癌Hela细胞等多种肿瘤细胞具有抑制生长或促进凋亡的作用。黄芩所含黄芩苷、黄芩酮、黄芩素等也具有良好的抗肿瘤作用，可以抑制肿瘤生长与转移。

**2. 止血作用机制**

大黄具有良好的止血作用已为共识。需要指出的是，尽管临床应用大黄止血以生大黄或大黄后下为主，但是研究发现生大黄炮制后化学成分种类没有变化，大黄炒炭后大黄酚、大黄素、大黄酸、大黄素甲醚的含量均有所下降，炒炭后止血作用增强，所以应用大黄止血时以大黄炭为好。黄连所含黄连素外用具有较好的止血效果。黄芩也为止血良药，应用广泛。研究发现，黄芩炭氯仿部位为黄芩炭止血的有效部位，止血主要通过内源性、外源性凝血酶及内外源共同途径，与纤维蛋白系统无关。

**【原文】**

《金匮要略·惊悸吐衄下血胸满瘀血病脉证治第十六》：心气不足，吐血衄血，泻心汤主之。

**【参考文献】**

［1］金红，蒋益兰．泻心汤为主治疗中晚期肝癌上消化道出血40例临床观察［J］．中国中西医结合杂志，1996（12）：743-744．

［2］徐青霞．泻心汤治疗咯血73例［J］．浙江中医杂志，1998（07）：301．

［3］杨念，向龙超，曹风军，等．大黄素对肿瘤转移作用及机制的研究进展［J］．肿瘤药学，2016，6（03）：173-177．

［4］俞璐，姚国栋，马卫成．大黄酸：一种新型潜在抗肿瘤药物（英文）［J］．JournalofChinesePharmaceuticalSciences，2016，25（05）：321-328．

［5］蒋国君，李利，吴小祥，等．黄连素在A549细胞中对顺铂抗肿瘤作用的影响及其机制［J］．中国肺癌杂志，2015，18（08）：481-486．

［6］张春洁，金平，李娜．黄连素抑制人卵巢癌SKOV3细胞增殖并诱导凋亡［J］．基础医学与临床，2013，33（02）：225-226．

［7］狄晓鸿，高英敏，郭红云．黄连素对人宫颈癌Hela细胞株的体外作用研究［J］．中国中医药信息杂志，2008（01）：30-32．

［8］王熙熙．黄芩苷对人卵巢癌SKOV3细胞的抑制作用及其机制研究［D］．北京中医药大学，2017．

[9] 孙沛林. 黄芩素对胃癌 MGC - 803 细胞的抑癌作用及机制研究 [D]. 延边大学, 2017.

[10] 聂明秀. 两种黄芩黄酮化合物体外抑制肾肿瘤作用研究 [D]. 昆明理工大学, 2016.

[11] 林声在, 张朝凤, 刘晓东, 等. 大黄、虎杖、何首乌止血作用的比较研究 [J]. 西北药学杂志, 2012, 27 (06): 553 - 555.

[12] 焦东海, 郭济贤. 生大黄止血作用的研究概况 [J]. 中成药研究, 1980 (02): 34 - 36.

[13] 郭东艳, 王梅, 唐志书, 等. 大黄炒炭前后化学成分变化及止血作用的实验研究 [J]. 时珍国医国药, 2010, 21 (12): 3152 - 3153.

[14] 汪芳, 陈云平, 苏香萍. 抗菌止血壳聚糖/黄连素多孔干凝胶的制备及其表征 [J]. 中国组织工程研究, 2017, 21 (06): 899 - 905.

[15] 王剑, 徐丹洋, 陈佩东, 等. 黄芩炭对血热出血大鼠止血有效部位研究 [J]. 中国实验方剂学杂志, 2011, 17 (11): 153 - 156.

## 二、半夏泻心汤

### 【组成】

原方: 半夏半升, 黄芩、干姜、人参、甘草 (炙) 各三两, 黄连一两, 大枣十二枚。

今方: 半夏 15g, 黄芩、干姜、人参、炙甘草各 9g, 黄连 3g, 大枣 9g。

【用法】 常规水煎, 温服。

【功用】 寒热平调, 消痞散结。

【肿瘤临床应用】

**1. 预防胃癌, 治疗萎缩性胃炎**

胃的癌前病变是指一类容易发生癌变的胃黏膜病理组织学

变化，即胃黏膜的异型增生和肠上皮化生，主要伴存于慢性萎缩性胃炎。半夏泻心汤用于萎缩性胃炎具有良好的逆转效果。

**2. 治疗消化道肿瘤**

消化道肿瘤以及消化道肿瘤术后常见腹胀等反应，应用本方具有良好的疗效。

**3. 减轻化疗的恶心呕吐**

化疗药物易伤脾胃，导致气机不畅，虚实夹杂，寒热互结。半夏泻心汤寒热互用，苦辛并进，补土和中，使邪去正复，升降相宜，诸症悉平。

**4. 治疗放疗化疗导致的腹泻**

消化道肿瘤治疗期间常易出现胃肠功能紊乱，出现顽固性腹泻，应用本方具有良好的止泻疗效。

【临床验案】

### 食管癌术后腹胀

方某，男，42岁，2005年5月13日初诊。患者3年前于外院行食管癌切除术，1个月前中上腹不适或撑胀作痛，伴有嗳气、头晕，食欲渐减，稍食则腹胀，大便正常。B超（肝胆胰脾）检查未示异常；胃镜检查提示慢性胃炎；胃窦及食管黏膜活检：炎症（＋＋），HP（－）。服用莫沙比利、复方消化酶、奥美拉唑以及中药治疗，未明显好转。刻诊：胸膈痞闷，时撑胀疼痛，纳差，食入胀甚，乏力，口干，盗汗；舌红、苔薄黄腻，脉沉紧。辨证为气阴两虚，升降失调；治拟益气滋阴化湿，调节升降；方用半夏泻心汤加减，处方：半夏15g，黄芩12g，黄连6g，干姜6g，太子参15g，炙甘草6g，石斛6g，麦冬9g，旋覆花（包煎）15g，半枝莲30g。复诊：患者服药7剂后，胀满感减，稍能进食；前方减石斛、麦冬用量，加木香9g、砂仁6g。服药14剂后，无腹胀痛不适，食欲正常。再服药14剂，嗳气、头晕亦减。继服2个月后诸症皆消，随访至今未发。

## 胃癌术后伴胆汁反流

侯某，女，84岁，2006年5月6日初诊。患者心下痞满饱胀伴体重减轻1年余。平素时呕恶，不思饮食，乏力，急躁焦虑，体重1年内下降10kg。外院胃镜检查示胃癌伴胆汁反流。患者及家属拒绝手术及放化疗治疗。刻诊：心下痞满，平素多有胸胁胀闷，嗳气，纳差，时恶心，遇情绪焦虑或紧张时加重，甚则腹泻；舌淡红、苔薄黄腻，脉弦细。辨证为肝郁脾虚，寒热错杂；治拟健脾和中，疏肝降逆，虚实兼顾，并调寒热；方用半夏泻心汤加减，处方：半夏15g，黄芩12g，黄连6g，干姜6g，党参15g，大枣9g，甘草6g，柴胡12g，木香15g，砂仁6g。复诊：患者服药7剂后，痞满减，食量增，体力渐复；原方加三七9g、莪术15g。前后守方共服30余剂，症状消失。胃镜复查：癌肿无增大、出血，胃内无胆汁潴留，呈慢性炎性改变。更以前方15剂巩固疗效，停药后无复发，纳食正常，体重增加，随访至今良好。

## 肠癌术后腹泻

蒋某，女，54岁，2007年11月12日初诊。患者2006年7月发现结肠癌，同年8月于外院行结肠癌切除术，术后病理示：腺癌。术后泄泻不止，水样便，每日7~8次，服用培菲康、得舒特等皆未收效。刻诊：形体瘦弱，口渴喜饮，食少神疲，肠鸣腹痛，心烦少寐；舌红、苔腻微黄，脉滑。辨证为胃热肠寒；治拟清胃热，补脾涩肠，并调寒热；方用半夏泻心汤加减，处方：半夏15g，黄芩12g，黄连6g，干姜6g，党参15g，藿香10g，山楂15g，茯苓10g。复诊：患者服药7剂后，症状明显减轻；再进14剂后一如常人，至今未复发。

## 减轻化疗消化道反应验案一

杨某，男性，75岁，干部，2004年6月8日初诊。主诉：

胃脘部疼痛 3 个月余，伴食欲不振。患者于 2004 年 3 月无明显诱因出现胃脘部疼痛，呈持续性，伴有泛酸、恶心、呕吐、纳呆、眠差。4 月 2 日在北京某医院行胃镜检查示：胃窦、大弯侧多发溃疡，边缘隆起，基底较硬。溃疡边缘取活检病理示：黏液腺癌，部分为印戒细胞癌。4 月 20 日住院行胃大部切除术，术中见胃大弯侧、胃窦部肿物 6cm×5cm，已穿透浆膜肌层。术后病理示：胃黏液腺癌、管状腺癌及印戒细胞癌，癌组织侵及浆膜层并侵犯胃壁神经，胃窦大弯侧淋巴结转移 1/6，上下切缘、大网膜和贲门旁均未见癌组织。术后 1 个月余开始化疗，方案为 FM、2 个周期，因药物反应大，停止化疗。症见：神疲乏力，消瘦，恶心纳差，口干，心下痞满，肠鸣便溏，眠差，舌质淡，苔薄黄，脉沉细。西医诊断：胃窦部癌化疗后，黏液腺癌、管状腺癌及印戒细胞癌。中医诊断：反胃，证属上热下寒、寒热错杂证。治则：和解半表半里，清上温下。方用半夏泻心汤加减，处方：半夏 15g，党参 15g，黄芩 10g，干姜 10g，黄连 6g，生黄芪 30g，陈皮 6g，藤梨根 15g，生麦芽 15g，炙甘草 6g，大枣 5 枚。7 剂，水煎服，每日 2 次。患者上方服 7 剂后，恶心呕吐等症状均减轻，食纳好转。继用上方加减巩固治疗，病情稳定。2006 年 3 月 4 日复查胃镜、CT 均未发现复发和转移征象。现患者生存期已 2 年 3 个月，仍在巩固治疗中。

## 减轻化疗消化道反应验案二

马某，女，42 岁，社区干部，2016 年 3 月就诊。诊断：左乳浸润性导管癌根治术后（化疗中）。主诉：间断恶心、呕吐 1 周。患者放疗后第 1 周即出现脘腹胀满，烧心，嗳气，睡眠不宁，恶心，呕吐，一日数发，先吐不消化食物，继之以清涎。口服质子泵抑制剂效果不佳，大便 2 日未解，小便清长。延至今日，疲惫不堪，遂来就诊。诊舌淡红，苔白腻，脉沉细滑。证属邪实犯胃，胃失和降，治以和胃降逆。方用半夏泻心汤加味：法半夏 15g，黄芩 9g，黄连 6g，大枣 12 枚，甘草 6g，红参 12g，干姜 9g，茯苓 15g，生姜 12g，2 剂，水煎，分 3 次温服。服药 1 剂，呕吐次数减少，2 剂痊愈。

## 治疗贲门癌验案

褚某，女，61 岁。1986 年 3 月 14 日初诊。患者于 2 个月前始感胃脘痞满、隐痛，且伴口酸、吐痰涎、恶心、呃逆、便秘（3 日一行）、肛门灼热。3 月 5 日经胃镜和病理检查确诊为贲门腺癌。因不适宜手术等西医方法治疗而转入中医科。病人体质尚好，舌苔黄厚腻，脉弦。证属湿热内蕴，肠胃不和，升降失常。治宜清热燥湿，通腑和胃，解毒抗癌。方用半夏泻心汤化裁：半枝莲 30g，川朴、黄连、急性子、清半夏各 10g，大黄、甘草各 6g，干姜 3g，日 1 剂，水煎服。4 月 12 日复诊：上方服 17 剂，口酸、恶心、呃逆消失，胃脘痞满减轻，吐涎少，大便仍欠通畅，舌苔变薄，脉仍弦。食管造影示：贲门壁硬、扩张差、黏膜不整，可见逆蠕动。于原方中加枳实 6g，服 10 剂。4 月 21 日三诊：病情稳定，予原方 15 剂。5 月 5 日四诊：病人自觉良好，唯胃脘部偶有不适。令其每周服上方 3 剂，长期坚持。至今已 1 年有余，尚健在，在此期间多次进行 X 线检查，均未见恶化。

## 治疗食管癌验案

李某，男，55 岁。1986 年 2 月 17 日就诊。患者进食噎、咽部异物感 1 年，尤在大口咽下时梗噎更明显，但尚可进普食，未检查治疗。近来吞咽困难加重，且伴口臭、便秘。经食管造影确诊为食管下段癌。舌质偏红、苔薄黄，脉弦有力。证属寒热互结，胃失和降。治宜寒热并用，调气和胃。方用半夏泻心汤加减：清半夏、黄芩、川厚朴、紫苏、陈皮、急性子、苡米、生山楂各 10g，干姜、黄连、甘草各 6g，日 1 剂，水煎服。3 月 21 日复诊：服上方 30 剂，病情稳定，梗噎见轻，原方加威灵仙、半枝莲各 15g，服 15 剂。4 月 7 日三诊：梗噎缓解，但见便秘、口苦，舌苔黄而厚腻，脉弦。上方去黄芩加大黄、枳实各 6g，服 10 剂。4 月 18 日四诊：服药后大便溏，上方改大黄为 3g，日 1 剂，一直坚持到 7 月末，感觉良好，X 线检查病变无恶化，停药观察。停药半年后，于 1987 年 3 月 9 日再诊：又感咽下噎，有时反胃，较前消瘦，舌苔薄黄，脉弦。食管造影示：食管下段及贲门癌。病变发展，原方加黄芪 30g，日 1 剂，水煎服。药后自觉症状好转，至今尚在治疗中。

## 贲门癌术后

赵某，男，62 岁，贲门癌术后 1 年余。症见：纳差，呕恶频作，时呃逆，呕酸，乏力，夜寐欠安，大便溏结不调，时起口疮，舌红苔白腻，脉沉弦无力。辨证：寒热错杂，脾虚湿盛，胃气上逆。治法：调和寒热，化湿运脾，和胃降逆。处方：半夏 10g，黄芩 10g，黄连 10g，党参 15g，炙甘草 10g，砂仁 10g，白蔻仁 10g，枳壳 10g，厚朴 10g，藿香 10g，竹茹 10g，旋覆花 10g，代赭石 10g，海螵蛸 30g，白及 30g，生牡蛎 15g，牡丹皮 15g，赤芍 15g，煅瓦楞子 20g，生姜 3 片，大枣 5 枚。每日 1 剂，水煎分服。患者服 7 剂后复诊，自诉呕恶、呕酸稍减，进食后腹胀。原方牡丹皮、赤芍减为 10g，黄连减为 6g，加鸡内金 10g、莱菔子 10g。继服 7 剂，呕恶反酸次数减少，胃纳、大便转佳，舌转淡红。去煅瓦楞子、牡丹皮、赤芍，加佩兰 10g、生白术 10g。后患者又进 30 余剂，诸症基本消失，嘱其善加调护，未再来诊。

【临床研究】

### 1. 治疗萎缩性胃炎、预防癌变的临床研究

张素义将 101 例慢性萎缩性胃炎癌前病变患者随机分为观察组和对照组，对照组采用中成药胃复春片治疗，观察组采用半夏泻心汤治疗，均服用半年。结果观察组患者的总有效率为

98.00%，胃镜及病理检查效果总有效率为97.30%，均高于对照组的82.35%和81.30%（$P < 0.05$）。

毛德西应用半夏泻心汤治疗慢性萎缩性胃炎患者168例，治愈86例，显效62例，有效14例，无效6例。治愈率51.19%，有效率96.43%。

**2. 消化道肿瘤术后腹泻的临床研究**

杨瑞合应用半夏泻心汤合四君子汤治愈消化道肿瘤术后腹泻43例，服中药期间停服其他止泻药物。腹泻停止、大便成形后随访1个月未复发者为治愈，43例病人均治愈。

**3. 治疗化疗反应**

陈敏观察了半夏泻心汤治疗恶性肿瘤化疗胃肠反应的效果，治疗组化疗中加用半夏泻心汤加减，对照组单用西药镇吐。结果治疗组恶心、呕吐、食欲减退程度明显优于对照组（$P < 0.05$），KPS评分变化优于对照组（$P < 0.05$）。何江进以胃复安为对照药物，观察了半夏泻心汤防治胃肠肿瘤化疗致胃肠道反应的临床疗效，结果治疗组化疗后恶心、呕吐控制的总有效率为96.67%，显著高于对照组的66.67%；治疗组化疗后腹痛控制有效率为100.00%，显著高于对照组的83.33%。结论认为半夏泻心汤预防胃肠肿瘤化疗致胃肠道反应疗效确切，安全可靠。李仁廷以半夏泻心汤治疗恶性肿瘤化疗消化道反应128例，结果总有效率97.66%。

**4. 肿瘤术后胃瘫**

田爱平以随机对照法观察了半夏泻心汤加减方治疗肿瘤术后胃瘫综合征的临床疗效，治疗组以半夏泻心汤加减方治疗，对照组以其他中药治疗。结果治疗组平均治疗时间为10.2 ± 5.7天，中位时间7天（3～30天），对照中药组平均治疗时间为21.4 ± 11.5天，中位时间20天（5～70天），半夏泻心汤加减方治疗组较对照中药组明显缩短了治疗疗程，两组间有显著性差异（$P < 0.05$）。

### 5. 贲门癌术后食管反流

贲门癌根治术后由于贲门闭合功能的丧失和局部解剖关系的改变，导致胃内容物的反流，引起反流性食管炎，文献报道发生率为 25% ~ 30%，严重影响生活质量，甚至造成营养不良、免疫功能低下和肿瘤复发。许正国等以半夏泻心汤加减治疗贲门癌术后反流性食管炎 36 例，取得较好的疗效。

【实验研究】

### 1. 预防胃癌

孔祥茹等观察了半夏泻心汤对 N - 甲基 - N' - 硝基 - N - 亚硝基胍 （N - methyl - N' - nitro - N - nitrosoguanidine，MNNG）诱导大鼠前胃鳞癌的防治作用。结果发现 28 周末前胃鳞状上皮增生、异型增生、鳞癌发生率，空白组为 5%、5%、0，模型组为 100%、83.3%、50%，模型中药组为 0、0、0。40 周末前胃鳞状上皮增生、异型增生、鳞癌发生率，模型对照组为 100%、100%、77.8%，高剂量组为 100%、85.7%、57.1%，中剂量组为 100%、44.5%、22.3%，低剂量组为 100%、77.8%、66.7%。结果提示半夏泻心汤对 MNNG 多因素造模法诱发大鼠前胃鳞癌的发生具有一定的防治作用。

李慧臻等通过检测大鼠胃黏膜组织中的 NF - κB/STAT3 信号通路中等相关指标，研究了半夏泻心汤对胃癌前病变（PLGC）大鼠的影响及防治作用机制。结果提示中药半夏泻心汤通过抑制 PLGC 大鼠胃黏膜组织 NF - κB/STAT3 信号通路中的炎性因子、癌因子，促进抑癌因子的表达，从而影响阻断 PLGC 的发生发展。

### 2. 减轻化疗导致呕吐的机制

胃肠道反应是化疗药主要毒副作用之一，其中顺铂（DDP）导致呕吐等消化道反应发生率可达 90% ~ 100%，严重影响肿瘤化疗患者的生活与治疗的正常进行。于化新等用静脉注入DDP 的方法制造实验性胃肠道反应大鼠模型，探讨了半夏泻心汤防治 DDP 所致胃肠道反应的机制，发现半夏泻心汤通过提高大鼠肠组织中超氧化物歧化酶（SOD）、单胺氧化酶（MAO）活性，抑制胃肠组织中嗜铬细胞内分泌颗粒量减少；减少 5 – HT 释放，抑制 DDP 导致的胃内压力增高，从而达到止吐的作用。

### 3. 伊立替康导致的腹泻

伊立替康为晚期大肠癌的一线用药，对肺癌、乳腺癌、胰腺癌等也有一定疗效。延迟性腹泻为其常见毒副反应，发生率为 80% ~90%，其中严重者占 39%。中位发生时间为用药后第 5 天，平均持续 4 天，严重者可致死。史家文等观察了半夏泻心汤不同配伍组分对伊立替康所致小鼠迟发性腹泻的防治效果，并探讨了其配伍机制。结果发现半夏泻心汤全方组及苦寒组、辛温 + 苦寒组、苦寒 + 补益组分别对伊立替康所致小鼠迟发性腹泻具有良好的预防作用，也体现了该方寒热同调的配伍特点。卢红阳等应用半夏泻心汤干预伊立替康致小细胞肺癌荷瘤鼠的腹泻，结果发现半夏泻心汤能在一定程度上预防和控制伊立替康致小细胞肺癌荷瘤鼠的腹泻，并缓解体重的下降，且对伊立替康所致胃黏膜损伤也具有一定的改善作用。王文明等发现加味半夏泻心汤预防伊立替康迟发性腹泻的机制可能与上调血清 IL – 15 有关。

### 4. 抗肿瘤作用

杨柏林等观察了半夏泻心汤及不同配伍药组含药血清对胃癌微环境中骨髓间充质干细胞（BMSCs）生长增殖的影响，并探讨了其作用机制。结果发现全方组、辛开组、苦降组、甘补组含药血清在 4、5、6、7 天对 BMSCs 的增殖有明显抑制作用，全方组明显优于甘补组（$P < 0.05$）；第 7 天的检测结果显示全方组、辛开组、苦降组、甘补组含药血清均可降低原癌基因（c – Myc）和端粒酶逆转录酶（TERT）表达水平，升高 G1 期细胞比例，降低 S 期细胞比例，全方组明显优于甘补组（$P < 0.05$）。结果提示半夏泻心汤及不同配伍药组含药血清可抑制胃

癌微环境中 BMSCs 的异常增殖，半夏泻心汤全方为最佳配伍。

**【原文】**

［1］《伤寒论》第 149 条：伤寒五六日，呕而发热者，柴胡汤证具，而以他药下之，柴胡证仍在者，复与柴胡汤。此虽已下之，不为逆，必蒸蒸而振，却发热汗出而解。若心下满而硬痛者，此为结胸也，大陷胸汤主之；但满而不痛者，此为痞，柴胡不中与之，宜半夏泻心汤。

［2］《金匮要略·呕吐哕下利病脉证治》：呕而肠鸣，心下痞者，半夏泻心汤主之。

**【参考文献】**

［1］顾贤，朱凌宇．半夏泻心汤治疗消化道肿瘤验案举隅［J］．上海中医药杂志，2008（09）：26.

［2］花宝金，鲍艳举．半夏泻心汤治肿瘤体悟［J］．中医杂志，2007（01）：19－21.

［3］王庆全，朱蕾，陈英，等．半夏泻心汤治疗恶性肿瘤化疗后胃肠反应的临床经验［J］．内蒙古中医药，2017，36（14）：34.

［4］杨瑞合．半夏泻心汤调治消化道肿瘤三则［J］．陕西中医，1988（04）：171－172.

［5］王鸿儒，李培训．李培训主任运用半夏泻心汤治疗肿瘤术后经验［J］．西部中医药，2012，25（01）：46－47.

［6］张素义．半夏泻心汤对慢性萎缩性胃炎癌前病变的影响［J］．临床医学研究与实践，2016，1（09）：62.

［7］理萍，毛德西．半夏泻心汤治疗慢性萎缩性胃炎癌前病变临床研究［J］．中医药临床杂志，2014，26（08）：787－788.

［8］杨瑞合．半夏泻心汤合四君子汤治愈消化道肿瘤术后腹泻43例［J］．河北中医，1992（03）：10.

［9］陈敏，沈健，周徐涛，等．半夏泻心汤治疗恶性肿瘤化疗胃肠反应临床观察［J］．实用中医药杂志，2015，31（06）：501－502.

[10] 何江进. 半夏泻心汤防治胃肠肿瘤化疗引起的胃肠道反应临床观察 [J]. 中国中医急症, 2010, 19 (04): 581-582.

[11] 李仁廷. 半夏泻心汤治疗肿瘤化疗后消化道反应128例 [J]. 陕西中医, 2006 (04): 425.

[12] 田爱平. 半夏泻心汤加减方治疗肿瘤术后胃瘫的随机对照临床研究 [J]. 癌症进展, 2010, 8 (04): 401-403.

[13] 许正国, 刘加升, 张立光. 半夏泻心汤加减治疗贲门癌术后反流性食管炎36例 [J]. 辽宁中医药大学学报, 2008 (07): 76-77.

[14] 孔祥茹, 李棣华, 杜潇, 等. 半夏泻心汤对MNNG诱导大鼠前胃鳞癌的防治作用 [J]. 环球中医药, 2015, 8 (04): 385-389.

[15] 李慧臻, 刘琳, 王兴章, 等. 半夏泻心汤对胃癌前病变大鼠胃黏膜组织中的 NF-κB/STAT3 信号通路的影响研究 [J]. 中国中西医结合消化杂志, 2017, 25 (04): 284-288.

[16] 于化新, 王德山. 半夏泻心汤防治化疗药致胃肠反应机制的实验研究 [J]. 中华中医药学刊, 2009, 27 (07): 1537-1540.

[17] 史家文, 关焕玉, 何洋, 等. 半夏泻心汤不同配伍组分对伊立替康致小鼠迟发性腹泻的影响 [J]. 中国药业, 2017, 26 (16): 1-5.

[18] 卢红阳, 郭勇, 蔡菊芬, 等. 半夏泻心汤干预伊立替康致小细胞肺癌荷瘤鼠腹泻的研究 [J]. 中华中医药学刊, 2009, 27 (04): 848-850.

[19] 卢红阳, 蔡菊芬, 杜灵彬, 等. 半夏泻心汤对伊立替康致小细胞肺癌荷瘤鼠胃损伤的改善作用 [J]. 中华中医药学刊, 2012, 30 (06): 1289-1291+1452.

[20] 王文明, 李平, 张蕾. 加味半夏泻心汤对伊立替康所致迟发性腹泻模型血清IL-15的影响 [J]. 安徽医药, 2008 (07): 590-591.

[21] 杨柏林, 刘喜平, 崔国宁, 等. 半夏泻心汤含药血清对

胃癌微环境中 BMSCs 生长增殖的影响 [J]. 中国实验方剂学杂志，
2016，22（22）：97 - 102.

## 三、大黄黄连泻心汤

【组成】

原方：大黄二两，黄连一两。

今方：大黄 6g，黄连 3g。

【用法】开水迅速煎煮，分次温服。

【功用】消痞泻火止血。

【肿瘤临床应用】

**1. 消化道肿瘤腹胀**

较少单独应用，常与四君子汤、补中益气汤等益气健脾类
方药合用，也常联合应用解毒散结抗癌类药物。若伴有腹水，
常加用车前子、猪苓、茯苓、猫人参、龙葵、椒目等利水。

**2. 放化疗导致的黏膜炎**

治疗上消化道黏膜炎可煎汤缓缓口服，治疗下消化道黏膜
炎常保留灌肠。

【临床验案】

### 治疗胃癌术后胃脘处痞满疼痛

宋某，男，60 岁，2009 年 4 月初诊。主诉为胃癌术后半年
余，化疗 5 次。患者 2008 年 8 月确诊胃癌，8 月 21 日切除 2/3
胃，术后开始化疗，每隔 21 天化疗 1 次，共化疗 5 次，因副反
应过于剧烈而停止化疗。诉饮食稍有不适则胃痛，刀口处有硬
结；胃脘处痞满疼痛，饮食正常，二便调；舌红、苔厚腐、舌
底瘀，脉小滑数。西医诊断：胃癌术后；中医诊断：胃脘痛。
处方：黄连、白及各 15g，酒大黄（单包）6g（单包是单独包
出来，而不是与其他药物混杂在一起，目的是为了根据大便次
数而考虑酒大黄的加入量），生薏苡仁 120g，炒白术、蒲公英

各 30g，干蟾皮 9g，生姜 3 片。14 剂，水煎服，每天 1 剂。二诊：患者服药后诸症改善，胃痛次数减少，痞满减轻，乏力较前好转，刀口处坐时疼痛，纳可，二便调，夜尿 2 次，舌苔厚腐、舌底瘀，脉细数。守方加减，加三七 30g、刺猬皮 15g，28 剂，水煎服，每天 1 剂。三诊：服上方 28 剂，胃痛大减十之有七，痞满基本消失，乏力好转，刀口硬结减小十之有五，瘢痕减轻，纳眠可，二便调，舌红，脉沉。调整处方为：黄连、莪术、三七、刺猬皮各 30g，生薏苡仁 120g，酒大黄（单包）6g，干蟾皮 9g，生姜 5 大片（1 片约为 5g），14 剂，水煎服，每天 1 剂。服上方 3 个月，舌苔转薄，手术刀口愈合良好，体力恢复，纳眠可。

【临床研究】

### 1. 大黄黄连泻心汤含漱防治放射性口腔黏膜炎临床观察

路军章等选择行口腔放疗的鼻咽癌、鼻咽部恶性淋巴瘤、口腔肿瘤患者共 90 例，随机分为对照组 30 例、治疗组 60 例。治疗组自放疗之日起用大黄黄连泻心汤（大黄 1g，黄连 10g，生甘草 6g）煎汤含漱，对照组则用复方呋喃西林液含漱，直到放疗结束。结果对照组轻、中、重度放射性口腔黏膜炎的发生率分别为 100%、83.33%、53.33%，治疗组则分别为 100%、36.67%、16.67%。两组中、重度放射性口腔黏膜炎发生率差异有显著性。

### 2. 大黄黄连泻心汤对慢性萎缩性胃炎胃液成分及肿瘤标记物的影响

许树才将慢性萎缩性胃炎胃癌前病变患者 94 例随机分成对照组和观察组各 47 例，对照组接受常规西医治疗，观察组接受常规西医治疗结合大黄黄连泻心汤。结果观察组总有效率为 85.11%，高于对照组总有效率 61.70%（$P < 0.05$）。治疗后，观察组患者的症状积分低于对照组患者的症状积分（$P < 0.01$）。治疗后，观察组患者的游离酸水平 18.6 ± 5.2g/L、总酸水平 42.0 ± 10.5g/L 高于对照组患者的游离酸水平 13.7 ±

4.4g/L、总酸水平 30.2 ± 8.7g/L（$P < 0.01$）。治疗后观察组患者的乳酸 49.5 ± 7.3mmol/L、亚硝酸盐 71.9 ± 13.6mg 低于对照组患者的乳酸 63.2 ± 9.1mmol/L、亚硝酸盐 118.1 ± 19.8mg（$P < 0.01$）。治疗后观察组患者胃液及血液中 CA199、CA125、CA72 - 40 与 CEA 水平均低于对照组（$P < 0.01$）。结果提示大黄黄连泻心汤用于治疗慢性萎缩性胃炎胃癌前病变疗效确切，可显著缓解患者的症状，并能够有效改善胃液成分、降低机体内肿瘤标记物的含量，抑制胃癌前病变的进展。

【实验研究】

**1. 抗肿瘤作用机制**

参见泻心汤。

**2. 有效成分研究**

本方是否含有黄芩尚有争议，邹佳丽等建立大黄黄连泻心汤浸渍剂中主要化学成分同时测定的 HPLC 方法，并分析在配伍黄芩前后这些主要化学成分的变化，结果提示大黄黄连泻心汤的组方中是否配伍有黄芩将对该方主要化学成分含量变化产生明显影响。

【原文】

［1］《伤寒论》第 154 条：心下痞，按之濡，其脉关上浮者，大黄黄连泻心汤主之。

［2］《伤寒论》第 164 条：伤寒大下后复发汗，心下痞、恶寒者，表未解也。不可攻痞，当先解表，表解乃可攻痞；解表宜桂枝汤，攻痞宜大黄黄连泻心汤。

【参考文献】

［1］刘文科，闫韶花，赵锡艳，等．仝小林教授应用大黄黄连泻心汤验案举隅［J］．新中医，2012，44（12）：171 - 173.

［2］路军章，杨明会，崔书祥，等．大黄黄连泻心汤含漱防治放射性口腔黏膜炎临床观察［J］．中国中医急症，2004（07）：438 - 439 + 410.

［3］许树才.大黄黄连泻心汤对慢性萎缩性胃炎胃液成分及肿瘤标记物的影响［J］.环球中医药，2015，8（12）：1425-1428.

［4］邹佳丽，黄萍，袁月梅，等.大黄黄连泻心汤不同配伍浸渍剂中主要化学成分变化研究［J］.世界科学技术（中医药现代化），2009，11（02）：263-268.

## 四、生姜泻心汤

【组成】

原方：生姜四两，甘草三两（炙），人参三两，干姜一两，黄芩三两，半夏半升，黄连一两，大枣十二枚。

今方：生姜 12g，炙甘草 9g，人参 9g，干姜 3g，黄芩 9g，半夏 15，黄连 3g，大枣 9g。

【用法】常规水煎温服。

【功用】和胃消痞，散结除水。

【肿瘤临床应用】

**1. 防治化疗引起的呕吐**

常与二陈汤、旋覆代赭汤等加减运用。

**2. 防治化疗引起的腹泻**

常与香连丸、四君子汤等健脾和胃理气之类方剂合用。

【临床验案】

### 化疗引起的呕吐验案

金某，男，58 岁，肺癌术后 3 个月，化疗 2 个疗程，化疗期间恶心、呕吐明显，伴胃脘部胀满不适，口干。第三疗程开始起每日口服生姜泻心汤加减，处方：太子参 30g，炙甘草 9g，干姜 6g，黄芩 9，姜半夏 15g，黄连 3g，大枣 9g，怀山药 15g，八月札 12g。化疗期间恶心呕吐明显减轻。

【临床研究】

**1. 防治化疗呕吐的临床研究**

刘现军将 40 例非小细胞肺癌患者分为观察组和对照组，观察组采用中药加用常规止吐剂（格拉斯琼），对照组不用中药。结果观察组胃肠道反应的发生率低于对照组，症状比对照组轻，生活质量有一定的改善。

**2. 防治化疗腹泻**

可参考本方治疗肠易激综合征以及急性胃肠炎的临床研究。

【实验研究】

**1. 抗肿瘤作用机制**

参考泻心汤及半夏泻心汤。

**2. 防治化疗后腹泻作用机制**

伊立替康是治疗晚期大肠癌的一线和二线药物，对大肠癌、肺癌（非小细胞肺癌和小细胞肺癌）、卵巢癌、宫颈癌、胃癌、淋巴瘤、乳腺癌、白血病等均有不同的效果，但具有肠黏膜毒副作用，迟发性腹泻发生率40%，尤其是药物代谢酶UGT1A1基因突变患者发生Ⅲ度以上风险增高，可导致化疗方案中断，危及生命。生姜泻心汤可通过改善伊立替康化疗所致肠黏膜及肠功能细胞的凋亡、坏死，从而对伊立替康所致迟发性腹泻具有预防和治疗作用，其作用机制可能与抑制 β - 葡萄糖醛酸苷酶的活性，提高血清 IL - 15 的含量和 UGT1A1 的表达有关，也可能与提高肠道 pH 值，上调大鼠肠黏膜 $CD_4^+$、$CD_8^+$ T 淋巴细胞及 SIgA 的表达，从而预防迟发性腹泻的发生有关。

**3. 减轻化疗呕吐的作用机制**

成光宇从顺铂引起神经递质的改变、胃肠激素及 PCNA 表达的影响，探讨了生姜泻心汤防治化疗引起的恶心呕吐的作用机制，结果提示生姜泻心汤防治化疗引起的恶心呕吐的作用机制可能是影响 5 - HT、DA 的分泌、增加表皮生长因子 EGF 的含量、提高 PCNA 阳性表达率有关。

【原文】

《伤寒论》第 157 条：伤寒，汗出解之后，胃中不和，心下痞硬，干噫食臭，胁下有水气，腹中雷鸣下利者，生姜泻心汤主之。

**【参考文献】**

[1] 刘现军. 生姜泻心汤预防肺癌患者化疗后胃肠道反应观察 [J]. 河南中医, 2010, 30 (03): 233.

[2] 潘鸿, 杨霞. 生姜泻心汤治疗急性消化不良性腹泻疗效观察 [J]. 实用中医药杂志, 2012, 28 (10): 835.

[3] 牛久旺. 生姜泻心汤加减治疗肠易激综合征34例 [J]. 中国中医急症, 2005 (02): 99.

[4] 王娟. 生姜泻心汤对伊立替康化疗后大鼠肠黏膜损伤修复的影响 [D]. 北京中医药大学, 2014.

[5] 王娟, 贾立群, 谭煌英, 等. 生姜泻心汤对伊立替康化疗后大鼠肠黏膜损伤修复的影响 [J]. 中国中西医结合杂志, 2015, 35 (10): 1236 – 1243.

[6] 邓海燕, 贾立群, 潘琳, 等. 生姜泻心汤预防伊立替康所致迟发性腹泻的实验研究 [J]. 中日友好医院学报, 2006 (06): 344 – 347 + 386.

[7] 彭罡, 关焕玉, 王小明, 等. 生姜泻心汤治疗伊立替康导致的结直肠癌小鼠迟发性腹泻 [J]. 中成药, 2017, 39 (03): 475 – 479.

[8] 邓海燕. 生姜泻心汤预防伊立替康迟发性腹泻的研究 [D]. 北京中医药大学, 2007.

[9] 成光宇, 王尚. 生姜泻心汤对抗顺铂所致小鼠呕吐的实验研究 [J]. 中国医药指南, 2010, 8 (33): 47 – 48.

## 五、甘草泻心汤

**【组成】**

原方：炙甘草四两，黄芩三两，干姜三两，半夏半升，大枣十二枚，黄连一两。

今方：炙甘草 12g，黄芩 9g，干姜 9g，半夏 15g，大枣 9g，黄连 3g。

【用法】常规温服。

【功用】补虚和中，泄热消痞。

【肿瘤临床应用】

**1. 预防肿瘤放化疗后口腔溃疡**

可煎汤含漱或缓慢口服。

**2. 预防放化疗后腹泻**

可口服，也可保留灌肠。

【临床验案】

### 舌根癌放疗后口腔溃疡验案

贺某，女，57 岁，2012 年 7 月 2 日诊。4 个月前因舌根部针刺样疼痛，发现舌根部肿物如枣大小。第四军医大学口腔医院病理诊断：右舌根会诊切片报告腺样囊性癌（会诊病理号 2012044）。CT 示右侧舌根部占位，符合恶性病变，右侧颌下及双侧颈部多发肿大淋巴结（影像号 102594731）。2012 年 7 月 11 日进行舌根病灶及肿大淋巴结区三维适形 SAD 照射，拟剂量 70Gy/35f/7w；中下颈衔接野前野照射，拟剂量 50Gy/25f/5w，遮挡喉脊髓及肺尖，连续 5 天休 2 天。7 月 17 日口腔黏膜有刺痛感，尤以进食辛辣为甚，稍有乏力，痞满纳差，烦躁，口臭，无畏冷饮。查右舌根部见无痛性肿物，口腔黏膜充血，有一豆大溃疡面。舌质红边有齿痕、苔黄腻，脉沉细弱。辨证为脾虚热结，方用甘草泻心汤。药用炙甘草 60g，黄芩 45g，人参 45g，干姜 45g，生半夏 65g，黄连 15g，大枣 12 枚。3 剂，以水 2000mL，煮取 1200mL，去滓，再煎，温服 200mL，日 3 服。7 月 21 日二诊，口腔黏膜已无刺痛感，查口腔黏膜无充血，右舌根部无痛性肿物减小，口腔溃疡已无，病告痊愈。

### 宫颈癌放化疗后口腔溃疡验案

陶某，女，58 岁，2012 年 8 月 27 日诊。2011 年 8 月 16 日

因宫颈癌Ⅱ期曾在第四军医大学医院就诊，行根治性放疗、宫颈病灶全盆腔野适形放疗，6mv－XDT2.0g、GY×20次，每周5次，同时宫颈病灶行γ刀治疗：50%剂量曲线DT1.0g、GY×8次，1周3次。2012年2月13日于陕中附院妇产科行化疗，用药为VCR1mg，BLM15mg。2012年6月~2012年8月，经CT定位，行子宫癌变区、直肠及膀胱转移灶区X刀放疗，拟剂量4Gy×9f，隔日放疗，总等效剂量约为40Gy。期间症见形体瘦弱，面色黯淡，默默欲眠，目不得闭，起卧不安，口腔内出现一豆大溃疡、疮面色白、持续性疼痛，乏力纳差，腹胀满，眠差，大便稀薄，小便正常，心下压之柔软，下腹部偶有隐痛。舌淡暗，舌边有齿痕、苔白腻，脉沉细无力。辨证属脾虚热结证，予甘草泻心汤，药用：炙甘草60g，黄芩45g，人参45g，干姜45g，生半夏65g，黄连15g，大枣12枚。3剂，以水2000mL，煮取1200mL，去滓再煎，温服200mL，日3服。9月8日二诊，面色润，口腔溃疡面缩小、疮面淡红，乏力纳差好转，睡眠改善，余症同前。舌暗红苔白腻，脉沉较以前有力。效不更方，继续予甘草泻心汤治疗，2天后再诊，口腔溃疡已无，病告痊愈。

### 霍奇金淋巴瘤放化疗后口腔溃疡验案

王某，女，40岁，于2013年3月7日诊。因霍奇金淋巴瘤行放疗（以右侧颈部病灶为靶区），HyperCVAD方案化疗（CTX0.6g、iv、d1~3，VCR2mg、iv、d4、11，EPI80mg、iv、d4，DEX37.5mg、po、d1~4、11~14）和对症支持治疗，过程顺利。舌头右缘有一溃疡，约麦粒大小、色红、刺痛，右侧鼻旁窦压痛，右颈部皮肤僵硬，色素沉着，左侧触及肿大淋巴结1枚，乏力纳差，口臭，二便正常，舌质暗红苔黄腻，脉弦弱。证属脾虚热结，方用甘草泻心汤，药用：炙甘草60g，黄芩45g，人参45g，干姜45g，生半夏65g，黄连15g，大枣12枚。

3剂，以水2000mL，煮取1200mL，去滓再煎，温服200mL，日3服。服6剂后口腔溃疡告愈。

## 结肠癌化疗后口腔溃疡验案

患者张某，男，62岁。结肠癌Ⅱa期，FOLFOX4方案化疗3周期后。患者化疗2周期后出现口腔溃疡，未进行系统治疗，现第3周期化疗结束后，患者口腔溃疡加重，不能正常进食，说话含糊不清，特至门诊求治。现症见：神志清，精神可，口腔多处溃疡，大小不一，有些融合成片状，齿龈和口腔黏膜充血，疼痛影响进食，口齿不清，乏力，纳少，夜寐差，大便干、小便可。舌质红，苔薄黄腻，舌下脉络瘀曲，脉沉细。辨证属脾胃虚弱，虚实夹杂，瘀毒内结，脾胃运化不利，湿热邪毒上蒸口腔。给予中药方剂：甘草20g，黄芩10g，黄连6g，黄柏10g，姜半夏10g，干姜10g，党参15g，当归10g，大枣12g。7剂，水煎服。二诊：服药后口腔溃疡面积缩小，齿龈和口腔黏膜红肿减轻，溃疡疼痛减轻，可进食软食，纳食较前改善，夜寐差，二便可。舌质红，苔薄黄，脉沉。原方加百合15g、贯叶金丝桃15g，7剂，水煎服。随访：患者口腔溃疡已痊愈，进食、睡眠均正常，二便正常。

**【临床研究】**

**1. 减轻化疗呕吐**

李勇以甘草泻心汤（清半夏30g，黄芩10g，黄连3g，干姜10g，党参20g，甘草30g）治疗肿瘤化疗后消化道反应70例，显效23例，有效32例，无效15例，有效率为78.57%。

方基才应用甘草泻心汤（炙甘草1og，半夏9g，黄芩6g，黄连3g，干姜6g，人参6g，大枣6枚）与小剂量胃复安、地塞米松合用治疗含DDP方案的化疗所致呕吐，总有效率86.11%，取得理想效果。

**2. 预防肿瘤**

苏修辉将120例慢性萎缩性胃炎患者随机分为治疗组和对

照组，治疗组服用甘草泻心汤（甘草10g、法半夏12g、黄芩15g、黄连10g、党参30g、黄芪30g、山药15g、柴胡15g，胃脘胀痛、嗳气、嘈杂泛酸等肝胃不和者加延胡索30g、吴茱萸6g、煅瓦楞子30g，胃脘隐痛、痞满、纳呆、腹泻、乏力等脾胃虚弱者加干姜10g、白术20g、茯苓30g，胃脘灼痛、口苦口臭、渴不欲饮等脾胃湿热证者加栀子15g、吴茱萸6g，口干舌燥、大便干燥等胃阴不足者加沙参30g、石斛15g、麦冬20g，胃脘痛有定处，或黑血便等胃络瘀血者加三七10g、丹参15g）治疗，对照组用阿莫西林、克拉霉素和多潘立酮治疗。结果治疗组症状、体征方面有效率为87.1%，对照组为65.52%；治疗组在改善慢性炎症、腺体萎缩、肠化生、不典型增生（四者总积分）上总有效率为90.32%，对照组为68.97%，两组比较疗效差异显著（$P < 0.01$）。

### 3. 减轻化疗腹泻

卡培他滨为临床治疗晚期结直肠癌和乳腺癌常用的口服化疗药物，而腹泻为其常见和严重的副作用。李全认为卡培他滨化疗后所致腹泻多属太阴阳明合病，寒热错杂，在辨证的基础上采用甘草泻心汤加减治疗卡培他滨所致腹泻，临床疗效显著，基础方：炙甘草15~20g、姜半夏12~15g、黄芩12~15g、黄连3~6g、干姜10~15g、党参15g、大枣10g、陈皮6g、茯苓15g、车前子10~15g、生薏苡仁30~60g。

魏俊等收治68例胃肠道肿瘤患者，随机分为研究组和对照组各34例，对照组行腹腔镜手术，研究组在对照组基础上另联合甘草泻心汤（炒党参、大枣各30g，炙甘草12g，炒黄芩、制半夏各9g，干姜6g，炒黄连3g）治疗，结果发现甘草泻心汤对胃肠道肿瘤患者术后肠道菌群失调及血清白介素6、10的影响均显著，并可有效降低术后并发症发生率。

### 4. 治疗靶向药物手足反应

索拉非尼是目前治疗肝癌常用的靶向药物，手足皮肤反应是常见的副反应，临床研究显示，甘草泻心汤（炙甘草 30g，法半夏 30g，黄芩 10g，黄连 6g，党参 15g，生姜 6g，大枣 5 枚）可减轻索拉非尼手足皮肤反应。

**5. 预防化疗及放疗后口腔溃疡**

胡爱群将 60 例即将接受化疗的肿瘤患者随机分为中药组和对照组各 30 例，中药组用甘草泻心汤加减方（炙甘草、枸杞子各 30g，太子参、生地黄、川牛膝各 15g，玄参、连翘、黄芩各 12g，制半夏、黄柏各 10g，黄连、干姜各 6g，大枣 12 枚）漱口及口服，对照组用复方洗必泰含漱液漱口。结果中药组口腔溃疡发生率为 33.3%，低于对照组的 83.3%（$P<0.001$），中药组口腔溃疡分级、疼痛评分亦低于对照组（$P<0.05$，$P<0.001$）。

张卫平采用随机对照的方法观察加味甘草泻心汤（甘草 20g、黄芩 12g、黄连 6g、干姜 6g、党参 12g、制半夏 6g、红枣 12g、地榆 15g、紫草 9g）含漱治疗化疗患者口腔溃疡的临床疗效，结果提示加味甘草泻心汤含漱可有效治疗化疗患者口腔溃疡，缓解疼痛，缩短其溃疡愈合时间。

李延风等将 60 例放疗后口腔溃疡患者随机分为治疗组 30 例和对照组 30 例。两组自放疗第 2 周开始均用生理盐水、利多卡因和地塞米松配制的含漱液漱口，观察组自放疗当日予甘草泻心汤（生甘草 10g、炙甘草 10g、党参 10g、黄芩 10g、黄连 6g、半夏 9g、干姜 5g、大枣 2 枚、连翘 10g、金银花 10g）每天 2 次，7 天为 1 个疗程，连用 4 个疗程。结果治疗组有效率 90%，高于对照组有效率 73.3%（$P<0.05$）。

**6. 治疗放射性肠炎**

陈妍等将 69 例放射性肠炎患者随机分为治疗组和对照组，治疗组给予口服中药甘草泻心汤加味［炙甘草 12g、黄芩 6g、黄连 3g、党参 15g、法半夏 12g、炮姜 6g、生地黄 15g、白及片 10g、仙鹤草 30g、生地黄 20g、大砂仁 3g（后下）、大枣 7 枚］治疗，对照组给予口服氧氟沙星、蒙脱石散治疗，结果治疗组有效率为100.00%，高于对照组有效率66.67%（$P<0.05$）。

**【实验研究】**

抗肿瘤作用机制参考泻心汤。

**【原文】**

《伤寒论》第158条：伤寒中风，医反下之，其人下利，日数十行，谷不化，腹中雷鸣，心下痞硬而满，干呕心烦不得安。医见心下痞，谓病不尽，复下之，其痞益甚。此非结热，但以胃中虚，客气上逆，故使硬也，甘草泻心汤主之。

**【参考文献】**

[1] 崔松涛，王克穷. 王克穷用甘草泻心汤治疗放化疗口腔溃疡经验 [J]. 实用中医药杂志，2013，29（10）：854.

[2] 底迎亚，卢亚品，于贺，等. 甘草泻心汤治疗化疗后口腔溃疡的应用 [J]. 中国中医药现代远程教育，2018，16（02）：88-89.

[3] 李勇，程璐. 甘草泻心汤治疗肿瘤化疗后消化道反应临床观察 [J]. 中医学报，2012，27（09）：1091+1093.

[4] 方基才. 甘草泻心汤配合西药治疗化疗引起的呕吐36例疗效观察 [J]. 现代肿瘤医学，2004（05）：467.

[5] 苏修辉. 甘草泻心汤加减治疗慢性萎缩性胃炎62例临床观察 [J]. 长春中医药大学学报，2009，25（06）：859-860.

[6] 杨文博，宋凤丽，李仝. 李仝教授运用甘草泻心汤治疗卡培他滨所致腹泻的临床经验 [J]. 世界中西医结合杂志，2017，12（02）：180-183.

[7] 魏俊，童仕伦. 甘草泻心汤对胃肠道肿瘤术后肠道菌群失调及血清白介素的影响 [J]. 四川中医，2016，34（09）：85-88.

[8] 魏征，蔡小平，张俊萍. 甘草泻心汤治疗索拉非尼化疗后手足皮肤反应 [J]. 中国老年学杂志，2016，36（05）：1218-1219.

[9] 胡爱群. 甘草泻心汤加减方预防化疗所致口腔溃疡临床观察 [J]. 新中医，2012，44（08）：69-70.

[10] 张卫平, 舟舟, 王珏, 等. 加味甘草泻心汤含漱治疗化疗患者口腔溃疡的疗效观察 [J]. 中国高等医学教育, 2013 (06): 136 – 137.

[11] 李延凤, 李中宇. 甘草泻心汤治疗放疗后口腔溃疡临床观察 [J]. 辽宁中医药大学学报, 2015, 17 (11): 158 – 160.

[12] 陈妍, 李伟兵. 甘草泻心汤治疗放射性肠炎 36 例 [J]. 河南中医, 2016, 36 (07): 1129 – 1130.

# 第十二章

## 建中汤类

### 一、小建中汤

**【组成】**

原方：桂枝三两（去皮），甘草二两（炙），大枣十二枚（擘），芍药六两，生姜三两，（切），胶饴一升。

今方：桂枝 12g，炙甘草 6g，大枣 9g，芍药 18g，生姜 9g，饴糖 30g。

**【用法】** 常规水煎，饴糖烊化服用。

**【功用】** 温中补虚，和里缓急。

**【肿瘤临床应用】**

**1. 治疗癌因性疲乏**

该疲乏与肿瘤本身及肿瘤治疗有关，经过休息不能缓解，中医辨证多为虚劳，应用小建中汤合四君子汤、八珍汤等补益方药以扶助正气，补益后天，可有效缓解肿瘤患者的疲乏。

**2. 治疗萎缩性胃炎，预防胃癌**

慢性萎缩性胃炎可经过或不经过"不典型增生"的变化阶段转变为胃癌，辨证多虚实夹杂，以脾胃亏虚为主，应用本方可温中补虚。常加用丹参、三七、赤芍、元胡等化瘀，也常加用莱菔子、木香、佛手、香橼等理气和胃。

**【临床验案】**

#### 胃贲门癌术后

患者男性，40 岁。患者于 1989 年在上海市某医院行胃癌根治术，病理为腺癌 1 级，侵及肌层 1/2，已累及食道下端，术后曾化疗。初诊时主诉常感胃脘隐痛，于饥饿时易发，得食或温按后尚能缓解，时感虚烦不宁，心中悸动，纳谷不馨，神疲乏力，短气困倦，动则易汗出。治拟温中补虚，缓急止痛。主要方药：饴糖、白芍、炙甘草、桂枝、当归、佛手、陈皮、大枣、党参、白花蛇舌草等。上述方药酌情加减治疗半个月，胃脘疼痛减轻，胃纳略有增进，近因受寒后，大便日行 3～4次，便溏色黄，泻后更感疲惫，苔白根微腻，脉细濡。于上述方药基础上加茯苓、生熟米仁、炒白术、白扁豆、生黄芪等，调服 1 个月左右，病情明显好转，继续辨证治疗，并加服自制抗肿瘤成药消瘤净，服药 3 年余，病情稳定，已恢复半天工作。

## 乳癌术后虚损

患者女性，36 岁。1987 年于上海某医院行右侧乳癌根治术，病理：囊性乳头状腺癌，1/3 淋巴结阳性。手术后感神疲乏力，头晕耳鸣，手足发冷，动则心悸汗出，甚则晕厥，术后 3 个月即月经来潮，但量少色淡，小腹拘急，痛引腰背，经期感恶风咽干，面容萎黄，舌淡苔薄，脉细弦。辨证系术后气血大亏，阴阳俱虚，渐成虚损。治拟建中，调和阴阳，归于平衡。主要方药：饴糖、白芍、桂枝、炙甘草、大枣、生黄芪、煅牡蛎、浮小麦、稽豆衣、当归、麻黄根、茯苓、蒲公英。以上方药服 2 周后，眩晕、恶风均有好转，汗出已止，但觉夜眠不安，梦扰纷纭，胸胁不舒，于原方去煅牡蛎、浮小麦、麻黄根，加炒枣仁、合欢皮。续服中药 1 年左右，仍用小建中汤为主方，加减运用，诸症悉平。

【临床研究】

**1. 调节免疫功能，治疗肿瘤术后虚证**

临床随机对照研究发现四君子汤合小建中汤（党参9g、白术 9g、茯苓 9g、炙甘草 6g、桂枝 9g、白芍 15g、生姜 3g、大枣

15g）能较好地缓解胃肠道恶性肿瘤患者的虚证症候，能提高或调节其免疫功能，可减轻结肠癌化疗患者炎性因子水平，也能增强结肠癌化疗患者免疫功能。

**2. 治疗萎缩性胃炎，防治癌变**

萎缩性胃炎为胃癌的癌前病变，长期不愈可发展为胃癌，研究发现加味小建中汤 [白芍20g、桂枝10g、炙甘草5g、大枣10g、生姜3片、饴糖30g（烊化），乌梅8g，糜烂型胃炎加田七10g、丹参10g、白及10g、珍珠粉3g（和服），胃脘痛者加延胡索10g、郁金10g、木香10g（后下），面色不华者加当归10g、党参10g] 治疗慢性萎缩性胃炎具有良好的临床疗效，对胃黏膜腺体萎缩、肠化生、不典型增生的改善均十分明显。应用小建中汤合膈下逐瘀汤（饴糖30g、桂枝9g、白芍18g、生姜9g、甘草6g、大枣6枚、五灵脂6g、当归9g、川芎6g、桃仁9g、赤芍9g、丹皮6g、乌药6g、延胡索3g、香附6g、红花9g、枳壳6g）治疗慢性萎缩性胃炎的研究也发现，治疗后胃黏膜萎缩、肠上皮化生、异型增生度等病理检查积分均明显下降，总效率为85.33%。

**【实验研究】**

**1. 抗肿瘤作用机制**

本方为桂枝汤重用饴糖，倍芍药，处方中芍药、炙甘草、大枣、生姜均具有良好的抗肿瘤疗效，参考桂枝汤。

**2. 小建中汤药物有效成分探讨**

小建中汤为补虚要方，饴糖为其主要组成，但在以番泻叶脾虚证小鼠为实验对象的研究中发现，小建中汤有无饴糖均能明显改善脾虚证小鼠的一般症状，增加小鼠的体重，促进胃排空及小肠推进运动，增加脾及胸腺指数，改善空肠组织形态。

通过正交拆方分析小建中汤配伍效应规律的研究发现，小建中汤中镇痛作用以白芍、甘草药对作用最强，肠推进率实验以生姜、大枣作用最强，综合指标分析结果提示小建中汤全方为最佳处方组合。

药物浸泡在中药煎剂中具有重要地位，对于方剂的疗效具有一定的影响。通过单因素方差分析方法，分析小建中汤得膏率和代表性成分芍药苷的含量数据，表明芍药苷含量在浸泡20分钟、40分钟、60分钟与不浸泡相比没有显著性差异，浸泡120分钟与不浸泡相比有显著性差异，得膏率在不同浸泡时间没有显著性差异。

**【原文】**

［1］《伤寒论》第100条：伤寒，阳脉涩，阴脉弦，法当腹中急痛，先与小建中汤，不差者，小柴胡汤主之。

［2］《伤寒论》第102条：伤寒二三日，心中悸而烦者，小建中汤主之。

［3］《金匮要略·血痹虚劳病脉证并治》：虚劳里急，悸，衄，腹中痛，梦失精，四肢疼，手足烦热，咽干口燥，小建中汤主之。

［4］《金匮要略·黄疸病脉证并治》：男子黄，小便自利，当与虚劳小建中汤。

［5］《金匮要略·妇人杂病脉证并治》：妇人腹中痛，小建中汤主之。

**【参考文献】**

［1］陈伟. 钱伯文教授运用小建中汤治疗肿瘤的经验［J］.杏苑中医文献杂志，1994（02）：25－27.

［2］陆培芬，束家和，吴丽英，等. 四君子汤合小建中汤治疗胃肠道恶性肿瘤手术和化疗后45例临床观察［J］. 云南中医中药杂志，2007（10）：20－21＋65.

［3］余锡贺，欧章松，王爱井，等. 四君子合小建中汤对结肠癌化疗患者炎性因子水平及免疫功能的影响［J］. 光明中医，2018，33（10）：1431－1433.

［4］何金木. 加味小建中汤治疗慢性萎缩性胃炎65例［J］.

甘肃中医，2010，23（07）：15－16.

［5］陆秀俊．小建中汤合膈下逐瘀汤治疗慢性萎缩性胃炎150例［J］．中国医药指南，2014，12（12）：259－260.

［6］陶玲，史琴，沈祥春．小建中汤有无饴糖对实验性小鼠脾虚模型的作用研究［J］．中药药理与临床，2008，24（06）：12－14.

［7］陶玲，柏帅，沈祥春．小建中汤组方配伍效应规律分析［J］．时珍国医国药，2009，20（01）：92－94.

［8］刘莹，邹爱英．不同浸泡时间对小建中汤煎煮有效成分溶出量和得膏率的影响［J］．山西中医，2017，33（03）：56－58.

# 二、大建中汤

## 【组成】

原方：蜀椒二合，干姜四两，人参二两，饴糖一升。

今方：蜀椒3g，干姜12g，人参6g或党参15g，饴糖30克。

## 【用法】常规水煎，饴糖烊化服用。

## 【功用】温中补虚，降逆止痛。

## 【肿瘤临床应用】

临床可用于治疗肿瘤伴有腹痛、便秘等腹部症状者。肿瘤患者辨证多虚实夹杂，且常表现为正虚邪实，虚寒明显伴腹痛、便秘者应用本方可取得较好疗效，如消化道肿瘤术后不完全肠梗阻、口服吗啡止痛患者便秘、腹痛等。

## 【临床验案】

### 直肠癌致不完全肠梗阻

患者男性，80岁，直肠癌致肠梗阻，行人工肛门造瘘，表现为剧烈腹痛、恶心、呕吐，给予大建中汤及缓泻剂，病情得到控制。

### 治疗肺癌骨转移服用吗啡后便秘

于某，男，65岁，肺癌多发骨转移，腰背酸痛明显，口服吗啡缓释片每日剂量 120mg 可基本控制疼痛，但便秘明显，大便约 3 日一行，伴腹胀满不适，纳呆，予大建中汤口服后腹痛减轻，大便得通。

【临床研究】

**1. 改善胃癌术后腹部症状**

胃癌术后常出现腹胀、腹泻、便秘等消化道症状。日本的一项研究发现，胃癌术后立即服用大建中汤可抑制腹部症状（食后肠鸣、腹胀、腹痛，与饮食无关的腹痛、腹泻、软便、便秘、以及肠梗阻、反胃、口苦等其他症状）出现；如果服用大建中汤后仍出现腹部症状时，药量加倍则可明显减少有腹部症状的病例。

**2. 治疗胃肠术后肠梗阻**

肠梗阻为胃肠肿瘤术后常见并发症，严重影响患者术后恢复及生活质量。日本的一项针对术后单纯性粘连性肠梗阻的患者研究发现，服药当日即日排气者占 47.5%，至第 3 日为 70%，第 7 日为 92%，3 日后腹部胀满、腹痛、恶心呕吐的改善率均达到 80%~90%，腹部单纯 X 线片可见肠管扩张、液面形成等改善率达 73.9%，7 日后改善率达 100%。

【实验研究】

**1. 抗肿瘤作用机制**

本方中蜀椒（花椒）、人参均具有良好的抗肿瘤作用。

花椒所含挥发油具有良好的抗肿瘤活性，可抑制宫颈癌 Hela 细胞、宫颈癌 Caski 细胞、肝癌 H22 细胞增殖并激发细胞凋亡，对于黑色素瘤细胞 A375 有明显的抑制和杀伤作用，而对正常成纤维细胞 CCD-39 抑制作用不明显。其中 9 种潜在具有显著抗肿瘤活性的化学成分依次为柠檬烯、α-松油醇、γ-松油烯、（-）-4-松油醇、β-芳樟醇、β-月桂烯、胺精油、桧烯、β-反式罗勒烯。

对人参随机对照研究的系统评价研究发现，人参治疗试验组和对照组比较，人参治疗试验组的生存时间、有效率明显高于对照组，常见不良反应包括血象降低、免疫功能降低的发生率明显降低。人参皂苷 Rg3 可通过抑制肿瘤细胞增殖，调节机体免疫力，促进肿瘤细胞凋亡，逆转耐药性，减少肿瘤内血管生成，抑制肿瘤细胞的侵袭和转移，联合放、化疗药物减毒增效等发挥抗肿瘤的作用。

**2. 治疗吗啡所致便秘的作用机制**

吗啡为治疗恶性肿瘤中常用的止痛药物，便秘为其最常见副反应。在单次给予吗啡诱发的消化道运动障碍模型研究发现，大建中汤可在收缩纵形肌的同时松弛环形肌，增强肠管的输送能力，改善吗啡所致的便秘，其收缩纵形肌通过 5 - 羟色胺等受体，松弛环形肌通过 NO 发挥作用。在对耐受吗啡镇痛小鼠消化道运动障碍的研究中发现，在形成镇痛耐受并且出现消化道运动抑制时给予大建中汤，对消化道运动抑制有改善趋势，对镇痛作用未发现影响。

**【原文】**

[1]《金匮要略·血痹虚劳病脉证并治》：心胸中大寒痛，呕不能饮食，腹中寒，上冲皮起，出见有头足，上下痛而不可触近，大建中汤主之。

**【参考文献】**

[1] 郭恒岳. 大建中汤治疗癌性腹膜炎所致不全性肠梗阻1例 [J]. 国外医学（中医中药分册），1997（04）：35.

[2] 白丽. 胃癌术后患者口服大建中汤的意义 [J]. 国外医学（中医中药分册），1994（06）：28.

[3] 段化瑞，李华安. 大建中汤治疗胃肠手术后肠梗阻 [J]. 新疆中医药，1996（01）：63.

[4] 袁太宁，王艳林，汪鋆植. 花椒挥发油抗宫颈癌 Hela 细胞作用研究 [J]. 湖北民族学院学报（医学版），2008（03）：26 - 27.

[5] 袁太宁，肖长义，汪鋆植．花椒抗宫颈癌 Caski 细胞作用及其机制的初步研究 [J]．时珍国医国药，2009，20（05）：1119-1120.

[6] 袁太宁，王艳林，汪鋆植．花椒体内外抗肿瘤作用及其机制的初步研究 [J]．时珍国医国药，2008，19（12）：2915-2916.

[7] 郓向辉．花椒挥发油的提取分离及其抗菌和抗肿瘤作用研究 [D]．南京师范大学，2004.

[8] 韩胜男．基于中药组效关系的花椒挥发油抗肿瘤活性组分的研究 [D]．天津大学，2014.

[9] 李丽静，陈思慧，黄晓巍，韩冬，刘佳．人参在抗肿瘤治疗中有效性及安全性系统评价 [J]．吉林中医药，2017，37（12）：1255-1257.

[10] 陈若冰，袁慎俊，刘丹，甘声通，陈涛．人参皂苷 Rg3 抗肿瘤作用机制的研究新进展 [J]．生命的化学，2017，37（04）：561-565.

[11] 柽坤．大建中汤对于吗啡所致重症便秘的改善作用 [J]．国外医学（中医中药分册），2003（04）：231.

[12] 清木佑子．大建中汤对吗啡诱发的消化道运动抑制的改善作用 [J]．国外医学（中医中药分册），2003（02）：108.

## 三、黄芪建中汤

【组成】

原方：黄芪一两半，桂枝（去皮）三两，甘草（炙）三两，大枣十二枚，芍药六两，生姜二两，胶饴一升。

今方：黄芪 4.5g，桂枝 9g，炙甘草 9g，大枣 9g，芍药 18g，生姜 6g，饴糖 30g。

【用法】常规水煎，饴糖烊化后服用。

【功用】温中补虚，缓急止痛。

【肿瘤临床应用】

**1. 治疗腹部肿瘤腹痛**

如胃癌、肠癌等消化道肿瘤引起的腹痛。

**2. 预防恶性肿瘤**

治疗萎缩性胃炎、胃黏膜肠化生，防止恶变。

【临床验案】

### 治疗胃黏液腺癌验案

陈某，女，51 岁，2001 年 9 月入院。患者于同年 3 月因胃癌出血行手术根治，术中发现周围淋巴结转移及腹壁转移，行姑息性切除，病理报告为黏液腺癌。术后白细胞下降，一般情况差，未予以化疗，予惠尔血等升白细胞、支持疗法处理后，勉强化疗 2 个疗程。同年 9 月发现左锁骨上淋巴结（约 3.0cm × 3.0cm）转移。诊见：消瘦，呈恶液质，面色焦黑，困倦短气，动则汗出，纳谷不馨，大便干结，舌淡、苔白，脉细弱。证属胃气衰败，治以温阳健中、扶正固本，处方：黄芪、白芍、党参、饴糖、生龙骨、生牡蛎、蒲公英、猫爪草、绞股蓝各 30g，白术、玄参各 20g，谷芽、麦芽、浙贝母、炙甘草各 10g，大枣 10 枚，肉桂 6g，每天 1 剂，水煎服。调治 3 个月，体力渐增，左锁骨上淋巴结明显缩小。续服 3 个月，淋巴结消失。2002 年 6 月，患者因摔下楼梯致双手骨折，左锁骨上淋巴结（约 3.0cm × 3.0cm）复发。继续以上方调治，酌加茯苓、鼠妇等化瘀之品。1 年后转移之淋巴结缩小至 2.0cm × 2.0cm，无其他转移病灶，予以左锁骨上淋巴结局部放疗，肿块消失。以上方加减调治 4 年，至今已生存 5 年，无瘤生存 3 年余。

### 治疗胃吻合口癌复发验案

袁某，50 岁，1997 年 8 月初诊。患者 1993 年行贲门癌根治术，术后常规化疗。1 个月前消化道大出血伴休克住院，临床及胃镜检查均诊为吻合口癌复发。予以常规补液、扩容、止血、输血等抗休克治疗，病情未能控制，2 周内反复大出血 3 次。诊见：消瘦，呈恶液质，面色㿠白，大汗淋漓，BP50/20mmHg，舌淡、舌体萎缩、少津，脉细数。证属亡阴亡阳之象，急则治标，治以微调平衡法。予胃管内注人参及饮（野山参、白及、白药等）。血止后，患者表现为抑郁，神情淡漠，不喜言语，食欲不振，面色黧黑，舌淡、苔白，脉细弱。治以益气养血，温阳健中。处方：黄芪、白芍、党参、蒲公英、猫爪草、绞股蓝、饴糖、藤梨根各 30g，白术 20g，谷芽、麦芽、炙甘草、当归各 10g，大枣 10 枚。每天 1 剂，水煎服。守方加减服药 2 年，改间断服药，患者体健如常人，卡氏评分 100 分。2002 年 9 月复查胃镜示：吻合口糜烂炎症伴轻度狭窄。2006 年随访仍存活。

### 治疗胃小弯腺癌验案

赵某，女，67 岁，1996 年 2 月初诊。患者患胃小弯腺癌伴周围淋巴结转移，1995 年 12 月行姑息手术，术后白细胞低，一般情况差，无法进行化疗。诊见：形体消瘦（体重 32kg），呈恶液质，卡氏评分 <40 分，食欲不振，食后胃脘胀满隐痛，喜温喜按，易自汗，短气乏力，心悸烦闷，舌淡、苔白，脉细弱。证属中阳虚弱，脾胃失运，治以温中补虚、缓急止痛。方以黄芪建中汤加减，处方：黄芪、白芍、饴糖、仙鹤草、蒲公英、党参各 30g，当归 20g，桂枝、陈皮、法半夏、谷芽、麦芽、炙甘草各 10g，大枣 10 枚。7 剂，每天 1 剂，水煎服。药后胃脘痛减、纳增，唯大便溏薄，每天 3 次，泻后疲惫。守方加薏苡仁 30g、白术 10g、茯苓 15g，继续调养。后以黄芪建中汤为基本方加减调服 3 年余，体重增至 50kg，至今存活 10 年余，卡氏评分 100 分。

### 恶性组织细胞病验案一

方某，女，28 岁，农民，已婚。1997 年 5 月初诊。患者无明显诱因发热（T39℃），到当地医院治疗 1 周（用药不详）无效，后转诊某市级医院治疗，当时门诊检查时发现颌下、左腋下淋巴结肿大，体温 39℃。查血常规：血红蛋白 45g/L，白细胞 $1.85 \times 10^9$/L，中性 0.80，淋巴 0.20，血小板 $10 \times 10^9$/L。以"恶性组织细胞病"收住院。住院期间进一步检查，B 超提示：肝、脾肿大；骨髓穿刺确诊为"恶性组织细胞病"。在该院用西药配合皮质激素治疗 3 个月，曾休克过 3 次，病情有增无减。于 1997 年 8 月初来求治中医。诊见：身热，汗出，不恶寒，面部、周身皮肤苍白，语音低微，消瘦乏力，头晕，心悸，烦躁不眠，腹部疼痛喜按，口不渴，小便清长，大便溏薄无气味，舌质淡白而滋润，无苔，脉芤无力。体检：颌下、左腋窝下淋巴结肿大，肋下触及肝脾肿大，满腹可触及大小不等的散在性结节，咽部不充血，全身无出血点，T38.6℃，血红蛋白 27g/L，白细胞 $1.0 \times 10^9$/L，中性 0.80，淋巴 0.20，血小板 $15 \times 10^9$/L，出血时间 1 分 30 秒。西医确诊为"恶性组织细胞病"，中医确诊为"虚劳"。其病机为脾阳虚衰，肝脾失调，气血化源欲绝，阴血暗耗。治以温中健脾，扶阳益阴，调和肝脾，以资化源。方用黄芪建中汤：饴糖 50g（冲服），白芍 30g，桂枝 10g，干姜 10g，炙甘草 20g，大枣 30g。3 剂，水煎温服，1 日 3 次，1 日 1 剂。二诊：用药 3 剂后，身热退，汗已止，腹痛减轻，精神好转，效不更方。于 9 月 3 日复诊，服用上方 30 剂，食欲增加，面色红润，腹痛消失，可以下床行走，舌质淡红而滋润，无苔，脉缓，复查血常规：血红蛋白 70g/L，白细胞 $7.8 \times 10^9$/L，血小板 $16 \times 10^9$/L，中性 0.76，淋巴 0.20。效果明显，继守上方加薏苡米 30g、当归 10g，30 剂，研成粉末，做蜜丸一料，每次 9g，每日 3 次，以维持疗效。半年后随访，仍健在。

## 恶性组织细胞病验案二

曹某，男，47 岁，农民。1996 年 6 月 4 日初诊。患者因发热，腹痛，呕吐，心悸，周身乏力，到某医院就诊，血常规检查：血红蛋白 27g/L，白细胞 0.85×10⁹/L，中性 0.74，淋巴 0.26，血小板 24×10⁹/L；骨髓穿刺提示：骨髓增生活跃，有异形组织细胞；B 超示：脾在肋下 3.5cm。诊断：恶性组织细胞病。曾予输血加皮质激素治疗月余，效果不佳。后到我院求治中医，诊时面部、周身㿠白，消瘦，发热（T38℃），汗出，心悸，烦躁不眠，食欲不佳，时有呕吐，腹部隐痛拒按，大小便正常，舌质淡白滋润，无苔，脉芤无力。血常规：血红蛋白 25g/L，白细胞 0.7×10⁹/L，中性 0.80，淋巴 0.20，血小板 15×10⁹/L。证属脾阳虚衰，肝脾失调，气血化源欲绝，拟黄芪建中汤：黄芪 30g，白芍 30g，桂枝 10g，十姜 10g，炙甘草 20g，大枣 30g，饴糖 50g（冲服），水煎温服，1 日 1 剂。二诊：服上方 3 剂发热退，呕吐止，腹痛减轻，食欲渐加，精神好转，效不更方。于 7 月 20 日三诊：服完上方 30 剂精神好转，饮食增加，能行走。复查血常规：血红蛋白 88g/L，白细胞 5.0×10⁹/L，血小板 16×10⁹/L，中性 0.74，淋巴 0.20。嘱其家人注意饮食营养。仍拟上方连服 3 个月，以巩固疗效。1 年后随访，情况良好，还能参加体力劳动。

**【临床研究】**

**1. 治疗胃癌**

脾胃虚寒在胃癌中为常见症候，与常规西药治疗（西沙必利、乳酸菌素或思密达）比较，口服黄芪建中汤（黄芪、桂枝、炙甘草、芍药、生姜等）可有效改善患者的乏力纳差、腹胀腹痛、大便溏泄等症状，可缓解疼痛并提高机体免疫力及生活质量。

张书林等应用加味黄芪建中汤［生黄芪 30g，炒白芍、炙甘草各 15g，桂枝 18g，生姜 12g，大枣 6 枚，饴糖 40g，山甲、鳖甲、砂仁、白及各 10g，三七粉 5g（冲服），露蜂房、瓦楞子各 20g］治疗溃疡型胃癌 32 例，取得了良好的疗效，其中癌变消失或缩小并存活 5 年以上 12 例，症状时轻时重且存活 2 年以上 12 例。

**2. 减轻肿瘤放疗反应的临床疗效**

放疗为骨转移常用治疗方法，但放疗可导致患者的免疫功能降低。研究发现，大剂量黄芪建中汤联合三维适形放疗治疗转移性骨肿瘤具有良好的临床疗效，止痛总有效率及生活质量改善情况均明显优于对照组，可提高机体免疫功能和远期生存率。

放射性食道炎是肺癌放疗常见并发症，也是影响患者生活质量和放疗顺利进行的因素。应用黄芪建中汤（黄芪、白芍、甘草、瓦楞子）口服对于放疗引起的放射性食道炎具有良好的治疗效果，同时也发现放疗后停用黄芪建中汤后病人往往出现口渴、大便干燥、舌绛红等脾胃阴虚症状，应用肾上腺皮质激素类药如地塞米松可收到一定的疗效，研究认为在病人放疗中根据病人的疾病转归及发展情况，在辨证基础上以黄芪建中汤为主加减运用并配以皮质醇激素类药，则治疗效果会更理想。

**3. 与化疗联合应用解毒增效**

化疗多数具有骨髓造血功能损伤及消化道反应，应用黄芪建中汤联合 FOLFOX4 化疗治疗直肠癌，治疗后 $CD_3^+$、$CD_4^+/CD_8^+$、$CD_4^+$、NK 水平均较对照组（单纯化疗组）高，$CD_8^+$ 较对照组低，血小板减少、肝功能异常、恶心呕吐、白细胞减少发生率均较对照组低。研究结果提示对直肠癌化疗患者行黄芪建中汤治疗，能有效增强患者免疫功能，改善患者预后。

应用黄芪建中汤联合化疗药物治疗脾胃虚寒型胃癌，总有效率高于单纯化疗，治疗后 Kaiso、Flotillin - 1 表达呈下降趋势，而单纯化疗组 Kaiso、Flotillin - 1 表达无明显变化，结果提示黄芪建中汤可能通过调控 Kaiso、Flotillin - 1 表达水平，有效缓解胃癌患者临床症状，发挥化疗协同治疗作用。

【实验研究】

**1. 抗肿瘤作用机制**

通过对脾气虚证肺癌小鼠的研究发现，高剂量黄芪建中汤对脾气虚证肺癌小鼠肿瘤的转移具有一定的抑制作用，其机制可能与提高胸腺指数、下调 CD44 – mRNA 及上调 nm23 的表达有关；采用 microRNA 基因芯片检测正常小鼠巨噬细胞与 3 组肿瘤组织相关巨噬细胞 MicroRNA 基因表达的变化发现，"脾气虚"组肿瘤组织相关巨噬细胞 microRNA 的表达谱表达异常，而加味黄芪建中汤可明显双向调节"脾气虚"组肿瘤组织相关巨噬细胞 microRNA 的表达谱的异常变化，使其恢复正常；与肺癌对照组比较，肺癌脾虚组小鼠肺转移结节数增多，应用加味黄芪建中汤组的脾虚肺癌组肺转移结节数减少，HIF – 1α 表达下调。。

**2. 治疗萎缩性胃炎预防胃癌的作用机制**

黄芪建中汤具有温中补气、和里缓急之功效，对慢性萎缩性胃炎疗效确切。药效学研究结果显示，黄芪建中汤可显著改善慢性萎缩性胃炎病变，且预防作用优于维酶素，治疗作用与替普瑞酮相当；其防治慢性萎缩性胃炎的最佳剂量为临床常用剂量的等效剂量（生药 9.2g/kg）；代谢组学结果显示，无论是预防给药，还是治疗给药，经黄芪建中汤干预后，血浆中琥珀酸、胆碱、GPC、缬氨酸和甜菜碱 5 个代谢物可被显著调节，涉及精氨酸–脯氨酸代谢、缬氨酸–亮氨酸–异亮氨酸生物合成和甘氨酸–丝氨酸–苏氨酸代谢，尿液中亮氨酸、缬氨酸、α–酮戊二酸、富马酸、肌氨酸、甘氨酸和马尿酸共 7 个差异代谢物均被显著回调，涉及缬氨酸–亮氨酸–异亮氨酸生物合成，TCA 循环和甘氨酸、丝氨酸和苏氨酸代谢的调节，结果提示黄芪建中汤对大鼠慢性萎缩性胃炎病理模型有良好的防治作用，其主要通过调节病理动物的能量失衡、炎症反应、免疫功能紊乱、氧化应激和肠道菌群失调等来发挥作用。

【原文】

《金匮要略·血痹虚劳病脉证并治》：虚劳里急，诸不足，黄芪建中汤主之。

**【参考文献】**

［1］花海兵．黄芪建中汤治疗胃癌验案 3 则［J］．新中医，2006（12）：77－78.

［2］曾斌．黄芪建中汤治疗恶性组织细胞病 2 例［J］．中国乡村医药，2007（05）：44.

［3］王海龙，王绍山，陈立军，等．黄芪建中汤治疗脾胃虚寒型胃癌临床研究［J］．长春中医药大学学报，2013，29（01）：49－50.

［4］张书林，张建明，闫凤艳．加味黄芪建中汤治疗溃疡型胃癌 32 例［J］．内蒙古中医药，1996（01）：6.

［5］刘绪川．放疗联合大剂量黄芪建中汤治疗转移性骨肿瘤的临床疗效分析［J］．中国实用医药，2015，10（26）：166－167.

［6］尹杰，满冬梅，刘秀根，等．黄芪建中汤治疗 36 例肺癌放疗中的并发症［J］．黑龙江医学，1992（06）：32.

［7］张栋，黎永超，邹汉飞．黄芪建中汤对直肠癌化疗 32 例免疫功能的影响［J］．中国民族民间医药，2015，24（17）：90－91.

［8］王其进，张达坤，蔡媛媛．黄芪建中汤防治脾胃虚寒型胃癌的临床研究［J］．中国中西医结合消化杂志，2016，24（02）：108－111＋115.

［9］艾叶盛，包素珍．黄芪建中汤抑制脾气虚证肺癌小鼠肿瘤转移的实验研究［J］．山西中医学院学报，2013，14（02）：16－18.

［10］魏自太，包素珍，李恒楠，等．肺癌微环境脾气虚证肿瘤组织相关巨噬细胞 microRNA 的表达及加味黄芪建中汤干预机制研究［J］．云南中医学院学报，2017，40（02）：11－17.

［11］包素珍，陈淇，张誉引．加味黄芪建中汤对脾虚证肺癌小鼠肿瘤转移及 HIF－1α、V－ATPasecmRNA 表达的影响［J］．山西中医学院学报，2015，16（04）：13－15.

［12］崔佳佳．黄芪建中汤防治大鼠慢性萎缩性胃炎的代谢组学研究［D］．山西大学，2017.

# 第十三章

# 半夏汤类

## 一、小半夏汤、生姜半夏汤、半夏干姜散

【组成】

小半夏汤：半夏一升（18g），生姜半斤（15g）。

生姜半夏汤：半夏半升（9g），生姜汁一升（15mL）。

半夏干姜散：半夏、干姜各等分（3g）。

【用法】小半夏汤常规水煎温服；生姜半夏汤半夏水煎兑姜汁服用；半夏干姜散磨粉服。

【功用】

小半夏汤：和胃降逆，消痰蠲饮。

生姜半夏汤：和胃化饮，降逆止呕。

半夏干姜散：温胃止呕。

【肿瘤临床应用】

**1. 治疗肿瘤化疗、放疗导致的恶心呕吐**

呕吐是肿瘤放化疗常见副反应，临床常应用小半夏汤治疗，但少单独应用，常与橘皮竹茹汤、二陈汤、四君子汤等健脾和胃理气类方剂合用，放化疗期间一般不配伍软坚散结抗癌类中药。

**2. 用于治疗阿片类止痛药物（吗啡、羟考酮、芬太尼）导致的恶心呕吐**

疼痛为肿瘤常见的临床症状，阿片类止痛药物是癌痛常用

药物，但因普遍存在恶心等副反应，在缓解癌痛的同时又增加了患者痛苦。小半夏汤加减可以有效缓解阿片类药物所造成的呕吐。

【临床验案】

### 肿瘤化疗导致的呕吐验案一

龙某，女，68岁，因双下肢浮肿20天伴腹胀大8天就诊。经B超、CT、MRT检查，肝、脾、胰、肾及腹腔实质器官均未查见占位病灶，心肺X线片正常，腹水查见大量癌细胞。既往有糖尿病史8年，长期服玉泉丸、优降糖、降糖灵等药，后经诊断为大肠癌晚期。行卡铂腹腔内注射，每次600mg，2~3周后重复一次。第一次注射后半小时即出现恶心，呕吐清涎及胃内容物，甚至水谷不下，面色苍黄，气短神疲，脉滑，舌淡苔白稍干，口苦。予生半夏20g，生姜30g，黄连6g，苏叶、麦冬各15g煎服，服后呕止。守方4日，精神好转，全身症状减轻。停用小半夏汤后2日又出现恶心欲吐，复用原方，恶心乃止。半月后行第二次腹腔内注射，一天中呕吐10余次，用前方后呕吐恶心消失。2个月后用吗特灵静滴恶心呕吐又起，气短懒言，语声不续，舌淡红，苔薄白，脉细弱，仍以小半夏汤加西洋参、黄芪、麦冬煎服，呕吐停止，服数剂后精神好转。

### 肿瘤化疗导致的呕吐验案二

王某，女，48岁，1999年5月8日初诊。患者为乳腺癌Ⅲ期，于手术后4个月行COF化疗方案。于化疗第一疗程第5次时，患者出现恶心、呕吐，纳呆，食欲不振，舌淡红有瘀点，苔薄黄少泽，脉沉弦。治以疏肝和胃、健脾止呕，予小半夏汤加减：姜半夏5g、生姜10g、佛手10g、代代红5g、藿香10g、竹茹10g、神曲10g，5剂后患者未再呕吐，恶心减轻，舌暗红，苔薄黄，脉弦细，于上方中加黄芩10g，继服10剂。6月23日复诊时化疗已完成，化疗期间呕吐持续仅1天，恶心亦明显减轻，食欲改善。

## 治疗胰腺癌肺转移应用芬太尼导致的呕吐验案

患者女性，58 岁，2014 年 2 月 18 日确诊为胰腺癌，化疗 7 个周期。2014 年 9 月复查 PET－CT 提示肺内转移，行放疗，效不显，出现右侧胸腔隐痛，口服塞来昔布，后改为盐酸曲马多缓释片，爆发痛仍时作，临时予强痛定缓解。后多次放胸水，胸腔灌注"恩度"，同时外用芬太尼透皮贴剂 8.4mg，恶心时作，头颅 MRI 未见转移。2015 年 12 月 22 日再次化疗 1 次，出现骨髓抑制，因体质不耐受放弃继续化疗。2016 年 3 月 28 日患者因"恶心呕吐加重 5 天"就诊于门诊，当时家属诉由于疼痛控制效果不佳，疼痛数字评估（NRS）8 分，多瑞吉由 16.8mg 自行加至 25.2mg 后疼痛减轻，恶心呕吐频繁，稍食即吐，吐出物为清水痰涎，头晕乏力，心悸，消瘦，夜寐欠佳，大便难解，无其他明显不适。脉沉细，舌淡红苔白黄。辨证：痰饮热结，气阴两虚。用小半夏汤合大黄黄连泻心汤合三子养亲汤加减，处方：法半夏 10g，生姜 10g，茯苓 15g，厚朴 10g，紫苏子 12g，莱菔子 15g，黄柏 12g，黄连 6g，制大黄 10g，紫菀 10g，知母 10g，北沙参 15g，玄参 10g，麦冬 10g，葛根 6g，柴胡 6g，竹茹 15g，旋覆花 10g，生甘草 6g，14 剂，每日 1 剂，水煎服。2016 年 4 月 15 日二诊：患者服药后恶心呕吐减轻，能少量进食，头晕减轻，可下床活动，多瑞吉 25.2mg 外用，NRS2～3 分，小便正常，大便数日一行。患者坚持将 14 剂中药服完，呕吐已止，眩晕已停，饮食已正，寻外院继续放射治疗。

## 治疗结肠癌肝转移应用多瑞吉恶心呕吐验案

患者女性，61 岁，2015 年 6 月体检发现结肠占位，手术病理证实为中分化腺癌，术前 CT 提示肝内多发占位，考虑肝转移瘤。术后口服希罗达化疗 8 个周期。2016 年 3 月初外用多瑞吉芬太尼透皮贴剂 8.4mg 联合消炎痛口服，疼痛控制可，时有恶心呕吐。出院后患者难以忍受消化道不良反应，自行揭掉多瑞吉。10 天前因腹部疼痛加重，又外用多瑞吉 8.4mg，疼痛稍减轻，恶心呕吐（黄绿色苦水）。2016 年 3 月 22 日初诊，刻下症：患者呕吐剧烈，呕吐物为黄绿色苦水，稍食即吐，不欲饮食，多瑞吉 8.4mg 外用，NRS3～4 分，夜寐差，大便难解，小便正常，右胁肋可触及巨大包块。舌红苔黄厚腻，脉弦滑数。辨证：少阳与阳明合病。用小半夏汤合黄芩汤合调胃承气汤加减，处方：清半夏 15g，生姜 30g，黄芩 15g，白芍 60g，大黄 20g（后下），芒硝 20g（冲），炙甘草 15g，枳实 30g，竹茹 30g，紫苏叶 15g，黄连 3g，7 剂，每日 1 剂，水煎服。患者服药 1 周后，外用多瑞吉仍然 1 贴，NRS2 分，恶心呕吐明显减轻，可进少量流质饮食，于 2016 年 4 月 12 日行 TACE 术，术后一般情况可，出院。

【临床研究】

### 1. 治疗化疗后恶心呕吐的临床研究

李晓玲报道了用小半夏汤（制半夏 15g、生姜 20g）治疗化疗所致恶心呕吐 121 例的临床研究，发现小半夏汤有优于单用胃复安的疗效。

### 2. 增强止吐药物疗效

胃复安与恩丹西酮均为临床常用化疗止吐药物，研究发现，小半夏汤（制半夏 20g、生姜 25g）不仅本身具有良好的止吐作用，与以上两药具有良好的协同止吐作用。

【实验研究】

### 1. 止吐处方最佳配比研究

本组方剂具有良好的止吐作用，但各处方比例不一，敖慧应用均匀设计的方法，将半夏与生姜的不同配比设计为 5 个水平，观察 5 组小半夏汤作用于化疗后家鸽呕吐模型 8 小时内潜伏期和呕吐次数。结果发现小半夏汤有延长化疗后家鸽呕吐模型潜伏期的趋势或能延长潜伏期，能明显降低呕吐次数，其中按 1∶2 配比效果最佳。

**2. 抗肿瘤作用机制**

半夏具有燥湿化痰、降逆止呕、消痞散结等功效，半夏提取物以及半夏化学成分中的半夏蛋白、半夏总生物碱、谷甾醇、半夏多糖等都具有抗肿瘤的作用，其提取物具有抑制肝癌、宫颈癌、结肠癌、直肠癌、肉瘤等细胞生长的作用，作用机制有细胞毒性、抑制肿瘤细胞侵袭、阻断细胞增殖信号、化疗增敏、逆转耐药、调节抑癌基因表达、调节细胞周期、诱导肿瘤细胞凋亡等多种途径。而半夏抗肿瘤作用以姜浸半夏的作用最强，其生长抑制作用与形态损伤作用相一致。

生姜提取物对小鼠移植性肉瘤 S180、艾氏腹水癌实体生长具有明显的抑制作用，但对小鼠 S180 腹水型、艾氏腹水癌、肝癌 H22 腹水型的生存期无显著延长作用。生姜醇提物有显著的抗肿瘤作用和免疫调节活性。生姜中提取出的 8 - 姜酚和 10 - 姜酚具有明显的抑制肿瘤细胞活性的作用，其机制可能与其影响 MAPK 通路中 ERK、P38 磷酸化水平，导致细胞 G1 期阻滞有关。

**3. 治疗化疗呕吐的作用机制**

（1）调节神经内分泌功能

小半夏汤对化疗药物引起的呕吐具有良好的止吐作用。研究发现，以顺铂建立大鼠异食癖模型，测定大鼠每日摄食高岭土量作为其恶心呕吐程度指标，并检测大鼠回肠及脑组织 5 - HT、5 - HT3A 受体阳性细胞表达，测定大鼠血清及脑组织 5 - HT、5 - HIAA 水平，观察小半夏汤对大鼠化疗性恶心呕吐的防治作用及其 5 - HT 作用机制。结果小半夏汤水提液和醇提液均可明显降低模型大鼠摄食高岭土量，且醇提液优于水提液；均降低大鼠回肠及脑组织 5 - HT、5 - HT3A 受体阳性细胞表达；均降低大鼠血清及脑组织 5 - HT、5 - HIAA 水平。结论提示小半夏汤可有效防治肿瘤化疗性恶心呕吐，其作用机制可能与抑制 5 - HT 合成、释放，下调 5 - HT3A 受体有关。

孤束核内 Fos 与恶心呕吐等化疗消化道反应密切相关。研究表明，化疗常用药物顺铂能够使大鼠孤束核 Fos 蛋白表达显著增加，小半夏汤可以抑制顺铂导致的孤束核 Fos 蛋白表达增加，考虑与小半夏汤止吐作用机制有关。

小半夏汤可显著抑制顺铂、1 – PBG 和 P 物质所致的大鼠膈下迷走神经放电活动增强，提示小半夏汤通过阻断膈下迷走神经末梢上的 5 – 羟色胺 3（5 – HT3）受体和神经激肽 1（NK1）受体，阻断了迷走神经传入纤维将呕吐信号传至呕吐中枢，从而发挥防治化疗性恶心呕吐作用。

（2）保护消化道

化疗可以导致胃肠道黏膜损伤与炎性反应，减轻胃肠道动力，从而导致恶心呕吐等消化道反应。研究表明小半夏汤能防治化疗药物导致的大鼠胃肠炎症损伤，其作用机制可能与抑制炎性因子（TNF – α、PGE – 2、IL – 1β、NF – κB、COX – 2）表达有关；也能减少消化道黏膜损伤，其作用机制与促进黏膜杯状细胞分泌黏蛋白、促进黏膜上皮细胞增殖有关。小半夏汤对正常生理状态小鼠的胃排空和小肠推进无明显影响，对顺铂所致的胃排空延缓和小肠推进亢进具有显著改善作用。

（3）对放疗呕吐的作用机制

史玉泉等以胃电快波振幅为指标观察了小半夏茯苓汤对大鼠胃区照射后胃运动的影响。结果表明，β 线 15Gy 单次照射后，单纯照射组快波振幅明显降低，而照射加用药组胃体快波振幅在照后 10、14 天，胃窦快波振幅在照后 7、10、14、21 天，均比单纯照射组明显升高。结果提示该方有改善照射后胃运动抑制，减轻消化道放射反应的作用。

【原文】

［1］《金匮要略·痰饮咳嗽病脉证并治》：呕家本渴，渴者为欲解，令反不渴，心下有支饮故也，小半夏汤主之。

［2］《金匮要略·黄疸病脉证并治》：黄疸病，小便色不

变，欲自利，腹满而喘，不可除热，热除必哕。哕者，小半夏汤主之。

［3］《金匮要略·呕吐哕下利病脉证治》：诸呕吐，谷不得下者，小半夏汤主之。

［4］《金匮要略·呕吐哕下利病脉证治》：病人胸中似喘不喘，似呕不呕，似哕不哕，彻心中愦愦然无奈者，生姜半夏汤主之。

［5］《金匮要略·呕吐哕下利病脉证治》：干呕吐逆，吐涎沫，半夏干姜散主之。

**【参考文献】**

［1］陈仕凯.小半夏汤治疗化疗所致呕吐的体会［J］.四川中医，1994（02）：18-19.

［2］孙立云，李道平.小半夏汤治疗癌症化疗引起呕吐验案［J］.黑龙江中医药，2000（04）：45.

［3］许瑶，许尤琪.小半夏汤加减治疗肿瘤止痛药所致呕吐的经验［J］.中医药导报，2017，23（11）：68+75.

［4］李晓玲，黄九龄，胡欣.小半夏汤治疗121例肿瘤化疗所致呕吐的临床观察［J］.川北医学院学报，1999（02）：59-60.

［5］蒋淳琪，刘文奇，山广志.小半夏汤治疗化疗后呕吐临床研究［J］.黑龙江中医药，2013，42（02）：20-21.

［6］阳学农，戴西湖，陈曦，等.恩丹西酮并用小半夏汤预防肿瘤化疗所致呕吐的临床观察［J］.中国中西医结合杂志，2002（04）：312.

［7］敖慧，李生茂，蒲强红.小半夏汤治疗化疗后呕吐模型的药效最佳配比研究［J］.辽宁中医杂志，2010，37（08）：1608-1610.

［8］武峰，秦志丰，李勇进，等.半夏化学成分抗肿瘤研究进展［J］.中华中医药学刊，2013，31（02）：270-272.

［9］何立丽，顾恪波.半夏提取物抗恶性肿瘤的作用机制［J］.中华中医药杂志，2017，32（02）：685-687.

［10］吴皓，陈龙，陆跃鸣，等．半夏及其姜制抗肿瘤细胞生长作用的比较［J］.中成药，1996（05）：20－22.

［11］钱红美，王梦，苏简单．生姜提取物抗肿瘤作用的初步实验研究［J］.江苏药学与临床研究，1999（03）：14－16.

［12］高群．生姜醇提物抗肿瘤作用的实验研究［J］.科技信息，2010（16）：784.

［13］刘鑫，张宏伟，傅若秋，等．生姜中姜酚类活性成分的抗肿瘤作用及其机制［J］.第三军医大学学报，2017，39（09）：884－890.

［14］王丽霞．小半夏汤防治肿瘤化疗性恶心呕吐作用及其5－HT作用机制的实验研究［D］.山东中医药大学，2010.

［15］杜静，张启龙，李贵生，等．小半夏汤对顺铂诱发大鼠脑干孤束核Fos蛋白表达的影响［J］.时珍国医国药，2017，28（11）：2570－2572.

［16］杜秀伟，聂克．小半夏汤对化疗呕吐模型大鼠膈下迷走神经放电的影响［J］.山东中医药大学学报，2017，41（02）：170－173.

［17］李贵生，张启龙，杜静，等．小半夏汤对顺铂导致的大鼠胃肠道炎症损伤的防治作用［J］.中药新药与临床药理，2017，28（04）：459－463.

［18］张启龙，李贵生，杜静，等．小半夏汤对化疗大鼠胃肠黏膜屏障保护作用的研究［J］.中药药理与临床，2017，33（03）：5－7.

［19］刘婉青，杨莹，郝菲菲，等．小半夏汤对化疗小鼠胃排空和小肠推进异常的改善作用［J］.山东中医杂志，2017，36（03）：234－236.

［20］史玉泉，陈国志，曾逯闻，等．小半夏茯苓汤对大鼠胃区照射后胃电快波振幅的影响［J］.中西医结合杂志，1991（10）：613－614＋582.

# 二、大半夏汤

**【组成】**

原方：半夏二升，人参三两，白蜜一升。

今方：半夏 18g，人参 9g 或党参 15g，白蜜 30g。

**【用法】** 常规水煎，白蜜兑入服用。

**【功用】** 补中降逆。

**【肿瘤临床应用】**

治疗食道癌、胃癌等消化道肿瘤证见乏力、胃脘不适、吞咽梗阻、恶心、呕吐等。常与旋覆代赭汤、橘皮竹茹汤、二陈汤等理气和胃方药合用，也常加用鸡血藤、藤梨根、菝葜、天龙、干蟾皮等解毒抗癌之品。

**【临床验案】**

## 治疗食管癌验案

患者女性，62 岁，1993 年 12 月 25 日初诊。患者吞咽不爽 3 个月，经济南市中心医院诊为食管癌。近来自觉吞咽梗阻加重，进食稍硬食物则咽下困难。伴呕吐泛酸，大便稍干，小便尚调。舌质略红，苔薄腻，脉弦。此为噎膈，乃痰瘀交阻、胃失和降所致。治宜祛瘀化痰，润降止呕。方用大半夏汤加味。处方：清半夏 30g，党参 30g，旋覆花 15g（包），赭石 30g，西月石 6g，急性子 30g，白花蛇舌草 60g，黄连 9g，吴茱萸 1.5g，北沙参 30g，蜂蜜 60g，6 剂。嘱将蜜与水和之，扬之 240 遍后煎药取汁，分 2 次服。二诊：服药后吞咽梗阻减轻，呕吐亦轻，泛酸止。大小便调，舌质暗红，苔薄腻，脉弦。上方改隔日 1 剂，共服药年余，病情稳定。

## 治疗胃癌验案

吴某，女，61 岁。患者有慢性胃及十二指肠球部溃疡病史

10年，经常出现阵发性胃脘部疼痛，近3个月来胃脘部疼痛明显加重，曾用过止痛药物，但疼痛无明显减轻，且出现反复性呕吐，开始吐出食物，以后吐出大量的食物及黏液。近来做钡餐造影提示：胃及十二指肠溃疡，胃窦部溃疡恶变。症见形体消瘦，恶病质面容，舌苔薄白，脉弦滑。证属痰饮阻滞、脾虚失运、久吐伤阴。治以化饮降逆、补脾养阴。方用大半夏汤加味：法半夏15g，花旗参12g，生姜12g，白术15g，陈皮10g，麦门冬9g，厚朴6g，蜂蜜20g，炙甘草6g。服药2剂后疼痛有所缓解，呕吐停止。继服6剂呕吐未再出现，15天后行切除手术，病理检查发现癌细胞。

【临床研究】

本方对于化疗导致的恶心呕吐具有较好的临床疗效。

冯海英等选择化疗且出现恶心呕吐的患者200例，所有患者进行常规化疗以及其他对症治疗，患者出现恶心呕吐的临床症状后给予大半夏汤（姜半夏30g，人参15g，蜂蜜20mL）治疗恶心呕吐。结果：与治疗前相比，恶心、呕吐的0度及I度患者明显增加，而II度、III度患者明显减少（$P < 0.05$），止吐临床有效率82.00%。通过治疗前后Karnofsky评分比较发现，大半夏汤对患者身体状况治疗的临床有效率为79.50%。

邓晓虹临床观察30例化疗致呕吐患者，化疗后第二天开始用大半夏汤汤剂（姜半夏200g、红参45g、蜂蜜100mL，水煎分次服用）治疗，连续用药14天后，通过对治疗前后患者的恶心、呕吐分级及身体一般状况Karuafsky积分统计分析，总结评定疗效，结果发现大半夏汤改善患者身体一般状况有效率为83.3%，缓解恶心呕吐症状总有效率为76.67%。

【实验研究】

**1. 抗肿瘤作用机制**

半夏抗肿瘤机制参见小半夏汤。人参抗肿瘤机制参见白虎加人参汤。

### 2. 化疗止吐作用机制

王燕燕等分析了大半夏汤对治疗呕吐家兔胃 Cajal 间质细胞水平的影响，结果显示大半夏汤对化疗所致呕吐有较好疗效，能提高化疗呕吐家兔胃 Cajal 间质细胞（ICC）含量，大半夏汤的止呕机理可能与其能提升 ICC 水平有关。

谭万初等研究了大半夏汤对顺铂所致家鸽呕吐的止呕作用机制，发现大半夏汤止呕的机制与其纠正胃肌电慢波频率及节律有关。

向未采用家鸽腹腔注射 DDP 法诱发呕吐模型，研究了大半夏汤的止吐作用机制，发现大半夏汤对化疗呕吐有较好疗效，止呕的机制可能与升高胃内组织中 Cajal 间质细胞（ICC）水平、恢复胃起搏区的 ICC 结构及功能有关。

【原文】

《金匮要略·呕吐哕下利病脉证并治》：胃反呕吐者，大半夏汤主之。

【参考文献】

［1］张甦颖. 刘献琳运用大半夏汤经验［J］. 山东中医杂志，2006（02）：129 – 130.

［2］李亚萍. 大半夏汤治疗呕吐举隅［J］. 中国民间疗法，2005（05）：36 – 37.

［3］冯海英，刘建军，吴淑霞，等. 大半夏汤治疗化疗呕吐的疗效及止呕机理［J］. 陕西中医，2016，37（01）：52 – 53.

［4］邓晓虹. 大半夏汤治疗化疗所致呕吐的胃肌电生理实验研究及临床疗效观察［D］. 成都中医药大学，2009.

［5］王燕燕，黄悦. 大半夏汤对化疗呕吐家兔胃 Cajal 间质细胞水平影响研究［J］. 四川中医，2018，36（01）：63 – 66.

［6］谭万初，邓晓虹，向未，等. 大半夏汤防治化疗呕吐的胃肌电生理研究［J］. 现代中西医结合杂志，2009，18（18）：2122 – 2123.

　[7] 向未. 大半夏汤治疗化疗呕吐的临床观察及其对家鸽胃 Cajal 间质细胞水平影响的实验研究 [D]. 成都中医药大学, 2009.

## 三、小半夏加茯苓汤

### 【组成】
原方：半夏一升，生姜半斤，茯苓三两（一法四两）。
今方：半夏 15g，生姜 24g，茯苓 9g。

### 【用法】常规水煎服。

### 【功用】温胃蠲饮。

### 【肿瘤临床应用】
常用于减轻肿瘤患者化疗导致的恶心呕吐等消化道反应。常与旋覆代赭汤、二陈汤、橘皮竹茹汤、黄连温胆汤、四君子汤等健脾和胃、止吐理气方药同用。

### 【临床验案】

#### 治疗化疗后恶心呕吐验案

患者女性，58 岁，退休。2016 年 10 月 17 日诊。因恶性淋巴瘤化疗后就诊，现患者出现顽固性恶心呕吐，每日吐 8 ~ 10 次，呕吐物初为食物残渣，后多为胃液、痰涎，午后尤甚，精神极差，全身乏力，稍动则头晕、心悸，纳差痞满，睡眠尚可，畏寒肢冷，小便可，大便溏，舌体胖大、有齿痕、苔水滑，脉沉弦。西医诊断：化疗所致恶心呕吐（CINV）。中医诊断：呕吐，脾虚水停证。治疗当健脾和胃、行水散痞。初诊处方：法半夏 15g，生姜 20g，茯苓 30g，炒白术 15g。水煎取汁 300mL，每日 1 剂，早晚分服，共 7 剂。复诊：患者述初服 2 天后恶心呕吐次数便明显减少，胃脘痞满之感亦有开解之征，偶有头晕，舌上水滑之象稍退，处方：法半夏 15g，生姜 20g，茯苓 30g，桂枝 15g，炒白术 15g，砂仁 15g，厚朴 10g，天麻 10g，煎煮服用同前法。7 剂后诸症皆除，后用参苓白术散加减善后。

【临床研究】

本方在治疗和预防化疗消化道反应方面具有较好的疗效，且安全性较高。

陈娟等选取91例化疗呕吐患者，评价了小半夏加茯苓汤（半夏10g，生姜20g，茯苓12g）治疗化疗迟发性呕吐的有效性和安全性，发现小半夏加茯苓汤治疗化疗迟发性呕吐有较好的疗效。

史国梅观察了小半夏加茯苓汤〔姜半夏15g、生姜5片、茯苓10g、竹茹15g、陈皮10g、砂仁5g、川厚朴10g、鸡内金15g、甘草5g，腹胀便秘者加大黄5g（后下）、莱菔子30g，腹泻者加炒白术15g、肉豆蔻15g，无食欲者加焦三仙各30g〕预防化疗致胃肠道反应的临床疗效，结果显示加用本方的治疗组中未发现胃肠道反应者为96.7%，常规止吐的对照组为90%，提示中西医结合预防化疗致胃肠道反应优于单用西药治疗。

刘霄等探讨了小半夏加茯苓汤预防化疗所致呕吐的临床疗效，发现小半夏加茯苓汤（法半夏50g、生姜50g、茯苓50g）治疗化疗所致呕吐有较好疗效，疗效优于单用甲氧氯普胺者，且与甲氧氯普胺有协同作用。

张明利等观察了小半夏加茯苓汤治疗中晚期肺癌化疗所致呕吐的临床疗效，42例患者随机分为观察组和对照组，两组化疗均为PE方案，均常规应用止吐药胃复安，观察组于化疗前3日至化疗第7日加服小半夏加茯苓汤（法半夏50g、生姜50g、茯苓50g）。结果对恶心的有效率，第1~5日观察组均高于对照组，第6~7日两组相近；对呕吐的有效率，第1~7日观察组亦高于对照组。提示小半夏加茯苓汤治疗中晚期肺癌化疗所致呕吐有较好疗效，与胃复安有协同作用，疗效优于单纯应用胃复安者。

【实验研究】

**1. 抗肿瘤作用机制**

闫文娟观察了小半夏加茯苓汤醇提物对胃癌细胞BGC-823的凋亡作用以及诱导其凋亡发生的机制。结果显示本方醇提物对胃癌细胞 BGC-823 具有抑制作用，随着给药浓度的增加和作用时间的延长，抑制率逐渐升高，细胞活力逐渐减弱；能够显著降低线粒体跨膜电位；升高 Bax 和 Cyt-c 基因表达，降低 Bcl-2 基因的表达。提示小半夏加茯苓汤醇提物可以抑制 BGC-823 细胞活力，诱导细胞凋亡并减小 Bcl-2/Bax 基因表达比例，增强 Cyt-c 基因表达，其机制可能与线粒体为核心的凋亡通路相关。

韦佳等观察了小半夏加茯苓汤对 H22 荷瘤小鼠瘤体中的颗粒酶 B 及穿孔素表达的影响。结果与荷瘤模型组比较，小半夏加茯苓汤高剂量组体重明显升高（$P < 0.05$），小半夏加茯苓汤高、中剂量组瘤重明显降低（$P < 0.05$），顺铂组瘤重更低（$P < 0.01$）；小半夏加茯苓汤高、中剂量组、顺铂组颗粒酶 B、穿孔素基因表达量升高；各给药组颗粒酶 B 与穿孔素蛋白表达均显著升高（$P < 0.01$）。与顺铂组比较，各组小半夏加茯苓汤体重、瘤重显著升高（$P < 0.01$）。结论提示小半夏加茯苓汤升高 H22 荷瘤小鼠瘤体中的颗粒酶 B 及穿孔素表达量，这可能是诱导细胞凋亡的机制之一。

杨林森等探讨了小半夏加茯苓汤（简称 XBPF）及其组分对 H22 荷瘤小鼠的抑瘤作用和脾脏组织 caspase-3 基因表达的影响。结果：与模型组比较，XBPF 组具有显著抑瘤作用（$P < 0.01$），而且 XBPF 组的抑瘤作用强于多糖组和姜辣素组（$P < 0.05$）。与模型组对比，XBPF 组小鼠脾脏 caspase-3 基因的表达明显增多（$P < 0.01$）；XBPF 组 caspase-3 基因的表达比多糖组和姜辣素组增多（$P < 0.05$）。提示 XBPF 对 H22 荷瘤小鼠肿瘤生长具有明显抑制作用，其机制可能与增强凋亡基因 caspase-3 表达有关。

蔡琨探讨了小半夏加茯苓汤对 S180 荷瘤小鼠、肝癌 H22 荷瘤小鼠肿瘤生长及免疫功能的影响。结果：小半夏加茯苓汤对 S180、肝癌 H22 肿瘤的生长有明显抑制作用，可增强 ConA

诱导的荷瘤小鼠脾淋巴细胞的增殖能力，可提高血清中 TNF – α 的含量，提示小半夏加茯苓汤在有效控制 S180 肿瘤细胞增殖的同时还可以激活免疫细胞、调节机体的免疫功能，在防治恶性肿瘤和改善患者的生存质量方面具有潜在的优势。

**2. 治疗化疗呕吐的作用机制**

臧春宝观察了小半夏加茯苓汤对顺铂诱发的大鼠化疗性异食癖的防治作用，并探讨其作用机制。结果提示本方可以改善顺铂诱发的大鼠异食癖，其机制包括：①降低中枢延髓 SP 的合成、释放和 NK1 受体的表达。②降低外周胃窦 SP 的合成、释放和 NK1 受体的表达。

**3. 药物配比研究**

陈倩等应用均匀设计方法优化了小半夏加茯苓汤效用组分的配比。结果：由均匀设计方法得到瘤重回归方程（$y = 0.556 + 0.06A + 2.091B - 0.271C$，$r = 0.079$），其中当组方中茯苓多糖为 0.005mg、姜辣素为 0.195mg 时瘤重最低。最优配比组方可反映原方汤剂的疗效，对移植瘤的生长发挥一定的抑制作用（$P < 0.01$）；同时与顺铂组相比，可提高小鼠免疫器官指数及血清中 TNF – α、IL – 2 的浓度（$P < 0.01$）。结论：经过均匀设计法确定小半夏加茯苓汤的效用组分用量的优化配比，组方体现了一定的肿瘤抑制及免疫调节作用，便于对该方诱导肿瘤细胞凋亡的机制进行深入研究，有望用于肿瘤放化疗的辅助及预后治疗。

**4. 药物毒性研究**

何前松等观察了小半夏加茯苓汤对小鼠的急性毒性实验和了解毒靶器官，以最大浓度药液灌胃给药，24 小时内给药 3 次，连续观察 7 天，详细观察记录小鼠行为活动、状态、饮食、大便、小便、毛色、分泌物及死亡等情况。结果：全部动物健存，也无明显中毒反应，测得小半夏加茯苓汤最大受试药物量为 267.60g raw drug/kg，为临床患者拟用量的 382.29 倍。提示小半夏加茯苓汤对小鼠无明显急性毒性反应。

### 5. 药物有效成分研究

冯泳为确定小半夏加茯苓汤中药效物质，采用 L9（34）正交试验制成不同提取工艺的处方，测定呕吐潜伏期、呕吐次数和总生物碱的质量分数，对数据进行线性回归。结果呕吐潜伏期与总生物碱呈良好线性关系，呕吐次数与总生物碱也呈良好线性关系。提示小半夏加茯苓汤中总生物碱是其药效物质。

李香等为了研究小半夏加茯苓汤的化学成分，利用硅胶、反相硅胶柱、薄层色谱和重结晶等方法对小半夏加茯苓汤进行分离、纯化，通过波谱数据对化合物进行结构解析。结果从小半夏加茯苓汤中分离纯化得到 5 个化合物，分别鉴定为 6 - Shogaol 黄酮、Kaempferol 黄酮醇、Leucine 氨基酸、β - sitosterol 甾醇、Guanosine 嘌呤核苷，结论化合物均首次从小半夏加茯苓汤中得到。

【原文】

［1］《金匮要略·痰饮咳嗽病脉证并治》：卒呕吐，心下痞，膈间有水，眩悸者，小半夏加茯苓汤主之。

［2］《金匮要略·痰饮咳嗽病脉证并治》：先渴后呕，为水停心下，此属饮家，小半夏加茯苓汤主之。

【参考文献】

［1］张辉，田纪凤，郑瑾，等. 小半夏加茯苓汤治疗化疗相关性恶心呕吐的分析及体会［J］. 中国中医急症，2017，26（06）：1124－1125＋1128.

［2］陈娟，方明治，杨兴华. 小半夏加茯苓汤治疗化疗致迟发性呕吐的临床疗效观察［J］. 天津中医药，2013，30（03）：148－150.

［3］史国梅. 小半夏加茯苓汤预防化疗致胃肠道反应 30 例［J］. 光明中医，2010，25（08）：1407.

［4］刘霄，王家辉. 小半夏加茯苓汤预防化疗所致呕吐的临床疗效观察［J］. 遵义医学院学报，2008，31（06）：607－609.

［5］张明利，尹慧，徐立然．小半夏加茯苓汤治疗中晚期肺癌化疗所致呕吐临床观察［J］．中国中医急症，2005（09）：837-858.

［6］闫文娟，贾亚玲，陈丽丽，等．小半夏加茯苓汤醇提物对 BGC-823 细胞线粒体凋亡通路的影响［J］．中国民族民间医药，2017，26（05）：42-45.

［7］韦佳，杨长福，陈倩，等．小半夏加茯苓汤对 H22 荷瘤小鼠瘤体中颗粒酶 B 和穿孔素表达的影响［J］．时珍国医国药，2015，26（09）：2086-2089.

［8］杨林森，何光志，何前松，等．小半夏加茯苓汤及其组分对 H22 荷瘤小鼠的抑瘤作用和脾脏 caspasc 3 基因表达的影响［J］．中华中医药杂志，2014，29（03）：868-871.

［9］蔡琨，冯泳，何前松，等．小半夏加茯苓汤抗 S180 肉瘤及免疫调节的研究［J］．贵阳中医学院学报，2011，33（04）：4-7.

［10］蔡琨，冯泳，何前松，等．小半夏加茯苓汤对 H22 荷瘤小鼠的抑瘤及免疫调节作用［J］．实用医学杂志，2011，27（07）：1290-1292.

［11］臧春宝，马虎，柏玉举，等．小半夏加茯苓汤对顺铂诱发大鼠异食癖的防治作用［J］．中国中西医结合杂志，2011，31（10）：1414-1418.

［12］臧春宝．小半夏加茯苓汤对顺铂诱发大鼠异食癖的防治作用及机制［D］．遵义医学院，2010.

［13］陈倩，杨长福，韦佳，等．均匀设计法优化小半夏加茯苓汤效用组分配比实验研究［J］．中国民族民间医药，2015，24（05）：7-9.

［14］何前松，蒋婧妍，冯泳，等．小半夏加茯苓汤的急性毒性研究［J］．辽宁中医药大学学报，2009，11（05）：200-201.

［15］刘文，冯泳．小半夏加茯苓汤中药效物质的正交试验筛选［J］．中草药，2005（01）：51-52.

［16］李香，李力，彭小冰，等．小半夏加茯苓汤的化学成分研究［J］．时珍国医国药，2015，26（03）：563-564.

## 第十四章

# 乌头汤类

## 一、大乌头煎

【组成】

原方：乌头大者五枚（熬去皮，不㕮咀）。

今方：乌头 9g。

【用法】水煎，与蜜 60g 混合服用。

【功用】祛寒止痛。

【肿瘤临床应用】

乌头具有较好的镇痛作用，也具有一定的抗肿瘤作用，因此在临床上常用于疼痛症状明显的肿瘤，尤其常用于各种恶性肿瘤骨转移。但由于肿瘤患者病情较复杂，很少单独应用。

【临床验案】

### 治疗肺癌骨转移疼痛

周某，男，82 岁，因咳嗽气喘查胸 CT 发现左肺占位，PET－CT 考虑左肺癌，因高龄患者拒绝进一步检查及治疗，在我院中药治疗约 1 年，肺部病灶稳定，但出现双下肢酸痛，骨扫描检查发现多发骨转移，于原处方加制川乌 9g、制草乌 9g，疼痛减轻。予唑来膦酸钠抗骨转移治疗，并继续服用中药治疗，疼痛基本控制，随访半年病情基本稳定，生活可自理。

【临床研究】

**1. 乌头注射液治疗癌痛的临床研究**

乌头注射液主要成分来源于川乌和草乌，用于胃癌、肝癌等晚期癌症的疼痛。治疗癌性疼痛具有良好的临床疗效。研究发现，化疗患者同时应用乌头注射液可提高巨噬细胞功能，增强免疫力。

**2. 乌头蜂蜜煎治疗癌痛的临床研究**

葛瑞昌应用乌头蜂蜜煎（制川乌 15g，蜂蜜 30g，水煎服用，每日 2 次）治疗肿瘤晚期癌痛，收到良好效果，治疗中未见不良反应。

【实验研究】

**1. 抗肿瘤作用机制**

乌头具有较好的抗肿瘤生长和转移的作用，乌头注射液全身给药对小鼠移植性肿瘤胃癌 FC 和肉瘤 S180 的生长均有一定抑制作用，并能抑制 Lewis 肺癌自发转移。鞘柄乌头是一种药用草乌，采用 MTT 法对鞘柄乌头乙醇提取物进行了体外抗肿瘤活性部位筛选，筛选结果表明鞘柄乌头乙醇提取总膏及其生物碱部位对体外培养的人胃癌 AGS 细胞株、人肝癌 Hepg2 细胞株和人肺癌 A549 细胞株增殖均具有较强的抑制活性。

**2. 抗肿瘤有效成分筛选**

鞘柄乌头醇提物能抑制肿瘤细胞的增殖，其活性部位为生物碱部位。朱田通过对鞘柄乌头根茎进行化学成分研究，从中分离得到 17 个化合物，并鉴定了其中 15 个化合物的结构；从活性部位分离得到 7 个化合物；另外还鉴定了其他 8 个非生物碱，部分化合物对人胃癌 AGS 细胞株、人肝癌 Hepg2 细胞株和人肺癌 A549 细胞株的增殖具有较强的体外抑制活性，且对人胃癌细胞 AGS 细胞株和人肺癌 A549 细胞株的增殖抑制作用强于阳性药 5－FU。

表皮生长因子受体（epithelial growth factor receptor，EGFR）是一种糖蛋白，属于酪氨酸激酶型受体，位于第 7 号染色体的短臂。研究发现，EGFR 突变或过表达会引发肿瘤，因此 EGFR 已成为现代抗肿瘤药物常用靶点。已上市的靶向药物吉非替尼、厄洛替尼、埃克替尼、阿法替尼、奥希替尼、西妥昔单抗、尼妥珠单抗、帕尼单抗作用靶点均为 EGFR。木卡代斯·斯依提等从准噶尔乌头中筛选了抗 EGFR 作用的活性成分，并考察筛选成分对 HEK293 细胞和 EGFR/HEK293 高表达细胞株的抑制活性，结果发现：乌头碱、12 - 表 - 欧乌碱、准噶尔乌头碱为作用于 EGFR 的有效成分，并具有与对照药物吉非替尼类似的色谱保留特性，分子模拟对接实验表明这些成分与 EGFR 的相互作用方式与阳性药吉非替尼相似，MTT 实验证实在浓度为 0.450μmol/L 范围内乌头碱、12 - 表 - 欧乌碱、准噶尔乌头碱对 HEK293 细胞增殖与 EGFR 高表达的体外抑制作用具有剂量依赖性。

【原文】

《金匮要略·胸痹心痛短气病脉证治》：腹痛，脉弦而紧，弦则卫气不行，即恶寒，紧则不欲食，邪正相搏，即为寒疝。寒疝绕脐痛，若发则白津出，手足厥冷，其脉沉紧者，大乌头煎主之。

【参考文献】

[1] 陈德赁. 乌头注射液治疗癌性疼痛 68 例临床观察［A］. 中国中西医结合学会. 第八届全国中西医结合肿瘤学术会议论文集［C］. 中国中西医结合学会，2000：1.

[2] 王纯，陈光义. 乌头注射液对肿瘤化疗患者巨噬细胞功能的影响［J］. 医药导报，2001（10）：618.

[3] 葛瑞昌. 乌头蜂蜜煎止晚期癌痛［J］. 山西中医，1992（02）：13.

[4] 汤铭新，孙桂芝. 乌头碱抑瘤及抗转移的研究与治癌的观察［J］. 北京中医，1986（03）：27 - 28.

[5] 朱田. 鞘柄乌头抗肿瘤活性成分研究［D］. 华中科技大学，2008.

[6] 木卡代斯·斯依提，林园园，张江，等. 基于细胞膜色谱法的新疆准噶尔乌头中抗 EGFR 活性成分筛选［J］. 中国药师，2018，21（05）：766 - 771.

## 二、乌头汤

【组成】

原方：麻黄、芍药、黄芪、甘草（炙）各三两，川乌二两。

今方：麻黄、芍药、黄芪、炙甘草各9g，川乌6g。

【用法】川乌先煎，其余常规煎服。

【功用】舒筋祛寒除湿。

【肿瘤临床应用】

本方具有较好的镇痛作用，且具有一定的抗肿瘤作用，在临床上常用于疼痛症状明显的肿瘤，具有较好的临床疗效，尤其常用于各种恶性肿瘤骨转移，常配伍应用骨碎补、补骨脂、杜仲、牛膝、续断等强筋健骨之品，以及全蝎、蜈蚣等搜风通络止痛之品。

【临床验案】

### 癌性疼痛验案

张某，男，71岁，退休教师，以胸骨后疼痛半月余为主诉于1999年1月11日来我院诊治。经食管钡餐造影、胃镜、组织病理检查诊断为食管中段鳞状上皮细胞癌。经CT、彩超检查显示无区域淋巴结和其他脏器转移。TNM分期评定为T2N0M0。临床症状：胸骨后疼痛（VRS：Ⅱ级）固定不移，痛如针刺，进食及入夜为甚，唇暗，舌紫有瘀斑，脉细涩。属瘀血痛。处方：制川乌10g，麻黄10g，白芍40g，黄芪30g，甘草6g，桃仁10g，红花15g，赤芍15g，三棱15g，莪术15g，五灵脂10g，喜树根15g。服药3天，疼痛减轻。上方继服5天，疼痛基本消失（显效）。随访3个月，疼痛无复发。

【临床研究】

### 1. 治疗癌性疼痛的临床研究

乌头汤治疗癌性疼痛可以更好地改善患者疼痛症状，提高患者生活质量。李艳萍等将癌性疼痛患者 60 例随机分为对照组和研究组，对照组口服盐酸羟考酮缓释片，研究组以加味乌头汤为基础方加减治疗（制川乌 6g，麻黄 8g，生黄芪 30g，生白芍 30g，当归 15g，川芎 15g，甘草 5g。辨证加减：血瘀痛加桃仁、红花、五灵脂、地龙、乳香、没药各 10g，三棱、莪术各 15g。气滞痛加柴胡、佛手各 15g，香附、郁金、川楝子、枳壳、延胡索各 10g。寒凝痛加肉桂、干姜、秦艽各 10g，羌活、细辛各 6g，木瓜 15g。热毒痛减生黄芪，加山慈菇、败酱草、生石膏、半枝莲、白花蛇舌草各 30g，黄芩、连翘各 15g）。结果治疗后研究组疼痛 VAS 评分、生活质量评分改善情况优于对照组（$P < 0.05$）。刘震等用乌头汤治疗癌症疼痛 188 例，显效率 48.4%（疼痛完全消失），有效率 87.76%（疼痛减轻或消失），对于辨证为寒凝疼痛者，有效率达 96.87%。

**2. 治疗骨转移疼痛的临床研究**

疼痛为骨转移最常见的症状，研究发现乌头汤（川乌、麻黄、芍药、黄芪、甘草）治疗转移性骨癌疼痛有效率达 79.1%，且可提高患者 KPS 评分、增加体重，从而改善癌痛患者生活质量。

**【实验研究】**

**1. 抗肿瘤作用机制**

本方中乌头、麻黄、芍药、黄芪、甘草均具有良好的抗肿瘤作用，乌头抗肿瘤作用参见大乌头煎，其余参考桂枝汤、麻黄汤章节。

**2. 止痛作用机制**

王丹华等研究了乌头汤的镇痛作用及相关机制，结果显示乌头汤具有镇痛作用，其机制可能与降低血浆中 $PGE_2$ 和 5 - HT 水平以及调节背根神经节中 TRPV1 和 TRPM8 的表达有关。郑春松等则发现乌头汤可作用于 p38MAPK、JNK 等信号通路，抑制 NO 释放，减弱机械痛敏，阻止痛觉冲动的传导和传递等途径，起到多成分、多靶点、多途径治疗疼痛的效果。

### 3. 药物有效成分研究

施旭光采用均匀设计法设计实验，研究了不同剂量配伍对乌头汤中主要化学成分次乌头碱、（伪）麻黄碱、芍药苷、甘草次酸煎出率的影响，结果显示复方中各药物间存在交互作用，各药物及药物间的交互作用对所考察的化学成分的煎出率有一定的影响，其中制川乌与炙甘草间的交互作用对次乌头碱和甘草酸的煎出存在较大的影响；根据各指标的检测结果，优化的乌头汤不同剂量组合并不一致。

【原文】

《金匮要略·中风历节病脉证并治》：病历节，不可屈伸，疼痛，乌头汤主之。

【参考文献】

[1] 李艳萍，杨峰，安琪. 加味乌头汤加减治疗癌性疼痛效果观察 [J]. 西部中医药，2018，31（03）：86 – 88.

[2] 刘震，白光辉，张建华. 乌头汤治疗癌症疼痛188例疗效观察 [J]. 河南中医，2000（04）：53.

[3] 周红，何秀云，邹清芳. 乌头汤治疗转移性骨癌疼痛48例疗效观察 [J]. 四川中医，2013，31（05）：92 – 93.

[4] 王丹华，刘春芳，谭淑芳，等. 乌头汤对大鼠的镇痛作用及初步机制探讨 [J]. 中国实验方剂学杂志，2014，20（10）：109 – 112.

[5] 郑春松，林洁，付长龙，等. 基于计算机模拟乌头汤治疗疼痛的药效物质基础与分子作用机制 [J]. 康复学报，2016，26（01）：33 – 37.

[6] 施旭光，王沛坚. 非线性回归分析不同剂量配伍对乌头汤中主要化学成分的影响 [J]. 中药新药与临床药理，2009，20（01）：55 – 58.

# 第十五章

## 五苓散类

### 一、五苓散

【组成】

原方：猪苓（去皮）十八铢，泽泻一两六铢，白术十八铢，茯苓十八铢，桂枝（去皮）半两。

今方：猪苓9g，泽泻6g，白术12g，茯苓12g，桂枝3g。

【用法】捣为散，以白饮和，服方寸匕，日三服。多饮暖水，汗出愈，如法将息。

【功用】利水渗湿，温阳化气。

【肿瘤临床应用】

**1. 恶性胸水、恶性腹水、恶性心包积液等恶性积液**

肝癌、胃癌、肠癌、卵巢癌等腹腔肿瘤晚期常并发恶性腹水，肺癌及纵隔肿瘤晚期常并发恶性胸腔积液与心包积液，临床辨证多有气化不利、水湿内停，可用本方加减治疗。

**2. 肿瘤压迫或术后导致的组织水肿**

如乳腺癌淋巴回流障碍导致的上肢肿胀，卵巢癌淋巴回流障碍导致的下肢水肿，消化道肿瘤术后营养不良导致的下肢浮肿。

【临床验案】

#### 乳腺癌胸腔积液

隋某，女，63岁，右乳腺癌放疗、化疗后，右颈部、左腋下淋巴结转移。2006年4月27日初诊，时症见左胸部剧烈疼痛2周，深呼吸及变换体位时加重，畏寒，盗汗，无发热。查体左肺底呼吸音减弱，舌红，苔薄白，脉弦。肺CT示左胸水少量。心电图示偶发室性早搏。证属饮停胸胁、气机不畅。治以逐饮利湿、理气止痛，方予猪苓、茯苓、白术、泽泻、桂枝、桑白皮、地骨皮、葶苈子、郁金、瓜蒌、半夏、五灵脂、蒲黄、元胡各15g，3付，水煎服。4月30日复诊，原症状减轻，乏力，舌红，苔薄白，脉沉。上方加生黄芪30g、龙葵10g，10付，水煎服。5月8日复诊，原症状消失，继服上方7付。5月18日复查彩超示胸水消失，心电图正常。至2007年4月未再出现胸腔积液。

## 胃癌双肾积水

曲某，男，62岁，胃癌，2006年8月14日初诊。症见（代诊）尿少，腹胀，胃脘部疼痛，恶心呕吐，纳呆，无双下肢肿，大便可。CT示双侧肾盂积水、输尿管扩张，盆腔占位病变。彩超示双肾盂积水。肾功能检查：肌酐690μmol/L，二氧化碳结合力16mmol/L。证属肾气虚衰、水饮内停、浊阴上逆。治以温肾利水降浊，方予猪苓、茯苓、白术、泽泻、桂枝、半夏、竹茹、王不留行、鸡内金、神曲、莪术、白蔻仁各15g，制大黄10g，生薏苡仁30g，砂仁20g，3付，水煎服。7天后复诊代诉尿量增多，仍有恶心、呕吐，继服3付。4天后回诊代诉饮食增多，尿量明显增多，无明显胃脘疼痛，大便正常。复查肾功能：肌酐75μmol/L，尿素氮51mmol/L。

## 食道癌术后双下肢浮肿

郑某，男，67岁，食道癌术后，2006年9月21日来诊。症见乏力，消瘦，纳呆，食后腹胀，痰多，无力咳出。舌紫暗，苔黄白相间，脉沉细数。方予太子参、茯苓、白术、陈皮、半夏、杏仁、白花蛇舌草、焦三仙、半枝莲各15g，生薏苡仁、莪术、炙甘草10g，10剂，水煎服。后继服10剂，饮食较前改善。10月19日复诊，症见双下肢浮肿，左侧重。查见舌紫红，少苔水滑，脉沉细。予上方去白花蛇舌草、半枝莲，加猪苓、泽泻、沙参、麦冬各15g，6剂，水煎服。10月26日复诊，代诉浮肿消失，进食量增多，二便可。随访2个月未再出现水肿。

### 乳腺癌术后上肢肿胀

李某，女，70岁，右乳腺癌术后，2006年8月24日初诊。症见乏力，右上肢肿，肿胀感明显，抬举困难，关节疼痛，饮食、睡眠及二便可。舌边尖红，苔薄白，脉滑数。方予茯苓、猪苓、泽泻、白术、姜黄、瓜蒌、路路通、丝瓜络、黄芩、法半夏、太子参、莪术各15g，桂枝、柴胡、炙甘草各10g，生龙骨、生牡蛎各20g，7剂，水煎服。9月10日复诊，症见右上肢肿较前减轻，无肿胀感，仍有抬举困难，关节疼痛减轻。舌红，苔薄白、根部黄，脉数。予上方去桂枝，加生薏苡仁30g、山慈菇15g、桑枝15g，继服10剂，并嘱加强患肢锻炼。9月25日家属复诊，代诉右上肢浮肿明显减轻，无肿胀感，无关节痛，活动范围增大。予上方继服。随访2个月，无右上肢肿胀感，活动范围逐渐增大。

### 卵巢癌腹腔积液

周某，女，47岁，农民。因手足酸软无力、小腹逐渐隆起检查，B超示：双侧卵巢癌；中等量腹水。经抗感染、对症、支持疗法治疗，腹胀痛呈渐进性加重，伴胸闷、气喘，难以平卧，手足酸软、无力，饮食少，睡眠差，小便少。患者因经济原因拒绝去上级医院就诊，要求保守治疗。2001年8月14日初诊。B超示大量腹水，行腹水引流，腹水为血性，腹水中找到癌细胞。腹腔内注入顺铂，并给健脾利水、活血化瘀中药口服。经治患者诉放腹水后当日腹胀痛稍减轻，晚上能平卧入睡，但次日腹胀痛又逐渐加重，不能平卧，并伴恶心、呕吐、不能进食。考虑恶心、呕吐乃顺铂的副作用，而气虚血瘀、水湿内停为卵巢癌晚期伴大量腹水的基本病机，不攻逐水饮实难取效，遂投十枣汤合五苓散加减，处方：甘遂、大戟、芫花各3g（研粉分3次冲服），桂枝、猪苓、木通、木香、大枣各10g，元胡15g，茯苓25g，潞党参、金钱草各30g，炒白术、泽泻各20g，水煎服，每日1剂；并结合抗感染、对症、支持疗法。服上方3剂后，患者自觉腹胀痛减轻，夜间能平卧，睡眠改善，腹围逐日缩小，恶心、呕吐消失，饮食逐日增加。服6剂后，停止其他治疗，仅给上方口服。共服用14剂后，患者临床症状消失，食欲增加，于2001年9月5日出院。患者以上方加减服用，至2003年4月仍存活，但出现腹胀大及临床症状。

**【临床研究】**

**1. 治疗恶性肿瘤双下肢水肿**

丁艳艳以单纯呋塞米为对照药物，应用呋塞米合加味五苓散（黄芪20g、猪苓15g、茯苓15g、泽泻15g、白术15g、桂枝10g、葶苈子15g、车前子15g、泽兰15g、白芍20g、延胡索15g、当归20g、熟地20g）水煎口服，兼以药渣外敷，治疗恶性肿瘤双下肢水肿。结果提示加味五苓散可有效减轻恶性肿瘤患者的双下肢水肿，并对局部症状有明显改善，进一步改善了晚期肿瘤患者的生活质量。

**2. 治疗恶性腹水**

恶性腹水是晚期恶性肿瘤的常见并发症之一，戴超颖采用五苓散（茯苓30g，猪苓15g，泽泻、白术各10g，桂枝6g）联合腹腔热化疗治疗癌性腹水，取得满意疗效，总有效率达88.4%，生活质量亦明显改善。

**3. 治疗脑转移导致的脑水肿**

脑转移常常引起脑水肿，临床表现为头痛、恶心、呕吐、肢体活动不利等，严重影响患者生活质量。临床目前多以脱水药物及激素治疗，副反应大，反复应用常导致电解质紊乱、肾功能下降。研究显示，在西药治疗基础上加用五苓散（茯苓9g、猪苓9g、泽泻15g、白术9g、桂枝6g）水煎口服，中医证候评分、NIHSS评分、脑水肿改善明显，且考虑其作用机制与降低血清VEGF表达有关。

**【实验研究】**

主要是抗肿瘤作用机制的研究。

张宁苏等研究了加味五苓散（茯苓15g，白术15g，猪苓15g，桂枝15g，泽泻15g，白花蛇舌草20g，半枝莲20g，山慈菇15g，生薏苡仁15g，炙甘草10g）及加味五苓散合用环磷酰胺（CTX）对S180腹水型荷瘤小鼠的治疗作用，发现加味五苓散可下调S180腹水型荷瘤小鼠腹水中VEGF、EGF的浓度，从而抑制腹水形成，其作用强度随加味五苓散剂量的增加而增强，呈一定的量效关系；合用CTX腹水中VEGF、EGF的浓度下降最明显且生存率高。

本方中猪苓、茯苓、白术均具有良好的抗肿瘤作用。猪苓主要有效成分猪苓多糖可通过抗氧化、清除自由基、抑制肿瘤细胞增殖、诱导凋亡、影响肿瘤基因表达和增强免疫功能等方面发挥抗肿瘤作用。茯苓主要有效成分茯苓多糖具有提高机体免疫监视清除功能、增强机体对肿瘤细胞的杀伤能力、打破机体免疫耐受、逆转肿瘤细胞免疫逃逸、增强机体的抗肿瘤免疫效能等多层次多靶点的抗肿瘤作用。白术水煎剂对H22肝癌荷瘤鼠具有良好的抗肿瘤转移和抑瘤作用。白术挥发油对肺癌A549和宫颈癌Hela细胞生长皆有极明显的抑制作用，且呈现剂量依赖效应，单细胞凝胶电泳结果表明白术挥发油对肿瘤细胞DNA具有损伤作用。另一项研究表明白术挥发油主要成分为苍术酮等倍半萜类化合物，其对SMMC7721和HepG2肝癌细胞、A549肺癌细胞、MCF-7乳腺癌细胞及HT29结肠癌细胞五种癌细胞均有不同程度的抑制作用，其中对SMMC7721肝癌细胞抑制活性最强。

**【原文】**

［1］《伤寒论》第71条：太阳病，发汗后，大汗出、胃中干、烦躁不得眠，欲得饮水者，少少与饮之，令胃气和则愈；若脉浮、小便不利、微热、消渴者，五苓散主之。

［2］《伤寒论》第72条：发汗已，脉浮数、烦渴者，五苓散主之。

［3］《伤寒论》第73条：伤寒，汗出而渴者，五苓散主之。

［4］《伤寒论》第74条：中风，发热六七日不解而烦，有表里证，渴欲饮水，水入则吐者，名曰水逆，五苓散主之。

［5］《伤寒论》第141条：病在阳，应以汗解之，反以冷水之，若灌之，其热被劫不得去，弥更益烦，肉上粟起，意欲饮水，反不渴者，服文蛤散；若不瘥者，与五苓散。

［6］《伤寒论》第156条：本以下之，故心下痞，与泻心汤。痞不解，其人渴而口燥烦、小便不利者，五苓散主之。

［7］《伤寒论》第244条：太阳病，寸缓、关浮、尺弱，其人发热汗出，复恶寒，不呕，但心下痞者，此以医下之也。如其不下者，病患不恶寒而渴者，此转属阳明也。小便数者，大便必硬，不更衣十日，无所苦也。渴欲饮水，少少与之，但以法救之。渴者，宜五苓散。

［8］《伤寒论》第386条：霍乱，头痛、发热、身疼痛、热多欲饮水者，五苓散主之。

［9］《金匮要略·痰饮咳嗽病脉证并治》：假令瘦人，脐下有悸，吐涎沫而癫眩，此水也，五苓散主之。

［10］《金匮要略·消渴小便不利淋病脉证并治》：脉浮，小便不利，微热消渴者，宜利小便、发汗，五苓散主之。

［11］《金匮要略·消渴小便不利淋病脉证并治》：渴欲饮水，水入则吐者，名曰水逆，五苓散主之。

**【参考文献】**

［1］李佳．殷东风教授应用五苓散治疗恶性肿瘤患者水液代

谢失常的经验 [D]. 辽宁中医药大学, 2007.

[2] 魏家秀, 董桂芬. 十枣汤合五苓散结合腹腔内用药治疗双侧卵巢癌性腹水 1 例 [J]. 实用中西医结合临床, 2003 (02): 20.

[3] 丁艳艳, 王文萍. 加味五苓散治疗恶性肿瘤双下肢水肿疗效观察 [J]. 江西中医药, 2016, 47 (09): 61-63.

[4] 戴超颖. 五苓散联合腹腔热化疗治疗晚期癌性腹水疗效观察 [J]. 浙江中西医结合杂志, 2014, 24 (12): 1089-1090.

[5] 沈有碧, 郑都, 黄涛, 等. 五苓散结合西医治疗脑转移瘤脑水肿的疗效及机制 [J]. 实用医学杂志, 2018, 34 (07): 1200-1203.

[6] 张宁苏, 邹阳, 高宏, 等. 加味五苓散对 S180 腹水型荷瘤小鼠治疗作用的实验研究 [J]. 辽宁中医杂志, 2011, 38 (02): 354-356.

[7] 张宁苏, 邹阳, 高宏, 等. 加味五苓散对 S180 腹水型荷瘤小鼠 VEGF、EGF 表达的影响 [J]. 辽宁中医药大学学报, 2011, 13 (05): 10-12.

[8] 刘洪超, 蔡林衡, 王淑英. 猪苓多糖抗肿瘤机制研究进展 [J]. 河南科技大学学报 (医学版), 2011, 29 (03): 236-238.

[9] 林丽霞, 梁国瑞, 陈燕, 等. 茯苓多糖的免疫效应和抗肿瘤作用研究进展 [J]. 环球中医药, 2015, 8 (01): 112-115.

[10] 向小庆, 叶红. 白术抗肿瘤作用的研究及应用进展 [J]. 中国实验方剂学杂志, 2013, 19 (08): 367-370.

[11] 张雪青, 邵邻相, 吴文才, 等. 白术挥发油抑菌及抗肿瘤作用研究 [J]. 浙江师范大学学报 (自然科学版), 2016, 39 (04): 436-442.

[12] 陆家佳. 白术挥发性成分 GC-MS 分析及对五种肿瘤细胞抑制活性研究 [J]. 海峡药学, 2016, 28 (06): 28-31.

## 二、茵陈五苓散

### 【组成】

原方：茵陈蒿末十分，五苓散五分。

今方：茵陈 9g，白术 9g，赤茯苓 9g，猪苓 9g，桂枝 6g，泽泻 15g。

### 【用法】散剂 6g 饭后服用，或空腹时用米饮送服。现常做水煎剂。

### 【功用】利湿退黄。

### 【肿瘤临床应用】

临床可用于恶性梗阻性黄疸，尤其伴有腹水者，如胰腺癌、肝癌、肠癌等多种恶性肿瘤晚期导致的黄疸。该阶段多为肿瘤晚期，正气亏虚明显，故常合用黄芪、党参、太子参、仙灵脾、山茱萸等益气健脾补肾之品，以匡扶正气，祛邪抗癌。

### 【临床验案】

张某，男，76 岁，2012 年因面黄、目黄、小便黄就诊，B 超示胆囊实质占位，考虑胆囊癌，因高龄拒绝进一步检查及手术，遂就诊于我科门诊。予茵陈五苓散加减：茵陈 15g，白术 9g，茯苓 9g，猪苓 9g，桂枝 6g，泽泻 15g，蛇六谷 30g，蛇舌草 30g，天龙 3g，鸡内金 12g，炒谷麦芽各 15g。14 剂后黄疸减轻。家属再次商议后于外院行手术治疗。

### 【临床研究】

胆管癌、胆囊癌、胰头癌和壶腹部周围癌及其他转移癌可导致恶性梗阻性黄疸（MOJ），包括肿瘤侵犯或压迫胆道使胆汁引流不畅，胆道内胆汁淤积，胆管扩张，部分胆汁中的胆红素进入血液而形成高胆红素血症，从而造成机体多器官、多系统病理生理紊乱，如免疫功能损伤、肝功能障碍、肾衰、心功能不全、凝血功能障碍、内毒素血症、肠道屏障功能受损等。因此，控制黄疸、保护肝功能和预防感染以及由梗阻性黄疸所致的各脏器功能变化，是提高外科疗效的重要基础。许志娟等观察了茵陈五苓散加味［茵陈 30g，茯苓 20g，泽泻 15g，猪苓 10g，肉桂 5g，白术 15g，栀子 10g，丹参 15g，柴胡 10g，枳实 10g，溪黄草 20g，甘草 10g，热重于湿者加金钱草、车前子、虎杖各 20g，便秘者加大黄 5～10g（后下），脾虚湿重者加党参、黄芪各 20g］对恶性梗阻性黄疸（MOJ）行经皮肝穿刺胆道引流（PTCD）术后退黄、护肝疗效，并从抗氧化应激和炎症反应方面探讨了其作用机制。结果发现对恶性梗阻性黄疸 PTCD 术后患者，在常规利胆、降酶、护肝治疗的基础上，采用茵陈五苓散加味，能减轻黄疸，促进肝功能恢复，减轻临床症状，提高患者的生活质量，具有减轻抗氧化应激损伤和炎症损伤的作用。

【实验研究】

**1. 抗肿瘤作用机制**

茵陈具有良好的抗肿瘤活性，水煎剂对实验性食道肿瘤大鼠病变组织 P53 和 cdk2 表达有下调作用，水 - 醇提取对人胃癌细胞 BGC - 823 具有杀伤作用。乙醇提取物中分离到结晶 I（蓟黄素）、II（茵陈色原酮）及组分 A、B、F，它们在体外能抑制宫颈癌 Hela 细胞的增殖，I 与 II 体外能抑制 Ehrlich 腹水癌细胞增殖。研究显示茵陈至少含有 8 种组分，其中 6 种对 BEL - 7402 人肝癌细胞有生长抑制和杀伤作用。其余抗肿瘤机制参考五苓散。

**2. 作用机制分析**

网络药理学是基于系统生物学的理论，对生物系统的网络分析，选取特定信号节点进行多靶点药物分子设计的新学科，强调对信号通路的多途径调节，提高药物的治疗效果，降低毒副作用，从而提高新药临床试验的成功率，节省药物的研发费用。基于中药系统药理学技术平台、蛋白数据库和 String 数据库，基于网络药理学分析茵陈五苓散作用机制，获得 58 个候选化合物，103 个靶点，11 个中枢（hub）靶点及 262 种疾病相关信息，关键靶点涉及肿瘤坏死因子（TNF）、过氧化物合成酶 2（PTGS2）、ESR1 等，疾病以肿瘤、免疫和内分泌病为主。获得 GO - BP 条目 146 条，参与信号转导、转录翻译、促增殖抑凋亡、细胞组成和氧化应激条目等 5 种生物过程。获得 KEGG 信号通路 108 条，含靶点数目较多的信号通路主要涉及肿瘤、病毒、寄生虫等。

**【原文】**

《金匮要略·黄疸病脉证并治》：黄疸病，茵陈五苓散主之。

**【参考文献】**

［1］许志娟，孔晔宏，李秀轻，等．茵陈五苓散加味对恶性梗阻性黄疸术后湿热蕴结证患者的减黄护肝作用［J］．中国实验方剂学杂志，2018，24（04）：191 - 196.

［2］洪振丰，高碧珍，许碧玉，等．茵陈蒿对实验性食道肿瘤大鼠 P53 和 cdk2 表达的影响［J］．福建中医学院学报，2001（02）：36 - 37.

［3］张健泓．茵陈提取物对肿瘤细胞毒性试验［J］．中药材，1998（07）：366 - 367.

［4］蒋洁云，徐强，王蓉，等．茵陈抗肿瘤活性成分的研究［J］．中国药科大学学报，1992（05）：283 - 286.

［5］杨太成，赵树进，冼江，等．茵陈提取物的纯化及体外抗肿瘤作用［J］．广东医学，2002（02）：149 - 150.

［6］樊耀华，欧海亚，王汉裕，等．基于网络药理学的茵陈五苓散作用机制分析［J］．中国实验方剂学杂志，2018，24（11）：193 - 200.

## 第十六章

# 白头翁汤类

## 一、白头翁汤

**【组成】**

原方：白头翁二两，黄连、黄柏、秦皮各三两。

今方：白头翁6g，黄连、黄柏、秦皮各9g。

**【用法】** 常规水煎服。

**【功用】** 清热解毒，凉血止痢。

**【肿瘤临床应用】**

临床常用于治疗放射性肠炎。放疗为宫颈癌、直肠癌常用的治疗方法，放射性肠炎为常见副反应，临床表现为反复腹泻、腹痛、大便溏薄、大便失禁等，严重影响患者生活质量。常合用生地榆、仙鹤草、马齿苋、石榴皮、诃子等清热解毒、涩肠止泻。

**【临床验案】**

### 治疗宫颈癌放疗后肠炎验案

王某，女，76岁。2005年5月因阴道不规律出血确诊为宫颈癌，伴腹腔多发转移，因糖尿病肾病、冠心病等基础疾病较严重未行化疗，行放疗治疗期间出现腹泻，考虑为放射性肠炎，停止放疗后腹泻未停止，予黄连素、蒙脱石散等未见明显改善，遂来我院诊治。症见面色萎黄，神疲乏力，纳少，口干，腰膝酸软，腹痛不适，大便10~20次/日，水样便，阴道不规律出血，色暗红，舌淡，苔白腻，脉细数。辨证为脾肾两虚兼湿热下注，治以益气健脾补肾、清热解毒化湿，处方：太子参30g，黄芪30g，黄精30g，升麻9g，柴胡9g，白头翁15g，黄柏9g，黄连9g，秦皮9g，生甘草3g，败酱草30g，薏米30g，怀山药30g，仙鹤草30g，生地榆30g。14剂后患者腹泻减至每日3次左右。

**【临床研究】**

**1. 治疗放疗后直肠炎临床研究**

放疗为直肠癌、宫颈癌等腹部肿瘤常用的有效治疗方法，但常伴有放射性直肠炎，严重影响肿瘤患者的生活、治疗。方嘉华应用保留灌肠和白头翁汤联用治疗宫颈癌放疗后所致放射性直肠炎（保留灌肠和白头翁汤联用5~7天为一疗程），有效率达91%，且未见明显毒副反应。刘建勋应用白头翁汤加减（白头翁、黄柏、黄连、秦皮、枳壳、白及、地榆、甘草）保留灌肠联合西药美沙拉嗪缓释颗粒口服治疗放射性肠炎，有效率为91.7%。张静等应用加味白头翁汤联合锡类散灌肠治疗急性放射性直肠炎有效率88.2%，在改善里急后重、烦热口渴、小便短黄、黏液血便、肛门灼热或灼痛方面具有较好的疗效。叶海滨等应用白头翁汤加味（白头翁10g，黄柏、黄连、秦皮各12g，马齿苋30g，苦参10g，炒地榆15g，槐花15g，生薏苡仁20g，广木香10g）预防放射性肠炎取得了较好的疗效，在放疗累积剂量达到30Gy、40Gy、50Gy、60Gy时，两组放射性直肠炎的发生率分别为0和11.6%、9.3%和25.6%、14.0%和46.5%、27.9%和60.5%，差别有显著性（$P<0.05$）。而且观察组发生放射性直肠炎的病例多能耐受继续放疗，而对照组有些病例在口服抗生素及止泻剂不能缓解症状时，还需补液支持，甚至暂停放疗。

江如等探讨了白头翁汤加减（白头翁15g、秦皮9g、黄连3g、黄柏6g、生地12g、丹皮6g、赤芍9g、炒槐花12g、地榆

12g、甘草 10g，腹痛加白芍 9g、延胡索 6g，腹胀加广木香 3g、枳壳 4.5g，里急后重、肛门坠胀加槟榔 9g，大便次数增多加诃子肉 9g）治疗宫颈癌放疗后放射性直肠炎的有效性及恢复时间，发现应用白头翁汤的研究组治疗的总有效率 88.46%，恢复时间（8.35±2.03）天；均优于不用白头翁汤的对照组治疗的总有效率 69.57%，恢复时间（13.56±2.16）天。

**2. 治疗化疗后肠炎**

安军等应用白头翁汤加减（黄连 10g，黄柏 12g，黄芩 12g，白头翁 12g，地榆 12g，槐花 10g，知母 12g，败酱草 15g，秦皮 10g，赤白芍各 10g，甘草 6g，马齿苋 15g）联合锡类散灌肠治疗化学性肠炎；对照组常规口服易蒙停，以及氟哌酸 0.2g，口服，每日 3 次，必要时加服次碳酸铋。结果中药治疗组治疗后 3 天大便次数明显减少，由平均 15 次/天减少为 6 次/天，5 天后减少为 2～3 次/天，且为黄色软便，1 周后均恢复正常，总有效率 100%。西药对照组治疗后 3 天大便次数由平均 15 次/天减少为 12 次/天，5 天后减少为 7 次/天，1 周后平均 4 次/天。中药治疗组疗效显著优于对照组。

【实验研究】

**1. 抗肿瘤作用机制**

本方组成白头翁、黄连、黄柏、秦皮均具有良好的抗肿瘤作用，黄连抗肿瘤作用参见泻心汤章节。白头翁具有显著的抗肿瘤作用，具有抑制肿瘤细胞生长、阻滞肿瘤细胞周期、抑制信号通路、诱导肿瘤细胞凋亡、抑制血管生成、调控细胞能量代谢、逆转耐药性、诱导肿瘤细胞自噬以及调节免疫等作用。白头翁提取物对人红白血病细胞株 K562、人胃癌细胞株 BGC823、人乳腺癌细胞株 MCF－7、Bcap－37 以及人宫颈癌细胞株 Hela、人卵巢癌细胞株 SK、COC1、人胰管上皮癌细胞株 PANC－1、人胰管癌细胞株 BxPC－3、鼠结肠癌细胞株 Col－26、鼠脑神经胶质肉瘤细胞株 9L 等多种组织来源的肿瘤细胞增殖有较强的抑制作用，量效关系明显。白头翁皂苷 D 通过抑制肿瘤细胞增殖、促进肿瘤细胞凋亡、抑制能量代谢、调节自噬以及抑制肿瘤细胞迁移和转移等方面抑制肿瘤生存。秦皮所含秦皮乙素及其衍生物具有良好的抗肿瘤活性，秦皮乙素在体外可以通过诱导人胃癌 SGC - 7901 细胞凋亡来达到抗肿瘤作用，其诱导肿瘤细胞凋亡的机制可能是通过促进死亡受体途径相关蛋白 Fas、FasLFADD 的表达，并形成聚合体促进 Caspase - 8、Caspase - 3 的表达，从而诱导 SGC - 7901 细胞凋亡。川黄柏所含成分小檗碱、10，11 - 二甲氧基 - 13 - 甲基小檗碱具有较强的抑制肿瘤细胞 HepG2 生长的作用，所含 3β，22S - dihydroxy - tirucalla - 7，24 - dien - 23 - one 对乳腺癌 MDA 细胞的增殖具有较好的抑制作用，所含 AphagraninsF 对白血病 K562 细胞的生长具有较好的抑制作用。

**2. 抗炎作用机制**

白头翁汤对于放疗性肠炎、化疗性肠炎、溃疡性肠炎均具有良好的临床疗效。研究发现，白头翁汤可能通过激活 TGF - β1/Smad3 信号通路，从而发挥对炎症性肠病的抗炎作用。

【原文】

《金匮要略·水气病脉证并治》：热利下重者，白头翁汤主之。

【参考文献】

［1］方嘉华. 保留灌肠和白头翁汤联用治疗宫颈癌放疗所致放射性直肠炎 ［J］. 安徽医学，2006（04）：316.

［2］刘建勋. 白头翁汤保留灌肠联合西药治疗放射性直肠炎 36 例 ［J］. 中医研究，2016，29（05）：36 - 37.

［3］张静，周晋华，李崇慧，等. 加味白头翁汤联合锡类散治疗急性放射性直肠炎的疗效观察 ［J］. 中医药临床杂志，2013，25（10）：852 - 853.

［4］叶海滨，汪德文. 白头翁汤防治放射性直肠炎 43 例

［J］．河南中医，2007（01）：55．

　　［5］江如，肖静，李连明，等．白头翁汤治疗宫颈癌放射性直肠炎临床观察［J］．江西中医学院学报，2011，23（02）：38－39．

　　［6］安军海，吕粉婵．白头翁汤加减联合锡类散治疗化学性肠炎［J］．四川中医，2005（11）：71．

　　［7］胡伟琼，魏韶锋，张红阳，等．白头翁抗肿瘤机制研究进展［J/OL］．中药材，2018（05）：1243－1248［2018－06－27］．https：//doi.org/10.13863/j.issn1001－4454.2018.05.051．

　　［8］朱京童，白玉，司文秀，等．中药白头翁提取物抗肿瘤活性的体外实验研究［J］．癌变．畸变．突变，2007（01）：67－69．

　　［9］孙善美，宋鲁成．白头翁皂苷D抗肿瘤的研究进展［J］．临床肿瘤学杂志，2017，22（12）：1143－1146．

　　［10］张诗韵．秦皮中秦皮乙素的提取及衍生化与抗肿瘤活性研究［D］．陕西科技大学，2016．

　　［11］张舜尧．秦皮乙素诱导SGC－7901肿瘤细胞凋亡的实验研究［D］．哈尔滨商业大学，2011．

　　［12］闫玉鑫．川黄柏的抗肿瘤化学成分研究［J］．云南师范大学学报（自然科学版），2015，35（03）：75－78．

　　［13］晏晨，张云东，王星慧，等．川黄柏果实中的化学成分及抗肿瘤活性［J］．天然产物研究与开发，2017，29（08）：1270－1276＋1438．

　　［14］陆树文，刘红菊，赵伟，等．白头翁汤治疗炎症性肠病的分子机制研究［J］．中国应用生理学杂志，2011，27（01）：106－109．

## 二、白头翁加甘草阿胶汤

### 【组成】

原方：白头翁、甘草、阿胶各二两，秦皮、黄连、黄柏各三两。

今方：白头翁、甘草、阿胶各 6g，秦皮、黄连、黄柏各 9g。

【用法】阿胶烊化服用，其余常规水煎服。

【功用】清热治痢，益气养血。

【肿瘤临床应用】

用于治疗放射性肠炎。放射性直肠炎是恶性肿瘤放疗后常见的毒副反应，临床表现为大便频数、脓血便或黏液血便、腹痛、里急后重、肛门灼热，迁延难愈，常规口服中西药治疗效果差。中医辨证为射线灼伤胃肠道，致热毒蕴结，久则气阴耗伤，应用本方加减可取得较好的疗效。

【临床验案】

## 治疗宫颈癌放疗后并发症验案

王某，女，49 岁。1993 年 4 月 26 日初诊。患者 2 年前腹痛阵作，带下量多挟有血丝，在湘京肿瘤医院诊为子宫颈癌。因惧怕手术，遂予以放疗治疗。2 个疗程后诸症减轻，但半年后出现腹泻后重，时有便血。经北京肿瘤医院诊为放疗后并发症，经服药（具体不详）治疗，腹泻减轻，但仍有后重便血现象。服中药槐角丸治疗无效，改服补中益气汤治疗仍不效。现患者肛门灼热，大便稀，日 2~3 次，便时带血，色鲜红，量不多，伴后重脱肛，乏力嗜卧。察舌淡红、苔薄微腻，脉细滑无力。诊为余毒未尽，气虚下陷。予白头翁加甘草阿胶汤合三奇散，再加白及粉吞服，每日 1 剂。3 剂后诸症大减。续服 5 剂，病获痊愈。

## 宫颈癌放疗后肠炎验案

罗某，女，57 岁。1999 年 8 月诊。1997 年 12 月患者被确诊为宫颈鳞癌Ⅱb 期，即行全盆腔放疗 4000cGy/20 次，后装腔内放疗 A 点剂量 2400cGy/6 次。放疗结束后无不适症状，1 年后出现腹痛，便脓血，日 10 余次，口服痢特灵、黄连素片、环丙沙星等治疗 2 个月，症状呈进行性加重，且里急后重，肛门灼热，伴神疲，面白无华，口干咽燥。舌光红、苔少，脉细数无力。诊断为放射性直肠炎，热毒下痢、阴血亏虚型。用白头翁加甘草阿胶汤基本方加白芍 10g、罂粟壳 3g，保留灌肠，每日 1 次。5 天后腹痛消失，大便日 2～3 次，纳食增加，精神好转。又隔日 1 次用药，治疗 5 次后诸症消失，继用滋阴补气养血之药口服调理，随访 1 年无复发。

【临床研究】

**1. 治疗放疗后并发症**

朱树宽等应用白头翁加甘草阿胶汤治疗宫颈癌放疗后并发症 25 例，基本方：白头翁 15g，黄连、黄柏各 6g，秦皮、甘草、阿胶（烊化）各 10g，合并便血加白及 10g 研末冲服，腹泻后重度脱肛加三奇散（黄芪 30g，枳壳、防风各 6g），白细胞减少加黄芪 30g，当归 15g。结果服药 6～24 剂后 19 例治愈（诸症消失），6 例好转（诸症减轻）。

**2. 治疗放射性直肠炎**

蔡永等应用本方治疗 59 例恶性肿瘤全盆腔放疗后肠炎患者，基本方：白头翁、败酱草、薏苡仁各 20g，黄柏 15g，秦皮 12g，黄连、阿胶（烊化）、槐花、生地榆各 10g，知母 9g，炙甘草 6g。若血虚加白芍 10g，出血多加云南白药 5g，气虚加黄芪 20g，腹痛甚加川楝子 9g，日大便 8 次以上加罂粟壳 3g。保留灌肠，每日 1 次，每次 1～2 小时，1 周为 1 个疗程。1 个疗程治疗后，22 例临床痊愈（腹泻、腹痛消失，大便转正常，粪常规检查无脓球及红细胞），35 例好转（自觉症状明显改善，粪常规检查见少量脓球及红细胞），2 例无效（症状及体征无改善）。总有效率 96.6%。

【实验研究】

参见白头翁汤。

【原文】

《金匮要略·妇人产后病脉证治》：产后下利虚极，白头翁加甘草阿胶汤主之。

**【参考文献】**

［1］朱树宽，王紫君．白头翁加甘草阿胶汤治疗宫颈癌放疗后并发症25例［J］．浙江中医杂志，1996（09）：395.

［2］蔡永，古红莉，陈姣红．白头翁加甘草阿胶汤灌肠治疗放射性直肠炎59例［J］．浙江中医杂志，2001（11）：32.

# 第十七章

## 其他类

### 一、猪苓汤

**【组成】**

原方：猪苓（去皮）、茯苓、阿胶、泽泻、滑石各一两。

今方：猪苓、茯苓、阿胶、泽泻、滑石各9g。

**【用法】** 阿胶烊化服，其余常规水煎。

**【功用】** 利水，养阴，清热。

**【肿瘤临床应用】**

**1. 癌性腹水**

腹部肿瘤晚期常伴有腹腔转移，癌性腹水常见，应用猪苓汤可利水消积，减少腹水形成。由于这部分患者多伴有正气亏虚，所以常配合黄芪、党参等益气扶正利水；亦多兼有血瘀症状，故常联合应用三七、地鳖虫、丹参等化瘀活血之品，但须注意化瘀力度，防治出血。

**2. 癌性腹泻**

腹部肿瘤晚期常见肝肾阴虚，水热互结于下焦，形成阴虚水气证，若水气偏渗大肠则下利，发为癌性腹泻，应用猪苓汤育阴清热、利水止泻，可取得较好的临床疗效。临床常配伍白术、党参、太子参、黄芪、黄精、山萸肉等健脾补肾、益气利湿之品，以补益先天与后天，扶助正气以固其本。

【临床验案】

## 宫颈癌放化疗后验案

李某，女，46 岁。初诊 2014 年 7 月 14 日。3 月 13 日于某医院行"广泛子宫切除 + 盆腔淋巴结清扫术"，术后病理：宫颈中分化鳞形细胞癌Ⅱ级，分期属Ⅰb1 期。目前已化疗 3 次，放疗 23 次。有糖尿病史 2 年余，血糖控制可。刻诊：形体中等，面黄少泽，双手肤色暗，尿道口分泌物多，伴尿频、尿失禁，夜尿 2 次，记忆力下降，脚汗重，易烦躁，夜寐不沉，舌暗红，脉浮数。辨证：水热蓄结下焦，手术与放化疗致阴血受损；治则：利水渗湿、滋阴清热；用猪苓汤，处方：猪苓 20g，茯苓 30g，泽泻 30g，阿胶（烊化）10g，滑石（包煎）20g。每日 1 剂，水煎服，服 5 天停 2 天。2014 年 8 月 7 日第 4 次化疗结束，血常规示：血红蛋白 103g/L。心电图提示偶发早搏。2014 年 9 月 12 日二诊：当地医院妇科检查未见明显异常。药后面色转红润，睡眠较前好转，服药期间尿道症状改善明显，但服药间歇时尿路症状又有反复。原方去阿胶，猪苓加至 30g。三诊（2014 年 11 月 17 日）：复查血常规示血红蛋白水平已恢复正常。现尿路症状不明显，劳累后尿道分泌物多，夜间手指僵。原方加墨旱莲 20g。2015 年 4 月 10 日四诊：服药期间尿道症状可控制，已 2 个月未服中药，现晨间手指僵，尿路症状明显，入夜汗出，食欲尚可，大便正常。近期复查相关指标均未见明显异常。原方续服，嘱患者可长期服用此方，如不适随诊。2015 年 7 月 31 日复诊：近期停药，尿路症状再次出现，尿道口分泌物多，小便憋不住，大便偏干。原方续服。2017 年 2 月 20 日随访：上方长期服用至 2016 年 9 月，后停药至今，目前一般情况均可，无明显不适，饮食睡眠正常，二便正常。近期复查提示血脂稍高，肿瘤标志物、血常规、肝肾功能、B 超等辅助检查均正常。嘱其适当运动，控制高脂食物摄入。

## 肝癌介入术后腹泻验案

患者男性，55 岁，农民。2009 年 9 月 13 日就诊。该患者有乙肝肝硬化病史 21 年，2 个月前因低热、肝区痛在当地医院检查确诊为原发性肝癌。口服复方斑蝥胶囊，未做手术、介入治疗及放化疗。近十余天出现腹泻，少则每日 3~4 次，多则 7~8 次，口服易蒙停腹泻减轻，停药后腹泻加重，故来我院要求服中药治疗。刻诊：精神萎靡，午后自觉发热，右胁隐痛，按之痛减，口渴，纳差食少，时时欲呕，心烦，夜寐不佳，尿少色黄，大便质稀，泻下如注，粪色深黄而臭，舌光绛无苔，脉弦细数。查血常规、便常规无感染征象。参其脉证，考虑为水热互结，下渗于大肠所致。治宜清热除湿，育阴止泻。效仲景之猪苓汤养阴清热利水，使利水不伤阴，滋阴不助邪，邪正兼顾。处方：猪苓 15g，茯苓 12g，阿胶 10g（烊化），泽泻 12g，滑石 20g（包煎）。1 剂后泻减。守方加太子参 12g，五味子 5g，白芍 15g，佛手 9g。连服 3 剂，泻止，诸症俱减。

## 直肠癌腹泻验案

患者李某，男，75 岁。2015 年 8 月 14 日就诊。该患者 2 个月前因腹痛、腹泻于当地医院行腹部及盆腔 CT 检查，确诊为直肠癌、肝转移。患者未行手术及放化疗。近 2 周出现腹泻进行性加重，最多可达 10 余次/日，经外院静脉补液、口服思密达后，症状略有减轻，现转求中医治疗。四诊：神清，精神差，消瘦，乏力，下腹部隐痛，按之得舒，口渴欲饮，心中烦乱不得卧，泄泻如注，质稀色黄，偶有脓血，小便短赤，纳少，寐差，双下肢肿，舌绛少苔，脉弦细数。四诊合参，辨为阴虚水热互结，下注肠间所致。治宜育阴清热，利水止泻。予猪苓汤合黄连阿胶鸡子黄汤，处方：猪苓 15g，茯苓 12g，阿胶（烊化）10g，泽泻 10g，滑石（包煎）20g，黄连 12g，白芍 10g，生甘草 6g。服药 3 剂后泻减，日行 4~5 次。守方加当归 10g、木香6g。再服5剂，泻止，日行大便1~2次，诸症得减。

【临床研究】

**1. 治疗癌性腹水**

梁秀英研究了猪苓汤加味对临床水热互结型癌性腹水患者的疗效，对照组给予腹腔免疫治疗，治疗组采用腹腔免疫治疗联合猪苓汤加味（猪苓30g、茯苓15g、泽泻15g、阿胶15g、滑石10g、苦参10g、黄芪50g、葶苈子10g、龙葵20g）内服治疗。治疗4周后进行疗效评定。结果对照组总有效率36.7%，治疗组66.7%，治疗组显著优于对照组（$P < 0.05$）。

**2. 提高膀胱癌患者生活质量**

经尿道膀胱肿瘤电切术及膀胱灌注化疗为膀胱肿瘤常用治疗方法，但具有一定的术后和化疗后并发症和不良反应。研究发现，在术后及膀胱灌注期予以猪苓汤加减（猪苓20g、茯苓12g、泽泻12g、滑石15g、阿胶15g、白芍15g、甘草12g，贫血重者加当归、生地各20g），可降低术后和化疗后并发症和不良反应，提高生存质量，术后5年生存率为84%，生活质量与正常同龄人差别不明显。

【实验研究】

**1. 抗肿瘤作用机制**

刀豆蛋白A可诱发大鼠膀胱癌，怡悦以刀豆蛋白A依赖性凝集活性为指标，探讨了组成猪苓汤的五味生药（猪苓、滑石、阿胶、泽泻、茯苓）对5% SS、3% Trp、2% BHA及0.01% BHBN促进膀胱致癌的抑制效果，发现猪苓、滑石、阿胶单独给药，对SS、Trp促癌的抑制作用与猪苓汤相同，并且仅有猪苓有强力的抑制BHA、BHBN的作用，且猪苓汤去猪苓、猪苓汤去滑石、猪苓汤去阿胶、猪苓汤去滑石和阿胶较猪苓汤的抗促癌作用，分别降低38%、31%、23%、54%。结果提示：猪苓汤的抗促癌效果是猪苓、滑石、阿胶在方中发挥了作用，特别是猪苓的抗促癌作用，为关键性生药。

### 2. 利水作用机制

猪苓煎剂，相当于生药 0.25 ~ 0.50g/kg 的剂量，静脉或肌肉注射，对不麻醉犬具有比较明显的利尿作用，并能促进钠、钾、氯等电解质的排出，提示猪苓的这种作用可能主要是由于抑制了肾小管重吸收机能的结果。

血浆心钠素、醛固酮、血管紧张素 II 及抗利尿激素是参与调节体内水液代谢的重要因素，猪苓具有显著的利尿活性，可降低血管紧张素 II、醛固酮、血管加压素水平，其作用靶点可能在于抑制血管紧张素转化酶（ACE）、拮抗血管紧张素 II 受体 1，从而降低肾素 – 血管紧张素 – 醛固酮系统中相关激素水平，产生强大的利尿作用。

【原文】

[1]《伤寒论》第 223 条：若脉浮、发热、渴欲饮水、小便不利者，猪苓汤主之。

[2]《伤寒论》第 224 条：阳明病，汗出多而渴者，不可与猪苓汤。以汗多胃中燥，猪苓汤复利其小便故也。

[3]《伤寒论》第 319 条：少阴病，下利六七日，咳而呕、渴，心烦不得眠者，猪苓汤主之。

[4]《金匮要略·脏腑经络先后病脉证》：夫诸病在脏欲攻之，当随其所得而攻之，如渴者与猪苓汤。

[5]《金匮要略·消渴小便不利淋病脉证并治》：脉浮发热，渴欲饮水，小便不利者，猪苓汤主之。

【参考文献】

[1] 石海波，梅莉芳，周红光. 黄煌运用猪苓汤调治宫颈癌放化疗后经验 [J]. 上海中医药杂志，2017，51（07）：31 – 33.

[2] 陈曦，高蕾，赵和. 猪苓汤治疗肝癌癌性腹泻 [J]. 中国实用医药，2012，7（32）：176 – 177.

[3] 杜国强，阎丽珠. 猪苓汤加减治疗阴虚水热互结型癌性腹泻 [J]. 光明中医，2017，32（01）：40 – 41.

［4］梁秀英．猪苓汤治疗癌性腹水 30 例［J］．中国中医药现代远程教育，2016，14（02）：68－70.

［5］孙卫国，王剑锋．猪苓汤加减配合经尿道膀胱肿瘤电切术及膀胱灌注化疗治疗浅表型膀胱肿瘤的疗效观察［J］．临床医药文献电子杂志，2016，3（37）：7313－7314＋7316.

［6］怡悦．猪苓汤组成药物对刀豆蛋白 A 诱发大鼠膀胱癌的抗促癌作用［J］．国外医学（中医中药分册），1995（05）：22－23.

［7］王琐文，苏成业，刘国雄，等．猪苓的利尿作用［J］．药学学报，1964（12）：815－818.

［8］李思明．猪苓利尿机制及其活性成分在大鼠体内药代动力学研究［D］．广州中医药大学，2015.

## 二、吴茱萸汤

【组成】

原方：吴茱萸一升，人参三两，生姜六两，大枣十二枚。

今方：吴茱萸 15g，党参 9g，生姜 18g，大枣 9g。

【用法】常规水煎温服。

【功用】温中补虚，降逆止呕。

【肿瘤临床应用】

**1. 减轻肿瘤化疗呕吐**

临床较少单用，多与健脾益气、和胃止吐方药合用，如四君子汤、旋覆代赭汤、黄连温胆汤等。

**2. 治疗胃癌、食道癌痰涎增多**

食道癌及胃癌患者临床常见痰涎增多，临床可在原方基础上加用吴茱萸汤。

【临床验案】

### 治疗食道癌呕吐痰涎验案

于某，男，67 岁，2015 年 3 月初诊。患者因吞咽梗阻检查确诊食道癌，化疗2疗程，因恶心呕吐不能耐受拒绝继续行化疗，行放疗1疗程。就诊时患者吞咽不利，以半流质为主，时时吐涎，色白，多泡沫，口淡乏味，纳差，大便色黑，夜寐欠安。处方：太子参30g，白术15g，茯苓15g，姜半夏12g，陈皮6g，天龙5g，野葡萄藤30g，生地榆15g，仙鹤草30g，吴茱萸9g，鸡内金12g，炒谷麦芽各15g。中药治疗半年后诸证减轻，病情基本稳定。

## 治疗食道癌化疗痰涎增多验案

申某，男，72岁，农民。1994年6月11日初诊。患食管下段中期癌并发泛吐清涎2月余，化疗结束5天。刻诊：进食咽下不利，胸膈痞满，泛吐痰涎清稀，每日约600mL，纳差难寐，身体消瘦，面色苍白，怯寒神疲，双下肢膝以下呈凹陷性水肿，舌质淡、苔白厚腻多津，脉沉细弱。证属脾弱胃寒，痰饮内停。治宜温阳益气，散寒化饮。药予吴茱萸汤［吴茱萸、红参（另炖）各10g，生姜30g，大枣12枚］，每日1剂，水煎分2次服。进服2剂，泛吐清涎量明显减少，每日约300mL。续服4剂，泛吐清涎已止，怯寒、水肿等阳虚水停症状未能尽除，易真武汤加减继续治疗。随访半年，泛吐清涎之症未复发。

【临床研究】

**1. 治疗化疗呕吐**

肿瘤的发病率及死亡率呈现快速增长的趋势，80%的肿瘤患者都需要接受化疗，多数患者化疗时会出现恶心、呕吐等副反应。曾麟发现应用吴茱萸汤对于防治肿瘤化疗导致的恶心呕吐具有良好的疗效。

**2. 治疗上消化道癌并发泛吐清涎**

食管癌、胃癌等上消化道肿瘤多并发泛吐清涎，影响患者生活和治疗，吴茱萸汤有温中降逆作用，应用该方加减［吴茱萸、红参（另炖）各10g，生姜30g，大枣12枚］治疗上消化道癌并发泛吐清涎，治愈率可达 69%，总有效率可达 92%。

**3. 治疗癌性疼痛的临床研究**

吗啡为临床癌性疼痛常用药物，但具有恶心呕吐、便秘的副反应，高剂量甚至引起昏迷。倪红等应用吴茱萸汤合四逆汤加味（吴茱萸 10g，党参 30g，干姜 15～30g，制附子 15g，炙甘草 30g，生黄芪 90g，川乌 15g，大枣 10 枚，黑豆 30g，防风 30g，蜂蜜 50g。正气充足者加用麻黄 5g、细辛 20g；湿热毒邪胶结者加蒲公英 60g、生薏苡仁 45g、皂角刺 12g、白芷 10g；兼见气虚血瘀、虚中夹瘀之证者加五灵脂 12g；三阴冰伏痛甚者，加全蝎 6g、蜈蚣 3 条）联合硫酸吗啡缓释片治疗中重度癌性疼痛，发现治疗组在降低中医证候积分、改善生存质量、降低吗啡类药物的使用量、纠正吗啡类药物毒副反应等方面明显优于对照组。

【实验研究】

吴茱萸汤对小鼠 S180 肉瘤生长有一定的抑制作用，对肿瘤血管形成有明显抑制作用，降低 VEGF 的表达可能是其抑制肿瘤血管形成的主要机制之一。吴茱萸主要有效成分吴茱萸碱相关衍生物和中药制剂不断地被合成与改进，具有良好的抗肿瘤作用。人参、生姜、大枣也具有良好的抗肿瘤作用，参考桂枝汤章节。

【原文】

《金匮要略·呕吐哕下利病脉证治》：呕而胸满者，茱萸汤主之。

【参考文献】

［1］曾麟. 吴茱萸汤对化疗后呕吐抑制的临床观察［A］. 江西省中西医结合学会. 江西省 2014 年中医、中西医结合肿瘤学术交流会暨国家级中医药继续教育项目—中医药治疗肿瘤新进展培训班论文汇编［C］. 江西省中西医结合学会，2014：2.

［2］牛占海，王艳馨. 吴茱萸汤治疗上消化道癌并发泛吐清

延证 168 例 [J]. 陕西中医，1997（01）：9.

[3] 倪红，黄邦荣，王兰英，等. 吴茱萸汤合四逆汤加味联合硫酸吗啡缓释片治疗癌性疼痛 30 例 [J]. 西部中医药，2014，27（02）：107 - 109.

[4] 王莉. 吴茱萸汤对小鼠 S180 生长的抑制作用及其机制的实验研究 [D]. 辽宁中医药大学，2006.

[5] 徐俊杰，杨然，杨芳景，等. 吴茱萸碱抗肿瘤机制的研究进展 [J]. 上海交通大学学报（医学版），2018（05）：578 - 583

## 三、苦参汤

【组成】

原方：苦参一升。

今方：苦参 30g。

【用法】常规水煎，外用熏洗。

【功用】清湿热，杀虫止痒。

【肿瘤临床应用】

用于防治肿瘤放化疗导致的口腔溃疡，含漱为主，可配合蒲公英、紫花地丁、一枝黄花等清热解毒之品。也常配合内服益气健脾扶正之方剂。

【临床验案】

赵某，女，65 岁，2009 年 11 月就诊。患者 2009 年 5 月确诊右肺腺癌，双肺转移，EGFR 检测未见突变，行化疗 3 疗程，化疗期间出现口腔溃疡，进行性加重。予苦参汤加减漱口，处方：苦参 30g，蒲公英 30g，紫花地丁 15g，一枝黄花 15g，生甘草 3g，煎煮 2 次，共 500mL，时时含漱。口腔溃疡逐渐好转。

【临床研究】

肿瘤患者普遍存在免疫功能低下的情况，放化疗更是加重免疫功能异常，加上放化疗对口腔黏膜存在伤害，容易导致口腔菌群失调，口腔霉菌感染时有发生，临床治疗较为棘手。苦参汤具有化湿解毒、杀虫止痒的作用，蒋云等用该药物漱口治疗口腔霉菌感染，取得了良好的疗效，且毒副作用较小。方法：苦参30g，蛇床子、金银花、菊花、黄柏、石菖蒲、白芷、地肤子各15g。上药加水2000mL，煎取1000mL，置保温瓶备用。于餐后用清水漱去口内剩余饭渣，药温40～45℃，第一口漱后吐掉，第二口含漱1～5分钟吐掉，每半小时重复1次。不能含漱者用一次性针筒抽药液冲洗口腔2～3遍，每半小时1次，连续7天。25例患者经1个疗程治疗后痊愈，占75.76%；6例患者在第二疗程中痊愈，占18.18%；2例无效，总有效率为93.94%。

**【实验研究】**

**1. 抗肿瘤作用机制**

苦参具有良好的抗肿瘤效果，提取物苦参碱、苦参素均具有良好的抗肿瘤疗效，对多种肿瘤细胞的生长均具有抑制作用，且对化疗具有解毒增效的作用。

**2. 抗感染作用机制**

苦参碱有较强的抗真菌活性，能抑制和杀灭羊毛状小孢子菌、白色念珠菌等多种真菌。

**【原文】**

《金匮要略·百合狐惑阴阳毒病证治》：蚀于下部则咽干，苦参汤洗之。

**【参考文献】**

[1] 蒋云，朱玉明. 苦参汤治疗恶性肿瘤患者口腔霉菌感染33例 [J]. 中医外治杂志，1999（02）：73-74.

[2] 蒋征奎，李晓，张新峰. 中药苦参在小鼠体内的抗肿瘤作用 [J]. 陕西中医，2018，39（03）：279-281.

[3] 申兴勇，袁平，刘宝玲，等. 苦参碱注射液对宫颈癌患者化疗的增敏作用及对T细胞亚群、CA125、IL-6的影响 [J]. 现代生物医学进展，2018，18（01）：82-85.

[4] 石佳佳，王白燕，韩倩倩，等. 苦参素抗肿瘤作用研究

进展 [J]. 光明中医, 2017, 32 (19): 2890 - 2892.

　　[5] 刘晶晶, 牟艳玲. 苦参碱抗肿瘤作用机制的研究进展 [J]. 中国药房, 2017, 28 (19): 2707 - 2711.

　　[6] 桂蜀华, 付涛, 梁远园, 等. 苦参碱体外抗真菌活性研究 [J]. 中药新药与临床药理, 2011, 22 (04): 382 - 385.

## 四、鳖甲煎丸

### 【组成】

原方: 鳖甲十二分 (炙), 乌扇三分 (烧), 黄芩三分, 柴胡六分, 鼠妇三分 (熬), 干姜三分, 大黄三分, 芍药五分, 桂枝三分, 葶苈一分 (熬), 石韦三分, 厚朴三分, 牡丹五分 (去心), 瞿麦二分, 紫葳三分, 半夏一分, 人参一分, 䗪虫五分 (熬), 阿胶三分 (炙), 蜂窠四分 (炙), 赤硝十二分, 蜣螂六分 (熬), 桃仁二分。

今方: 炙鳖甲48g, 乌扇12g, 黄芩9g, 柴胡18g, 炒鼠妇9g, 干姜9g, 大黄9g, 芍药15g, 桂枝9g, 葶苈3g, 石韦9g, 厚朴9g, 丹皮15g, 瞿麦6g, 紫菀9g, 半夏3g, 党参6g, 炒䗪虫15g, 阿胶9g, 炙蜂房12g, 赤硝36g, 蜣螂18g, 桃仁6g。

### 【用法】

上药二十三味, 为末, 取煅灶下灰1.5kg, 清酒5L, 浸灰内过滤取汁, 煎鳖甲成胶状, 绞取汁, 纳诸药煎, 为丸如梧桐子大。

### 【功用】

活血化瘀, 软坚散结。

### 【肿瘤临床应用】

用于治疗原发性肝癌、食管癌等恶性肿瘤。

### 【临床验案】

吴某, 男, 78岁, 2013年5月初诊。患者有慢性乙型肝炎史多年, 2013年2月出现右上腹隐痛, 伴腹胀不适, 大便不调。MRI检查见肝多发实质占位, AFP大于$1000\mu g/L$, 胸部CT未见异常, 行介入治疗2次, 腹胀加重, 遂来我科就诊。予四君子汤加减煎汤送服鳖甲煎丸每日 3 次，每次 3g。半年后复查病灶稳定，AFP 维持在 $100\mu g/L$ 左右，PET - CT 示肝实质占位，活性较低，未见其他部位转移。

【临床研究】

**1. 治疗食管癌**

食管癌是我国高发疾病，主要采用以放疗为主的综合治疗模式，食管癌患者的死亡原因主要为局部未控、复发及远地转移。魏秀丽观察了鳖甲煎丸联合三维适形放疗（3D - CTR）治疗局部中晚期食管鳞状细胞癌的临床疗效，比较了鳖甲煎丸联合 3D - CTR 与 PF 方案（顺铂联合 5 - 氟尿嘧啶）联合 3D - CTR 在局部中晚期食管鳞状细胞癌治疗中的效果及不良反应的差异，结果提示鳖甲煎丸联合 3D - CTR 治疗局部中晚期食管鳞状细胞癌在治疗效果上与同期放化疗等同，但在降低不良反应的发生率及改善血液流变学及卡氏评分上，其效果优于同期放化疗。梅有益也针对中晚期食管癌患者用三维适形放疗辅以化疗和鳖甲煎丸中药治疗，通过化疗来控制远地转移，通过活血化瘀中药来增加肿瘤周边正常组织的血液循环，取得了良好的临床疗效。

**2. 治疗中晚期肝癌的疗效观察**

中晚期肝癌临床治疗效果较差，患者生活质量亦差。郑康选取中晚期肝癌患者 164 例，随机分为观察组 90 例，对照组 74 例，对照组用常规肝动脉化疗栓塞法进行治疗，观察组在对照组治疗基础上联合应用鳖甲煎丸和艾迪注射液进行治疗。结果提示鳖甲煎丸和艾迪注射液与肝动脉化疗栓塞联合应用治疗中晚期肝癌可明显改善患者肝功能，显著提高患者生活质量，提高治疗有效率。

【实验研究】

**1. 抗肿瘤作用机制**

（1）抗血管生成

实体肿瘤的生长及存活依赖血管形成已为广大的肿瘤学家们所公认，肿瘤的生长和转移与肿瘤区血管有着密切的关系，抗肿瘤血管形成已成为新的抗癌手段。研究表明，鳖甲煎丸具有良好的抗肿瘤血管生成的作用。

铁明慧建立 Hepa1 - 6 小鼠肝癌皮下转移瘤模型，以鳖甲煎丸干预治疗，以贝伐单抗组和生理盐水为对照，研究了鳖甲煎丸对肿瘤新生血管结构及功能、肿瘤微环境的影响。结果提示鳖甲煎丸对 Hepa1 - 6 小鼠肝癌皮下转移瘤具有促使血管结构和功能正常化作用，能够改善肿瘤组织的乏氧状态。罗庆东进一步的研究发现鳖甲煎丸可能通过抑制肿瘤组织中血管内皮细胞生长因子（VEGF）的高表达及下调其受体 Flt - 1 的表达抑制肝癌的侵袭和转移。

（2）调整基因表达

Wnt/β - catenin 信号通路与肿瘤的生长转移关系密切，贺松其通过研究鳖甲煎丸对肝细胞癌中 Wnt 信号通路及抑制基因 DKK - 1、FrpHe 表达的影响，探讨了该方药抗肝细胞癌转移侵袭的作用机制与 Wnt/β - catenin 信号通路的关系。结果提示鳖甲煎丸能显著抑制肝细胞癌的生长、黏附和转移，且这种抑制作用与显著降低肝癌细胞中 β - catenin 蛋白表达、显著下调 DKK - 1 基因的表达，从而阻断 Wnt/β - catenin 信号通路有关。

（3）改善免疫功能

免疫功能低下是很多肿瘤患者的临床表现。王丹等发现：鳖甲煎丸化裁能使肝癌 22 荷瘤小鼠的瘤重减小，抑制肿瘤的生长，高、中、低剂量组的平均抑瘤率分别为 56.66%、48.11%、40.88%，鳖甲煎丸化裁高、中、低剂量组荷瘤小鼠血液内的 $CD_4$ 百分率、$CD_4/CD_8$ 比值均高于生理盐水组，尤其中剂量组效果尤为突出；此外，鳖甲煎丸化裁中剂量组对荷瘤小鼠肿瘤包膜完整性控制最好，结果提示鳖甲煎丸化裁方能明显抑制肝癌 22 荷瘤小鼠肿瘤的生长，其作用机制可能是增强荷瘤小鼠的免疫功能。

## 2. 防治癌变

任何癌症的发展都有一个过程，肝细胞不典型增生、腺瘤样增生和肝硬化为肝癌常见的癌前病变。黄鸿娜等建立二乙基亚硝胺（DEN）诱导大鼠肝癌癌前病变组织短期动物模型，在制模过程中给予鳖甲煎丸制剂进行干预，结果干预组的组织学TGFβ1、Mpp2、SOD、COX－2、VEGF、MVD的表达水平显著低于模型组、对照组，血清中TGFβ1、Mmp2、SOD、COX－2、VEGF也明显低于模型组及对照组，提示鳖甲煎丸有预防或延缓DEN诱发大鼠肝癌发生的作用，其机制可能通过改变肝细胞缺氧微环境，抑制TGFβ1、Mmp2、SOD、COX－2、VEGF蛋白的表达，改善肝癌细胞微环境，抑制肝脏微血管生成的病理进程，抑制肿瘤的生长。黄晶晶等亦发现鳖甲煎丸有预防或延缓DEN诱发大鼠肝癌的发生、发展作用，其机制可能通过抑制CyclinD1、CDK4蛋白的表达，通过阻滞细胞周期，抑制肝癌细胞过度增殖，调整由TNF－β、IL－2和NKC介导的细胞炎症反应，改善肝癌细胞微环境，抑制肿瘤病理进程。

【原文】

《金匮要略·疟病脉证并治》：病疟，以月一日发，当以十五日愈；设不瘥，当月尽解；如其不瘥，当云何？师曰：此结为癥瘕，名曰疟母，急治之，宜鳖甲煎丸。

【参考文献】

［1］魏秀丽. 鳖甲煎丸联合3D－CRT治疗局部中晚期食管鳞状细胞癌的临床观察［D］. 湖北中医药大学，2012.

［2］梅有益. 鳖甲煎丸在中晚期食管癌患者放疗中的作用观察［J］. 世界最新医学信息文摘，2016，16（07）：125＋98.

［3］郑康，何盟国，王智翔，等. 鳖甲煎丸和艾迪注射液联合肝动脉化疗栓塞治疗中晚期肝癌的疗效观察［J］. 安徽医药，2017，21（10）：1909－1912.

[4] 陈达理，张绪慧．鳖甲煎丸抗肿瘤血管生成的实验研究 [J]．浙江中医杂志，2004（12）：32-34.

[5] 铁明慧，张颖，王科．鳖甲煎丸对肝癌皮下转移瘤小鼠肿瘤新生血管及微环境的影响 [J]．中医杂志，2018，59（04）：325-328.

[6] 罗庆东，王月飞，赵红晔，等．鳖甲煎丸对肝癌荷瘤小鼠肿瘤组织生长及转移的影响 [J]．中国实验方剂学杂志，2012，18（14）：230-232.

[7] 贺松其，程畅，朱云，等．鳖甲煎丸对肝细胞癌中Wnt/β-catenin信号通路及抑制基因DKK-1、FrpHe表达的影响 [J]．南方医科大学学报，2013，33（01）：30-33.

[8] 王丹，艾华．鳖甲煎丸化裁对肝癌22荷瘤小鼠抗肿瘤作用的实验研究 [J]．中华中医药学刊，2007（03）：582-584.

[9] 王丹．鳖甲煎丸化裁方对肝癌22荷瘤小鼠抗肿瘤作用及免疫调节功能的实验研究 [D]．辽宁中医药大学，2007.

[10] 黄鸿娜，黄晶晶，毛德文，等．鳖甲煎丸对大鼠肝癌癌前病变血管生成和微环境的机制探讨 [J]．时珍国医国药，2016，27（11）：2570-2572.

[11] 黄晶晶，黄鸿娜，毛德文，等．鳖甲煎丸对二乙基亚硝胺诱导大鼠肝癌癌前病变的影响 [J]．辽宁中医杂志，2016，43（07）：1489-1491.

## 五、黄芪桂枝五物汤

【组成】

原方：黄芪三两，桂枝三两，芍药三两，生姜六两，大枣四枚。

今方：黄芪9g，桂枝9g，芍药9g，生姜18g，大枣4枚。

【用法】常规水煎服。

【功用】益气温经，和血通痹。

**【肿瘤临床应用】**

临床用于减轻化疗毒副反应，尤其常用于防治化疗神经毒性反应，常配伍当归、丹参、三七、川芎等活血化瘀通络之品。由于化疗期间常出现恶心呕吐等消化道反应，故亦常联合旋覆代赭汤、橘皮竹茹汤等健脾和胃理气方药。

**【临床验案】**

陆某，男，59岁，结肠癌术后，化疗3个疗程，方案：奥沙利铂+卡培他滨，化疗期间乏力逐渐加重，伴手足麻木，纳少，恶心不适，大便不调。处方：黄芪30g，黄精30g，桂枝9g，当归9g，赤芍9g，大枣9g，姜半夏12g，怀山药30g，生山楂9g，神曲15g，鸡内金12g，炒谷麦芽各15g。14剂后乏力减轻，纳食增加，手足麻木减轻，恶心缓解，大便规律。继续加减应用后化疗反应减轻，顺利完成化疗8个疗程。随访2年未见复发转移。

**【临床研究】**

**1. 减轻化疗神经毒性**

化疗是恶性肿瘤综合治疗中重要的组成部分，但在治疗同时，化疗也带来了多种不良反应，以手足麻木为代表的外周神经毒性反应为其中之一，常见引起神经毒性的药物如紫杉醇、奥沙利铂、5-氟尿嘧啶以及卡培他滨，其中奥沙利铂和紫杉醇的外周神经毒性最为常见，严重影响着肿瘤患者的生活质量，反应严重者甚至需要减少化疗药物用量或停止化疗，影响着肿瘤的治疗效果。李道明等研究了黄芪桂枝五物汤对奥沙利铂神经毒性的作用，采用随机对照方法将接受FOLFOX6方案化疗的48例大肠癌患者分为对照组和治疗组，对照组单接受化疗，治疗组在接受奥沙利铂化疗的同时配合服用黄芪桂枝五物汤（生黄芪9g，桂枝9g，芍药9g，生姜18g，大枣12枚）。结果治疗组周围神经毒性总发生率为37.5%，对照组总发生率为79.17%，且治疗组3~4级毒性反应发生程度明显降低。马雪真与肖宏宇等研究发现黄芪桂枝五物汤结合甲钴胺可降低 TP 方案化疗后周围神经毒性的发生率。吴婷婷等则发现黄芪桂枝五物汤联合逆针灸能降低化疗药物的周围神经毒性反应，改善临床症状和机体免疫功能，提高患者生活质量。

**2. 减少放疗反应**

放疗作为治疗肿瘤的主要手段之一，在肿瘤临床广泛应用，但在治疗肿瘤的同时也损伤人体正气，影响治疗效果。唐倩等应用黄芪桂枝五物汤（黄芪 50～100g，桂枝 12g，白芍 10g，生姜 10g，大枣 10g。瘀血阻滞者，加桃仁 10g，红花 10g，川芎 10g，鸡血藤 15g，全蝎 6g，炮山甲 3g；痰湿重者，加法半夏 12g，胆南星 10g，茯苓 10g，陈皮 6g；气血亏虚较甚者，加党参 15g，当归 15g，熟地黄 15g，菟丝子 15g，杜仲 15g，牛膝 10g）联合放疗治疗脊椎转移癌，止痛效果明显，疼痛缓解率 93.33%，高于对照组的 86.67%；生活质量也明显改善，观察者 KPS 评分改善情况优于对照组，不良反应发生率明显降低（观察组 20.0%，对照组 73.3%）。

**【实验研究】**

多项临床研究发现黄芪桂枝五物汤对化疗致大鼠周围神经损伤具有保护作用。通过多次腹腔注射奥沙利铂的方式建立大鼠周围神经损伤模型，以黄芪桂枝五物汤灌胃，分别于给药第 1、10、13、20、27、34、42、48 天进行大鼠机械性缩足阈值及大鼠尾部热痛觉潜伏期测试，给药结束后检测 L4-6 脊髓 NR2BmRNA 水平的影响，L5 背根神经节（DRG）中 pNF-H 的表达。结果提示黄芪桂枝五物汤可改善化疗致大鼠周围神经毒性，其机制可能是通过下调大鼠 L4-6 脊髓中 NR2B 的表达以及上调 DRG 中 pNF-H 蛋白水平来介导。

**【原文】**

《金匮要略·血痹虚劳病脉证并治》：血痹，阴阳俱微，寸口关上微，尺中小紧，外证身体不仁，如风痹状，黄芪桂枝五物汤主之。

**【参考文献】**

[1] 李道明，王蓉，谢菁．黄芪桂枝五物汤治疗奥沙利铂化疗后周围神经毒性 24 例［J］．南京中医药大学学报，2014，30（02）：186 – 188.

[2] 马雪真，张诗沅，唐燕，等．黄芪桂枝五物汤结合甲钴胺治疗 TP 方案化疗后周围神经毒性的研究［J］．当代医学，2018，24（04）：57 – 58.

[3] 肖宏宇，唐海波，卢义．加味黄芪桂枝五物汤治疗紫杉醇化疗后神经毒性反应的疗效观察［J］．中国药物经济学，2014，9（12）：40 – 41.

[4] 吴婷婷，金燕，钟蕙，等．黄芪桂枝五物汤联合逆针灸对恶性肿瘤患者化疗后周围神经毒性和免疫功能的影响［J］．山东医药，2015，55（33）：1 – 4.

[5] 唐倩，伍瑾林，李修元，等．黄芪桂枝五物汤联合放疗治疗脊椎转移癌临床研究［J］．河南中医，2017，37（06）：965 – 967.

[6] 霍介格，胡莹，杨杰，等．黄芪桂枝五物汤对化疗致大鼠周围神经损伤的作用［J］．中医杂志，2012，53（23）：2031 – 2034.

## 六、薯蓣丸

**【组成】**

原方：薯蓣三十分，当归、桂枝、曲、干地黄、豆黄卷各十分，甘草二十八分，人参七分，川芎、芍药、白术、麦门冬、杏仁各六分，柴胡、桔梗、茯苓各五分，阿胶七分，干姜三分，白蔹二分，防风六分，大枣百枚。

今方：薯蓣 90g，当归、桂枝、神曲、干地黄、豆黄卷各 30g，甘草 84g，人参 21g，川芎、芍药、白术、麦门冬、杏仁各 18g，柴胡、桔梗、茯苓各 15g，阿胶 21g，干姜 21g，白蔹 6g，防风 18g，大枣百枚。

**【用法】**末之，炼蜜和丸如弹子大，空腹酒服一丸，一百丸为剂。

**【功用】**调理脾胃，益气和营。

**【肿瘤临床应用】**

本方剂临床常用于治疗癌因性疲乏。癌因性疲乏是与癌症本身及癌症的治疗密切相关的一种疲乏感，通过休息不能改善，是评估癌症患者生存质量的重要内容，属于中医学"虚劳"范畴，涉及五脏六腑。应用本方剂可补肾健脾、益气养血，达到较好的补益效果。

**【临床验案】**

### 胃癌术后验案

叶某，女，77岁。初诊日期：2009年5月11日。患者于2008年8月因胃低分化腺癌T3N2M0（Ⅲ期）行胃癌扩大性根治术，术后9个月因不能耐受放、化疗，求诊于黄师。刻诊：面黄消瘦，剑突下疼痛，恶心纳少，食后反胃，大便稀溏；口干，干咳；舌暗、舌底静脉充盈、苔白厚，脉虚软。查体：身高166cm，体质量42kg；腹壁薄，腹主动脉搏动触及明显。既往有双下肢动脉粥样硬化斑块形成伴周围神经元性损害，以及多发性腔隙性梗死、肝囊肿史；近日CT检查示：腹主动脉旁多发淋巴结影。西医诊断：胃低分化腺癌术后。中医诊断：胃积。辨证：气血两虚。治法：益气养血，健脾和营。处方：山药30g，党参10g，炒白术10g，茯苓10g，生甘草10g，当归10g，川芎10g，白芍药10g，生地黄10g，柴胡10g，肉桂10g，阿胶10g，杏仁10g，桔梗6g，麦冬15g，神曲10g，炒麦芽10g，防风10g，干姜10g，红枣30g，大豆黄卷10g。每2日1剂，水煎服。二诊（5月26日）：面色暗；剑突下疼痛略减，食欲不振，仍有恶心和反胃；口干苦，怕冷；舌尖干、苔厚，脉弦。原方加生晒参10g。复诊（2010年2月1日）：患者守方

（酌加枸杞、枳壳）调治半年余，体质量渐增至44kg。11月12日查癌胚抗原，已由191.4mIU/L降至148.6mIU/L。11月26日当地医院胃镜检查示吻合口炎，病理检查示慢性食道黏膜炎症。刻下：精神、体力明显好转，能进行轻微体力劳动；剑突下偶有不适，时恶心呕吐，易腹泻；夜间口干苦，手足凉；舌苔腻，脉弦。体质量未减，查癌胚抗原降至125.5mIU/L。处方：生晒参10g，党参15g，炒白术10g，茯苓10g，炙甘草5g，当归10g，炒白芍药10g，川芎10g，熟地黄10g，肉桂10g，麦冬15g，阿胶10g，柴胡10g，防风10g，杏仁10g，桔梗5g，神曲15g，大豆黄卷15g，山药30g，干姜10g，红枣30g。

## 直肠癌验案

周某，男，55岁。初诊日期：2009年5月16日。患者确诊直肠癌3个月，已行化疗5次，拟再行化疗；来诊之前坚持服用外院中药，化疗期间未呕吐，体质量未减反增。刻诊：形肥神疲，面色黄暗；大便细如鸡屎，便次频，每日约10次；纳、眠尚可；舌淡，脉细。查体：体质量66.6kg。既往有甲状腺功能亢进、血糖偏高史20年。近日查血常规示：白细胞2.3×10$^9$/L。西医诊断：直肠癌；中医诊断：积证；辨证：正虚瘀积；治法：调补气血。处方：山药15g，红参6g，白术10g，茯苓10g，生甘草5g，当归10g，白芍药10g，川芎5g，生地黄10g，柴胡10g，肉桂10g，阿胶10g，麦冬15g，杏仁10g，桔梗5g，神曲10g，大豆黄卷10g，干姜5g，防风10g，大枣30g。每日1剂，水煎，分2次服。患者坚持服用薯蓣丸达半年之久，化疗顺利，面色红润，精神可；大便每日3~5次，成形。血常规示白细胞恢复正常（曾使用促粒素升高白细胞），体检肿瘤标志物亦正常。于原方中加入麦芽15g，继续调理。

## 非霍奇金淋巴瘤

季某，男，35岁。初诊日期：2009年5月26日。患者于

2005年2月出现右侧腹股沟淋巴结肿大，经检查确诊为慢淋非霍奇金淋巴瘤，多次化疗后病情稳定；平素多于雨天时头晕，空调环境下后背及前胸冷，入夏症缓；大便不畅。患者曾多次感冒出现上呼吸道感染，经用柴朴汤加连翘治疗而愈。刻诊：面色偏暗；后背及前胸冷；乏力纳呆；舌暗淡、体胖大、苔腻，脉濡。西医诊断：慢淋非霍奇金淋巴瘤；中医诊断：虚劳；辨证：正虚痰积；治法：益气健脾。处方：山药30g，党参10g，白术10g，茯苓10g，生甘草5g，柴胡10g，防风10g，当归10g，白芍药10g，川芎5g，生地黄10g，杏仁10g，桔梗10g，神曲15g，大豆黄卷10g，麦芽15g，麦冬15g，肉桂5g，干姜10g，红枣20g。每2日1剂，水煎服。患者坚持服用薯蓣丸1年，精神及食欲好转，感冒减少，后背及前胸冷大减，体质量增加2kg。嘱患者守方继服。

## 肾癌术后验案

朱某，男，60岁。初诊日期：2009年2月28日。患者于2008年9月因左肾透明细胞癌行左肾切除术，术后并发胆囊炎，体质量下降8kg；术后食欲差，感冒频繁。刻诊：体瘦，皮肤黄暗，面红而浮肿；感冒方愈，稍感疲倦，睡眠尚可；舌淡红而胖、苔薄黄，脉细。患者既往有胆囊结石、肝囊肿病史，体质量68kg。西医诊断：肾癌术后；中医诊断：虚劳；辨证：脾肺不足，气血两虚；治法：调补气血，健脾和营。处方：山药30g，生晒参5g，党参5g，白术10g，茯苓10g，生甘草3g，当归6g，川芎6g，白芍药10g，生地黄12g，麦冬10g，天冬10g，柴胡10g，阿胶12g，神曲10g，大豆黄卷10g，防风6g，干姜6g，肉桂6g，桔梗6g，大枣30g，杏仁10g，枸杞12g。每2日1剂，水煎服。二诊（5月23日）：精神及体力明显好转，未再感冒；咯痰量多；舌淡红而胖、苔薄，脉细。3月31日查：血尿素氮9.41mmol/L，血肌酐131.9μmol/L。处方：山药

30g，当归 10g，赤芍药 10g，白芍药 10g，川芎 10g，白术 15g，茯苓 15g，泽泻 15g，猪苓 15g，桂枝 15g，柴胡 10g，防风 10g，杏仁 10g，桔梗 10g，神曲 10g，陈皮 10g，牡丹皮 10g，干姜 5g，大枣 20g。三诊（6 月 2 日）：面色红润，精神可，体质量 71kg；夜寐欠佳，手指肿胀，咯痰较多；舌苔薄，脉滑。处方：赤芍药 10g，白芍药 10g，牡丹皮 10g，桃仁 10g，桂枝 10g，当归 10g，川芎 10g，白术 10g，茯苓 10g，泽泻 10g，猪苓 10g，神曲 10g，陈皮 10g，柴胡 12g，防风 10g，山药 30g，干姜 5g，大枣 20g。四诊（8 月 25 日）：体力大增，手指肿胀消失；大便欠畅；舌淡红、苔薄，脉细。复查尿素氮、肌酐已在正常范围。处方：当归 10g，川芎 10g，白芍药 10g，生地黄 10g，柴胡 10g，炙甘草 5g，桂枝 10g，阿胶 10g，生晒参 5g，天冬 10g，白术 10g，杏仁 10g，茯苓 10g，桔梗 10g，神曲 15g，大豆黄卷 15g，山药 30g，防风 10g，干姜 5g，大枣 30g。患者此后一直服用中药，现体力、精神佳，体质量 72kg。

## 治疗肝癌验案

郁某，男，59 岁。初诊日期：2010 年 1 月 16 日。体貌：形体中等，肤色暗黄少华；神情忧愁、紧张。现病史：患者于 2009 年 12 月 28 日确诊为肝硬化、原发性肝癌（Ⅲ 期），其后行介入化疗，于 2010 年 1 月 6 日出院。住院期间出现发热，AFP 及肝功能检测较正常参考值明显增高（具体不详），体质量由 90kg 下降至 70kg。刻下症见：体力下降明显，下肢沉重如灌铅；夜寐欠安，大便溏；舌嫩红，脉软、时来一止。予薯蓣丸汤剂加减，处方：怀山药 30g，生晒参 10g，白术 10g，茯苓 10g，生甘草 5g，当归 10g，白芍药 10g，川芎 5g，生地黄 10g，肉桂 10g，麦冬 20g，阿胶 10g，柴胡 10g，防风 10g，杏仁 10g，桔梗 5g，六神曲 10g，大豆黄卷 10g，干姜 10g，大枣 30g。每日 1 剂，水煎，早晚分服。二诊（2010 年 3 月 20 日）：体质量渐增至 74.8kg，体力及精神好转，寐安，大便成形；舌嫩红、苔少。3 月 5 日再次行介入治疗，总体状况良好。守方续服。复诊 1（2011 年 1 月 2 日）：原方加减服用已近 1 年，患者体力及精神可，体质量增加至 80kg，复查肿瘤指标及肝功能各项指标均正常。嘱原方续服。复诊 2（2011 年 9 月 4 日）：病情稳定，体力及精神状态良好。予原方加炙鳖甲 15g，每剂服 2 天停服 1 天。

## 多发性骨髓瘤案

吴某，女，60 岁。初诊日期：2009 年 5 月 23 日。体貌：体胖，面色萎黄。现病史：患者因渐进性贫血于半年前确诊为多发性骨髓瘤（IgG 型），经多次化疗，病情控制。现症见：乏力明显，腰酸楚，头昏沉，心悸；入夜盗汗，纳食欠馨，大便偏溏；舌淡红，脉沉微而数。5 月 17 日查血常规示：红细胞 $2.87 \times 10^{12}/L$，血红蛋白 92g/L。方予薯蓣丸加减，处方：生晒参 10g，白术 15g，茯苓 10g，生甘草 5g，当归 10g，川芎 10g，白芍药 10g，生地黄 10g，麦冬 20g，肉桂 10g，柴胡 15g，防风 10g，杏仁 10g，桔梗 5g，六神曲 15g，大豆黄卷 10g，阿胶 10g，怀山药 30g，干姜 10g，大枣 30g。每日 1 剂，水煎，早晚分服。二诊（2009 年 6 月 23 日）：乏力及腰酸减轻，食欲佳，心悸消失，大便略稀；舌嫩红，脉弦。原方加枸杞子 10g。三诊（2009 年 8 月 22 日）：期间行第 4 次化疗；体力、精神明显好转；下肢轻度浮肿，咽干；舌嫩红。8 月 19 日复查血常规：白细胞 $6.24 \times 10^{9}/L$，红细胞 $4.4 \times 10^{12}/L$，血红蛋白 132g/L。予初诊方，茯苓增至 15g。复诊 1（2010 年 1 月 27 日）：完成第 6 次化疗后已 2 个月；面色红润，纳食佳。血常规检查正常。守初诊方，加枸杞 10g，15 剂，每剂服 2 天，每日服 2 次。复诊 2（2010 年 8 月 7 日）：除中药外，患者还服用地塞米松与沙利度胺，病情尚稳定；体力及精神状态良好，偶有纳食不振或便溏。期间多次复查血常规均正常；免疫球蛋白 IgG 波动在 17.4～26.6g/L 之间，7 月 27 日复查已降至 17.3g/L。嘱患者守方服用。

## 肺癌验案

王某，男，60 岁。就诊时间：2012 年 7 月 16 日。主诉：发现肺癌 6 个月余。病史：患者 6 个月前因咳嗽、咳痰加重，至当地医院就诊，发现肺癌，已化疗 4 次，肿瘤已缩至 1cm 左右，因副反应较大，不能耐受，故停化疗，但肿瘤标志物指标仍居高不下。刻下：体瘦，面色黧黑，咳嗽痰少，白黏痰，眼睑轻度浮肿，恶风、畏寒，偶有低热，神倦乏力，自觉口中无味，纳差，大便稀溏，舌淡苔薄，脉浮细弱。患者年事已高，正气亏损，肺、脾、肾三脏尤为显著，气血阴阳俱不足，且外感风邪，伴有表证。治以调补气血，扶正祛邪。拟方：生晒参 10g，白术 10g，茯苓 10g，生甘草 5g，当归 10g，川芎 10g，白芍 10g，熟地 15g，麦冬 10g，天冬 10g，肉桂 10g，阿胶 10g，柴胡 15g，防风 15g，杏仁 10g，桔梗 5g，神曲 15g，豆卷 10g，干姜 10g，山药 30g，红枣 30g，山萸肉 10g，车前子 10g。

药服 15 剂后，患者精神明显好转，咳嗽减轻，恶风、畏寒不显，胃纳改善，低热频率明显减少，大便好转，眼睑、足背轻度浮肿，舌淡苔薄，脉细弱。二诊继续予以调补气血，佐以补肾行水，拟方：生晒参 10g，白术 10g，茯苓 10g，生甘草 5g，当归 10g，川芎 10g，白芍 10g，熟地 15g，麦冬 10g，阿胶 10g，柴胡 15g，防风 15g，杏仁 10g，桔梗 5g，豆卷 10g，干姜 10g，山药 30g，红枣 30g，山萸肉 10g，车前子 10g，黄芪 20g，泽泻 15g，猪苓 15g，益智仁 10g，乌药 10g，陈皮 10g。治疗 3 个月后，诸症皆有好转。黄师嘱其继续服用该方，另每天可食用枸杞山药粥，补益脾肾以收全功。

## 【临床研究】

### 1. 治疗癌因性疲乏

阳国彬等将 86 例患者随机分为治疗组 43 例（薯蓣丸＋化

疗）和对照组43例（化疗），观察两组患者疲乏状况、生活质量、中医临床症候及不良反应变化。结果治疗组疲乏状况缓解率为88.37%，高于对照组的65.12%（$P<0.05$），提示薯蓣丸治疗癌因性疲乏有显著的疗效，且能改善患者的临床症状，提高患者的生活质量。

**2. 改善晚期肿瘤患者厌食**

王宜宗等将120例晚期恶性肿瘤厌食患者随机分为观察组和对照组，在最佳支持治疗的基础上，观察组加用薯蓣丸，对照组加用甲地孕酮治疗，结果观察组在食欲、卡氏评分、体重方面的增加程度上要高于对照组（$P<0.05$），提示薯蓣丸能有效改善晚期肿瘤患者厌食症状。

**3. 对化疗解毒增效作用**

林金棠等观察了薯蓣丸对术前行 EC 方案化疗的乳腺癌患者白细胞、Ki-67 的影响，结果治疗后中药组中医证候评分较对照组明显降低，白细胞计数较对照组有明显提高，Ki-67 阳性表达率较对照组减少，提示薯蓣丸可明显改善乳腺癌患者化疗期间的中医证候，提高患者生存质量，可减轻化疗药物所致的白细胞下降，提高患者的免疫功能，联合化疗可降低 Ki-67 的阳性表达率，但不影响 ER、PR 的阳性表达率，有利于降低乳腺癌转移及复发，提高远期生存率。

梁晶晶等观察了加减薯蓣丸配合化疗治疗晚期非小细胞肺癌的临床疗效，结果发现加减薯蓣丸配合化疗能改善临床症状、提高患者的生存质量、稳定体重、减轻血液及消化系统不良反应。

**4. 对放疗解毒增效**

刘百祥将60例鼻咽癌患者随机分为观察组和对照组，观察组在放疗开始第1天给予口服薯蓣丸加减方治疗，对照组在开始放疗第1天给予康复新液治疗，结果治疗后观察组临床疗效及中医证候疗效均优于对照组（$P<0.05$），生活质量观察组改

善更为显著（$P<0.01$），血浆 EBV－DNA 水平观察组下降更为显著（$P<0.01$），提示薯蓣丸加减方对鼻咽癌放疗患者有较好的治疗作用，可提高患者生活质量，其作用机制可能与降低鼻咽癌患者血浆 EBV－DNA 水平有关。

【实验研究】

贺昀通过观察经方薯蓣丸对化疗后乳腺癌小鼠肿瘤生长曲线、脾脏指数、血清白介素－2（IL－2）、白介素－10（IL－10）、肿瘤坏死因子－α（TNF－α）、干扰素－γ（IFN－γ）含量的影响，探讨了薯蓣丸对化疗后乳腺癌小鼠免疫功能的调节作用及其可能的作用机制。发现乳腺癌小鼠的免疫功能较正常小鼠降低，化疗加重这一变化，薯蓣丸可以改善化疗后乳腺癌小鼠的免疫功能，这可能与提高血清 IL－2、IFN－γ 含量及降低 IL－10 含量有关。

【原文】

《金匮要略·血痹虚劳病脉证并治》：虚劳诸不足，风气百疾，薯蓣丸主之。

【参考文献】

［1］薛蓓云，李小荣，黄煌．黄煌运用《金匮要略》薯蓣丸治疗肿瘤验案分析［J］．上海中医药杂志，2010，44（12）：24－26.

［2］薛蓓云，李小荣，黄煌．黄煌经方内科医案（五）——薯蓣丸调治恶性肿瘤案 2 则［J］．上海中医药杂志，2012，46（05）：29－30.

［3］苗婷婷．黄煌运用薯蓣丸治疗化疗后肺癌的临床经验［J］．南京中医药大学学报，2016，32（02）：198－200.

［4］阳国彬，刘玉芳．薯蓣丸治疗癌因性疲乏的临床观察［J］．湖北中医杂志，2015，37（04）：8－10.

［5］王宜宗，祝明池，赵文，等．薯蓣丸治疗肿瘤相关性厌食疗效观察［J］．中医药临床杂志，2013，25（10）：850－852.

［6］林金棠，谢甦，李丽红，等．薯蓣丸协助乳腺癌术前化疗

的临床观察［J］. 贵阳医学院学报，2015，40（11）：1214－1216.

［7］梁晶晶，贾文魁. 加减薯蓣丸联合化疗治疗晚期非小细胞肺癌临床观察［J］. 山西中医，2012，28（03）：27－28.

［8］刘百祥，肖旭平，严文辉，等. 薯蓣丸加减方对鼻咽癌放疗患者 EB 病毒的影响［J］. 湖南中医药大学学报，2015，35（09）：58－61.

［9］贺昀. 薯蓣丸对化疗后乳腺癌小鼠免疫功能的影响［D］. 贵州医科大学，2017.

［10］贺昀，谢甦，李丽红，等. 薯蓣丸对乳腺癌化疗小鼠免疫功能的影响［J］. 中国现代医学杂志，2017，27（07）：5－8.

# 七、大黄䗪虫丸

## 【组成】

原方：蒸大黄十分，黄芩二两，甘草三两，桃仁一升，杏仁一升，芍药四两，干地黄十两，干漆一两，虻虫半升，水蛭百枚，蛴螬一升，䗪虫半升。

今方：熟大黄 300g，炒土鳖虫 30g，制水蛭 60g，炒虻虫 45g，炒蛴螬 45g，煅干漆 30g，桃仁 120g，炒苦杏仁 120g，黄芩 60g，地黄 300g，白芍 120g，甘草 90g。

【用法】 口服。1 次 1～2 丸，1 日 1～2 次。

【功用】 活血破瘀，通经消癥。

## 【肿瘤临床应用】

可用于治疗晚期恶性肿瘤。恶性肿瘤中晚期病因病机多较复杂，多气虚、气郁、血瘀并存，运用大黄䗪虫丸加减可滋阴益气、活血祛瘀，常用于肝癌晚期、食管癌晚期、胃癌晚期。

## 【临床验案】

### 治疗原发性肝癌验案一

患者女性，49 岁，干部。1992 年 7 月体检时发现患病毒性乙肝，期间因无明显症状未作任何治疗，2011年3月逐渐出现乏力、肝区疼痛、发热、腹胀等症状，服用益肝灵等药未见好转，于2011年4月来我院就诊。诊见患者面黄消瘦，两目黯黑，肝掌，神疲乏力，腹泻便溏，腹胀如鼓，青筋暴露，腹水征（＋＋＋），下肢浮肿，舌质紫暗、少苔，脉细数。CT检查见肝右叶有3.5cm×3.8cm和4.3cm×2.5cm两处不规则阴影，边界不清。甲胎蛋白（AFP）＞1000ng/L，肝功能检查：ALT 134U/L，TBIL 43mmol/L。入院诊断：原发性肝癌。辨属久病伤正，瘀阻肝络，湿邪困脾，水饮内停之证。治拟化瘀通络、益气行水，方用大黄䗪虫丸加减：熟大黄、丹参、木香、白术各15g，茯苓、太子参、黄芪各30g，白芍、水蛭、土元各10g，三七、甘草各6g。每日1剂，文火水煎，3次分服。治疗半月以后肝区疼痛、乏力明显减轻，腹泻、发热消失，腹胀缓解，腹水减少，体重增加。40天后检查肝功能基本正常，AFP＞500ng/L。治疗半年后，经分次静注白蛋白后继续服用上方，病情一直处于稳定状态，现精神尚佳，每天可做少量家务活动，饮食、睡眠也可，3次复查CT两处阴影未见增大，腹水少量，于2012年8月已开始上班从事一般工作。

### 原发性肝癌验案二

马某，男，45岁，1999年6月因间断乏力、纳差5年、腹胀10余天在当地就诊，初步诊断为肝硬化代偿期，经保肝等对症治疗症状未见好转，1个月后转我科诊治。入院时主要症状：疲乏无力，消瘦明显，体重下降5kg，伴有肝区胀痛，腹胀不思饮食，口苦口干，不欲饮水，面色黧黑，肌肤甲错，目黄唇暗，舌质暗红并有瘀斑，舌苔薄黄而腻，脉沉涩。腹部CT检查提示：肝右叶可见3.5cm×5.0cm的肿块，AFP 800μg/mL，诊断原发性肝癌，临床分期Ⅲ期。中医辨证：正虚血瘀。治则：扶正抗癌、化瘀生新，方用大黄䗪虫丸加减：大黄、䗪虫、赤芍、黄芩、生地、水蛭、虻虫、猪苓各 10g，茵陈 30g，鳖甲、龟板各 10g（先煎）。服药 1 个月后，症状明显减轻，黄疸消退，腹水消失。继用上方加减治疗 3 个月，CT 复查癌体缩小为 1.5cm×2.5cm，AFP 为 200μg/mL，患者食量增加，精神明显好转，未诉明显不适。5 年来连续服用中药从未间断过，并每隔半年进行 1 次体检复查，迄今为止情况正常。

## 治疗食管癌验案

患者男性，53 岁，2012 年 6 月始出现梗噎感，伴有胸骨后不适、烧灼感和牵拉痛，并逐渐出现进行性咽下困难，至同年 7 月，液体食物甚至连水都难咽下，X 线钡餐透视食管中段约见 6cm 长的狭窄段，并见管腔有充盈缺损，食管镜活检为食管鳞状细胞癌。诊见患者极度消瘦，面色灰暗，毛发稀疏、枯槁不泽，肌肤甲错，食欲不振，水食难下，口吐痰涎，时有胸痛，大便秘结，舌体瘦小光滑无苔，脉细数无力。痰瘀交阻食管，水谷难以入胃，久则化源不足，五脏六腑失养，故皮肤干枯，骨瘦如柴。辨属五劳虚极，血瘀津枯之证。治拟化瘀生新、通关启膈。方用大黄䗪虫丸加减：熟大黄、䗪虫、白术各 20g，广木香、石斛各 15g，龟板、水蛭、土元各 10g，丹参 30g，砂仁、半夏各 6g，金钱白花蛇 1 条，每日 1 剂，文火水煎，小量频服，同时给予营养支持疗法。服用上方 6 剂后，吞咽困难症状逐步缓解，可勉强进食少量流食。在上方中加入黄芪、太子参等益气生津之品，一直坚持服用至今。现患者吞咽困难得到明显改善，全身情况好转，体重增加 5kg。X 线钡透复查病变段缩为 3cm，同时未发现转移灶，能从事一般家务。

## 胰腺癌肝转移

单某，女，64 岁。1990 年 4 月因发热、腹痛、黄疸，确诊为胰腺癌。手术切除后 7 个月又出现不规则发热、厌食、腹胀、腹泻，右上腹疼痛伴消瘦乏力，B 超、CT 检查见肝右叶有实质性肿块，中度腹水。诊断为继发性肝癌。诊见患者面黄消瘦，两目黯黑，神疲乏力，肝掌，腹泻便溏，腹胀如鼓，青筋显露，腹水征（+），下肢浮肿，舌质紫黯，少苔，脉细数。辨属久病伤正，瘀阻肝络，脾胃受损，水饮内停之证。治拟化瘀通络、益气行水，方用大黄䗪虫丸加减，处方：熟大黄、䗪虫、丹参、木香、白术各15g，茯苓、黄芪各30g，白芍、水蛭各12g，参三七、甘草各9g。每日1剂，文火水煎，2次分服。治疗20天后，腹痛、腹泻消失，腹满缓解，腹水减少，体重增加；治疗半年后，腹水又剧增，经抽取腹水、静注人血白蛋白后继服上方，病情一直较为稳定，现精神、食欲尚佳，多次复查肝内肿块未见增大，腹水仍中度，已带癌存活4年。

### 肺癌验案一

李某，男，36岁，1998年9月因右侧胸闷气短，曾在某医院按结核性胸膜炎治疗，经抗结核、抽胸水等治疗，胸水量未见减少，故来我科治疗。胸部CT和胸水病理检查确诊为周围型肺癌，腺癌伴胸膜转移，临床分期T2N0M0，进行全身化疗和胸腔局部化疗，化疗结束改用中医治疗。症见精神不振、双目黯黑，胸闷气短，时有咳嗽，纳差恶心，大便干燥，舌质紫暗、苔黄，脉涩。辨证为虚劳内伤，血瘀证。治则：扶正抗癌，活血消水。方用大黄䗪虫丸加减：大黄、䗪虫、赤芍、沙参、黄芩各10g，山慈菇、川贝、杏仁各15g，芫花、甘草各3g，水煎服。服用1个月，复查胸水消失，精神明显好转。继续用上方治疗半年，病情未见发展，体重增加10kg，半年后开始上班，现已带癌工作6年余。

### 肺癌验案二

孙某，女，42岁。1991年7月因反复发热，双侧眼睑红肿，面、颈、上胸部"V"字区红斑，全身肌无力且疼痛，经尿肌酸、肌电图等项检查诊为皮肌炎。在用肾上腺皮质激素治疗期间，发现颈左侧淋巴结肿大，左侧甲状腺肿大，胸片及肺部CT检查见右肺中叶占位性病变，甲状腺扫描示左叶极冷结节，淋巴结活检为腺癌。专家会诊后认为患者为皮肌炎合并肺癌，肿瘤广泛转移，无法手术切除。放射治疗10次，因反应较大，未能坚持。应其家属要求，丁1991年12月为其建立家庭病床。诊见患者颜面、颈部肿胀潮红，眼睑紫红，全身肌痛、肌无力，双下肢浮肿，声音嘶哑，饮水呛咳，口干渴不欲饮，大便艰涩，舌红少苔、舌面多处溃疡，脉细数。辨属瘀毒内结，伤津耗血，灼肤淫筋之证。治拟解毒化瘀，凉血生津。方用大黄䗪虫丸加减，处方：熟大黄、玄参、生地、丹参、连翘各30g，䗪虫、赤芍、露蜂房各15g，桃仁、黄芩、杏仁各12g，水蛭10g，水牛角粉（冲服）5g，每日1剂，文火水煎，2次分服。同时继服强的松60mg/d，另用西洋参、冬虫夏草各等分研末，每日冲服5g。共服上方250剂，颜面红肿、眼睑紫红等症明显消退，饮水呛咳缓解，肌痛、肌无力减轻，胸片复查肺内占位性病变消失。遂停药观察，病情一直稳定。1994年9月因患带状疱疹，皮肌炎又迅速恶化，终因弥散性血管内凝血、急性心力衰竭，抢救无效死亡。

## 胃癌验案一

杨某，男，51岁，1992年5月6日诊。患者因胃未分化癌，伴腹腔淋巴结转移，手术治疗后化疗期间全身毛发脱落，呕吐严重，白细胞下降，同时发现肿瘤左锁骨上窝、主动脉周围淋巴结转移，遂停止化疗，改由中医治疗。诊见患者精神不振，面容憔悴，形体消瘦，毛发脱落，食欲不振，食后饱胀，左腋下、左锁骨上窝可触及数个肿大的淋巴结，质硬，大便干结、色黑，舌淡、苔厚腻中心灰黄，脉弦数。辨属虚劳内伤，干血内结之证。治拟化瘀生新、益气养血，方用大黄䗪虫丸加减，处方：熟大黄、䗪虫、水蛭、白术、田三七粉（冲）、赤芍各 12g，丹参 30g，党参、黄芪各 15g，桃仁、木香、三棱、莪术、阿胶（烊服）各 10g，金钱白花蛇（研末冲服）1 条，每日 1 剂，文火水煎，2 次分服。宗上方治疗近 2 年，经多次复查转移病灶消失，现已重新上班工作。

## 胃癌验案二

赵某，男，54 岁，1998 年因上腹胀满、黑便，确诊为胃癌（低分化腺癌）。手术切除后 10 个月又出现不规则发热、厌食、腹胀、右胁肋胀痛，伴有消瘦乏力，CT 检查肝右叶有 2.5cm×3.4cm、2.5cm×3.5cm 的实质性肿块，少量腹水，诊断为胃癌术后肝转移。现症：面色微黄不荣，肝区疼痛，食减纳差，腹胀腹泻、消瘦、身困乏力，舌质紫暗，脉弦。中医辨证为正虚血瘀，治则活血化瘀、益气扶正补虚，方用大黄䗪虫丸加减：熟大黄、白芍、䗪虫各 15g，黄芪、白术、仙鹤草、猪苓各 30g，虻虫、水蛭、黄芩各 10g，甘草 3g。服药 1 个月后，肝区胀痛、腹泻、腹水消失，患者饮食大增，精神恢复正常。效不更方，继续上方治疗。半年后复诊，病情一直较为稳定，偶有肝区疼痛，多次复查肝区肿块未见增大，无腹水，已带癌存活 3 年余。

## 胃癌验案三

魏某，男，70 岁（住院号 2700105），1994 年 11 月 8 日诊。患者因贲门胃底癌（低分化腺癌）伴胰腺、腹腔淋巴结转移，手术治疗后又行全身化疗 3 个疗程，因出现恶心呕吐等消化道症状，又改用介入化疗；又因出现骨髓抑制副作用，停止化疗，改用中药治疗。症见：精神不振，形体消瘦，肌肤甲错，胃脘隐痛，舌质青紫，舌苔黄腻，脉沉涩。中医辨证：虚劳内伤、正虚血瘀。治则：化瘀生新、益气养血。方用大黄䗪虫丸加减：熟大黄、䗪虫、水蛭、赤芍各 15g，黄芪、白花蛇舌草、藤梨根各 30g，阿胶（烊化）10g，每日 1 次，水煎分早晚服。

按上方加减治疗 5 年，未见复发，现带癌存活已 10 年余，生活能够自理。

【临床研究】

**1. 治疗胰腺癌血瘀证的临床研究**

孙鹏回顾性分析了 74 例胰腺癌血瘀证患者临床资料，认为胰腺癌血瘀证患者采用大黄䗪虫丸配合化疗方法进行治疗能取得较为理想的治疗效果，该方法能显著降低患者临床不良反应的发生，改善患者的生活质量。

**2. 治疗骨髓增殖性肿瘤的临床研究**

秦宝宁回顾性分析了 45 例具有 5 个月以上完整诊疗资料记录的 BCR/ABL 阴性的骨髓增殖性肿瘤的患者，结果提示大黄䗪虫丸治疗 BCR/ABL 阴性的骨髓增殖性肿瘤具有较好的临床疗效，能够提高 PV、ET、IMF 患者的临床治疗效果。

**3. 联合化疗治疗恶性肿瘤的临床研究**

陈艳君等观察了大黄䗪虫丸联合宫颈癌术后化疗的近期临床疗效与安全性，以单纯化疗为对照，观察组在化疗基础上加用大黄䗪虫丸，比较两组治疗效果、生存质量和免疫功能改善情况以及不良反应发生情况。结果：治疗结束后两组实体瘤治疗有效率无差异（$P > 0.05$），观察组生存质量改善率高于对照组（$P < 0.05$）；治疗后观察组免疫球蛋白 IgM、IgG 相比对照组提高（$P < 0.05$），T 淋巴细胞亚群 $CD_3^+$、$CD_4^+$、$CD_4^+/CD_8^+$ 均提高（$P < 0.05$），$CD_8^+$ 显著降低（$P < 0.05$）；治疗中观察组毒副反应发生率低于对照组（$P < 0.05$），提示宫颈癌患者术后化疗中联合应用大黄䗪虫丸能够有效改善患者生存质量，增强患者细胞以及体液免疫功能，减轻毒副反应。

王振宏将 80 例胃肠癌肿瘤患者分为试验组和对照组，对照组采用常规化疗，试验组在常规化疗基础上加用大黄䗪虫丸口服，连续服用 60 天。结果：试验组病人生存质量及体力状况好于对照组，临床受益率高于对照组（$P < 0.05$）。

徐军将36例胰腺癌辨证具有瘀血表现的住院患者，随机分为观察组和对照组，对照组给予 GEM + OXA 方案化疗，观察组服用大黄䗪虫丸配合 GEM + OXA 方案联合化疗。结果：大黄䗪虫丸配合化疗可明显改善临床症状，提高生活质量，稳定并增加体重，提高机体免疫功能，改善血液高凝状况，减轻血液和消化系统毒副反应，但在减小和稳定病灶方面与单纯化疗组相比无显著性差异。提示大黄䗪虫丸配合 GEM + OXA 方案治疗胰腺癌血瘀证疗效明显，具有增效减毒作用。

**4. 治疗癌性疼痛的临床研究**

姜春状将118例癌性疼痛患者随机分为两组，对照组58例采用西药治疗，治疗组60例在对照组基础上加用大黄䗪虫丸及足部药浴治疗。结果：CR + PR 治疗组有效率为81.67%，对照组为55.17%，两组比较有明显差异（$P < 0.05$）。提示大黄䗪虫丸与足部药浴合用能够明显改善癌症患者的疼痛程度，提高患者的生活质量。

**5. 预防癌栓**

许树才将确诊为晚期肿瘤的460例病人随机分为治疗组和对照组，治疗组给予大黄䗪虫丸口服，结果：治疗组符合统计要求的182例，并发癌栓1例，占0.55%；对照组符合统计要求的168例，并发癌栓8例，占4.76%，两组比较有显著差异（$P < 0.05$），提示大黄䗪虫丸预防晚期肿瘤患者静脉血栓栓塞症是简便、经济和有效的方法。

**【实验研究】**

**1. 抑制血管生成**

研究发现，大黄䗪虫丸可以改善荷瘤小鼠生存质量，稳定并提高体重，能明显延长生存期，对生长5~7天的鸡胚血管数有抑制作用，提示大黄䗪虫丸可能通过抑制血管新生，从而起到抗肝肿瘤的作用。

**2. 促进肿瘤细胞凋亡**

研究发现，应用大黄䗪虫丸的荷瘤小鼠肿瘤面积及瘤细胞巢明显缩小，肿瘤细胞数目明显减少；透射电子显微镜下观察大黄䗪虫丸组小鼠肿瘤细胞体积明显变小，细胞表面微绒毛减少甚至消失，并可见凋亡小体，提示大黄䗪虫丸可诱导肿瘤细胞凋亡。

Survivin 基因是凋亡蛋白抑制因子（IAP）家族成员，在成熟分化组织中基本不表达，而在肿瘤组织中特异性高表达，具有抑制细胞凋亡、参与血管形成的功能，从而作为肿瘤基因治疗靶点受到广泛瞩目。研究发现，经大黄䗪虫丸干预治疗的 S180 荷瘤鼠肿瘤组织中 Survinvin 的表达明显降低，提示大黄䗪虫丸能够调低肿瘤细胞中 Survinvin 的表达，诱导肿瘤的凋亡。

**3. 调节免疫功能**

通过分析大黄䗪虫丸对 H22 肝肿瘤小鼠的生存期、T 淋巴细胞增殖、Th1/Th2 的影响，发现本方对 H22 肝肿瘤荷瘤小鼠有延长生存期、促进 T 淋巴细胞增殖、逆转 Th1 向 Th2 的偏移的作用，提示大黄䗪虫丸能改善荷瘤 H22 小鼠的生存状态，通过提高细胞免疫机能，对机体免疫平衡具有调节作用，从而验证了该方具有"缓中补虚"的作用。

**【原文】**

《金匮要略·血痹虚劳病脉证并治》：五劳虚极羸瘦，腹满不能饮食，食伤、忧伤、饮伤、房室伤、饥伤、劳伤、经络荣卫气伤，内有干血，肌肤甲错，两目黯黑。缓中补虚，大黄䗪虫丸主之。

**【参考文献】**

[1] 杨勤龙. 大黄䗪虫丸为主治疗晚期恶性肿瘤 [J]. 中医临床研究，2013，5（19）：16-17.

[2] 文汉英，雒亚群，杨晓梅. 大黄䗪虫丸为主治疗晚期恶性肿瘤 [J]. 陕西中医学院学报，2004（05）：53-54.

[3] 钟志贵. 大黄䗪虫丸为主治疗晚期恶性肿瘤 [J]. 新中

医，1996（02）：44－45.

[4] 孙鹏. 大黄䗪虫丸配合化疗治疗胰腺癌血瘀证的临床研究 [J]. 现代诊断与治疗，2014，25（21）：4872－4873.

[5] 秦宝宁. 大黄䗪虫丸加减方治疗 BGR/ABL 阴性骨髓增殖性肿瘤的临床与实验研究 [D]. 山东中医药大学，2015.

[6] 陈艳君，孙云春，黎勇夫. 大黄䗪虫丸对宫颈癌患者术后化疗的近期疗效影响 [J]. 现代中西医结合杂志，2016，25（05）：486－488＋492.

[7] 王振宏. 大黄䗪虫丸结合化疗对胃肠道恶性肿瘤患者疗效的影响 [A]. 国际数字医学会.2017 国际数字医学会数字中医药分会论文集 [C]. 国际数字医学会，2017：1.

[8] 徐军. 大黄䗪虫丸配合化疗治疗胰腺癌血瘀证的临床研究 [D]. 山东中医药大学，2010.

[9] 姜春状. 大黄䗪虫丸合足部药浴治疗癌性疼痛60例总结 [J]. 湖南中医杂志，2012，28（06）：31－32.

[10] 许树才，李权，王虚实. 大黄䗪虫丸预防晚期肿瘤患者静脉血栓症的临床观察 [J]. 贵阳中医学院学报，2009，31（05）：34－35.

[11] 宋荣强. 大黄䗪虫丸抗肝肿瘤机理研究 [D]. 山东中医药大学，2011.

[12] 田晓环，王睿，艾华. 大黄䗪虫丸诱导肿瘤细胞凋亡的形态学研究 [J]. 吉林中医药，2011，31（03）：266－267.

[13] 王守岩，马贤德，田晓环，等. 大黄䗪虫丸对荷瘤小鼠肿瘤细胞凋亡的影响 [J]. 光明中医，2011，26（10）：2005－2006.

[14] 艾华，田晓环. 大黄䗪虫丸对 S180 肿瘤细胞中 Survinvin 表达的影响 [J]. 中华中医药学刊，2012，30（03）：462－463.

[15] 田晓环. 大黄䗪虫丸对 S180 荷瘤小鼠肿瘤细胞凋亡的影响 [D]. 辽宁中医药大学，2011.

[16] 翟俊红. 大黄䗪虫丸对 H22 肝肿瘤小鼠免疫调节的实验研究 [D]. 山东中医药大学，2007.

## 八、葶苈大枣泻肺汤

**【组成】**

原方：葶苈子（熬令黄色，捣丸如弹子大），大枣 12 枚。

今方：葶苈子 15g，大枣 9g。

**【用法】** 先煮枣，去枣纳葶苈，常规煎服。

**【功用】** 泻肺祛痰，利水平喘。

**【肿瘤临床应用】**

用于治疗癌性胸腔积液、心包积液。胸腔积液与心包积液辨证属"饮证"范畴，多因肺虚胃弱，肺失宣通，痰湿水饮内停胸胁所致，葶苈子有泻肺、平喘、利水之功效，能使积蓄在胸腔的液体得以肃降而排出体外。常加味应用或与苓桂术甘汤等合用，也可做胶囊应用。

**【临床验案】**

### 加味葶苈大枣胶囊治疗癌性胸水

患者女性，54 岁，本校工作人员。因肺癌心包转移，导致大量胸腔及心包积液，住院 6 个月，靠不断胸腔及心包穿刺抽取积液维持生存，患者极度痛苦，终日不能平卧，严重时胸膝位跪在床上吸氧也不能减轻呼吸困难等症状，每每需要频繁胸腔穿刺抽液才能使症状得到短暂的缓解，不日胸腔、心包积液再度增多，症状再次出现且不断加重，胸穿间隔时间逐渐缩短，最短时 1 天需做 1 次胸穿，平均 3 天做 1 次，后期胸穿抽液后胸腔内注射抗癌及消除胸水的西药，但效果不佳，每月胸穿抽液量以 3588mL 递增，月胸穿抽液量最高达 13350mL，平均每日抽液量为 445mL。后来患者在原治疗方案的基础上加服胶囊（以葶苈子为主药，辅以大枣及其他具有强心抗癌活性的中药若干种），用药当日患者自觉呼吸畅快，心悸、气短症状大减，当晚即无需吸氧而能平卧休息，不仅胸穿抽液时间间隔明显延长，一般为 10 天，最长达 21 天，而且当月胸穿抽液量也大为减少，仅为上月的 1/2。以后患者出院服中药治疗。

## 【临床研究】

### 1. 治疗中晚期肺癌

尹继旺研究发现肺癌方（葶苈大枣泻肺汤合导痰汤）联合化疗药物治疗痰瘀阻肺型中晚期肺癌具有安全性和有效性，能有效缓解患者临床症状，提高机体免疫力，减少毒副反应，提高生活质量，延长患者寿命（1、3、5 年的生存率均提高），两者起到协同增效减毒效果，值得临床推广和应用。

### 2. 治疗恶性胸腔积液

癌性胸水是晚期恶性肿瘤的常见并发症，顺铂及鸦胆子油乳是常用的胸腔内灌注的抗肿瘤药物，在辨证的基础上加用行气利水的葶苈大枣泻肺汤，可取得更好的临床疗效，有效率接近 90%，且可提高患者 KPS 评分，改善胸痛、呼吸困难、咳嗽等临床症状。

## 【实验研究】

### 1. 抗肿瘤作用机制

南葶苈子提取物（乙醇、石油醚、正丁醇）对人大肺癌细胞（NCI – H460）、乳腺癌细胞（SF – 268）和胃癌细胞（SGC – 7901）等 3 种肿瘤细胞的活性均具有抑制作用，且均表现出剂量依赖关系。

### 2. 利水作用机制

研究发现，葶苈子主要通过降低血清 $Na^+$、心钠素（ANP）、脑钠素（BNP）、肺中 AQP3、肾脏 AQP1 与 AQP2 水平来发挥利尿作用，对利钠肽系统影响较大，对肾脏无明显损害。

## 【原文】

《金匮要略·肺痿肺痈咳嗽上气病脉证治》：肺痈，喘不得卧，葶苈大枣泻肺汤主之。

## 【参考文献】

[1] 崔勤，赵建斌.加味葶苈大枣泻肺胶囊治疗癌性胸水的

疗效 [J]. 第四军医大学学报, 1996 (05): 80 - 81.

[2] 尹继旺. 葶苈大枣泻肺汤合导痰汤联合化疗治疗痰瘀阻肺型肺癌 [J]. 中国实验方剂学杂志, 2013, 19 (16): 331 - 335.

[3] 钱磊. 痰瘀阻肺型肺癌应用葶苈大枣泻肺汤合导痰汤与化疗治疗的效果研究 [J]. 中药药理与临床, 2015, 31 (01): 348 - 349.

[4] 李文举. 葶苈大枣泻肺汤合导痰汤联合化疗治疗痰瘀阻肺型肺癌 20 例的疗效观察 [J]. 中医临床研究, 2014, 6 (30): 131 - 132.

[5] 杨帆. 葶苈大枣泻肺汤合导痰汤联合化疗治疗痰瘀阻肺型肺癌的临床研究 [J]. 中医临床研究, 2016, 8 (06): 139 - 140.

[6] 刘桂莲. 观察葶苈大枣泻肺汤合导痰汤联合化疗治疗痰瘀阻肺型肺癌的临床疗效 [J]. 解放军预防医学杂志, 2016, 34 (S2): 58.

[7] 姚晓东. 葶苈大枣泻肺汤联合鸦胆子油乳治疗癌性胸水 42 例 [J]. 江西中医药, 2011, 42 (06): 30 - 31.

[8] 张小玲. 葶苈大枣泻肺汤合顺铂腔内灌注治疗肺癌癌性胸水 45 例 [J]. 上海中医药杂志, 2003 (09): 22 - 23.

[9] 孟令英. 葶苈大枣泻肺汤加减联合顺铂治疗癌性胸水 40 例 [J]. 实用中医内科杂志, 2008 (02): 25.

[10] 钱利武. 南葶苈子抗肿瘤活性及 HMGR 基因初步研究 [D]. 安徽师范大学, 2006.

[11] 曾梦楠, 李苗, 张贝贝, 等. 葶苈子、薏苡仁、车前子的利水功效比较 [J]. 中成药, 2018, 40 (01): 40 - 46.

## 九、附子粳米汤

### 【组成】

原方: 炮附子一枚, 半夏半升, 甘草一两, 大枣十枚, 粳米半升。

今方：炮附子 15g，半夏 15g，甘草 3g，大枣 9g，粳米 15g。

**【用法】** 常规水煎服。

**【功用】** 温中驱寒。

**【肿瘤临床应用】** 可用于腹部肿瘤见阳虚症候者。

**【临床验案】**

### 治疗恶性腹水验案

患者女性，52 岁，2015 年 5 月 11 日初诊。主诉：腹部胀满疼痛伴子宫不规则出血 2 年，加重 3 个月。患者于 2013 年 8 月初发现腹部包块，伴腹胀、间接性了宫不规则出血，消瘦、神疲乏力、纳差，彩超提示盆腔内包块（8.2cm×12cm）。2013 年 8 月 12 日行根治术，术后病理示：右卵巢浆液性乳头状囊腺癌，右闭孔淋巴结 3/8 转移。术后行 TC 方案化疗 6 个周期，其后复查未见明显复发及转移征象。2015 年 3 月初因腹满胀痛、子宫不规则出血增多、胸闷短气、食入呕吐、乏力神疲住院治疗，复查 CEA 及 CA125 均升高，腹部彩超提示盆腔内低回声包块（55mm×45mm），考虑恶性肿瘤复发可能性大；腹膜后多个淋巴结肿大，最大者 16mm×8.1mm，考虑转移可能性大；中量腹水。2015 年 3 月中旬行 EP 方案化疗 2 个周期，因不能耐受暂停化疗，期间放腹水（血性）治疗 2 次。现为寻求中医治疗遂来我院。刻下症见：面色萎黄无华，神疲乏力，胸闷短气，咳嗽，咳少量白黏痰，畏寒，四肢厥冷，腹胀满拒按，腹壁青筋隐约可见，有明显胀痛感，按之绷紧感明显，子宫不规则出血，色红，有血块，量较多，纳食饮水后气逆欲呕，喜温拒寒，寐不安，大便不通，4~5 日一行，小便量少。舌质淡紫，苔浊黄白相间，脉弦细。中医辨证为阳虚痰凝证，兼有气逆瘀结。治以温阳化瘀止痛、和胃蠲饮降逆，方以附子粳米汤加减，处方：炮附子 10g，法半夏 30g，甘草 9g，大枣 9 枚，吴茱萸 3g，太子参 15g，山药 15g，白术 10g，大腹皮 15g，蒲黄（包煎）

15g，败酱草 15g，大黄 3g，7 剂。用法：加生姜 3 片水煎服，每日 1 剂，分 2 次温服。2015 年 5 月 18 日二诊：患者服药后腹胀痛较前稍减轻，胃纳较振，能进食少量米粥，时有气逆呕吐，仍胸闷偶咳，咳少量白黏痰，畏寒肢冷，腹胀大稍减，按之绷紧感较前减轻，腹壁青筋隐约可见，出血量较前减少，寐好转，自觉行走较前有力，大便已解，小便量增多。舌质淡紫，苔浊白厚，脉细弦。上方改太子参为党参 15g，大黄减为 2g，加黄芪 15g、炒鸡内金 5g、小茴香 5g，7 剂，服法同前。2015 年 5 月 25 日三诊：患者诉腹胀痛感明显减轻，胃纳增强，能进食少量米饭，无气逆呕吐，胸闷明显减轻，偶有咳嗽，精神状况明显好转，语声有力，言谈甚欢，腹部明显减小，按之较柔软，腹壁青筋已消退，子宫不规则出血明显好转，寐可，大便通畅，黄软成形，日一行。舌质淡紫，苔薄黄，脉细弦。原方去吴茱萸、白术、大腹皮，另加川芎 10g、全蝎 5g、薏苡仁 15g，14 剂，用法同前。2015 年 6 月 8 日四诊：患者基本恢复正常生活，腹胀痛缓解，无胸闷，无咳嗽，不畏寒，四肢温暖，偶有子宫不规则出血，饮食、睡眠、大小便均可。舌质红苔薄黄，脉平有力。复查彩超示：未见明显腹腔积液。CEA 及 CA125 均降至正常。续予八珍汤合化积丸加减巩固治疗。随访至今患者病情稳定，无特殊不适。

**【临床研究】**

**1. 治疗癌性疼痛**

研究显示，附子粳米汤可减轻中度证属阳虚痰凝型癌性疼痛患者的疼痛，减少盐酸曲马多缓释片用量，降低中医证候积分和提高卡氏评分，提高患者生活质量。

**2. 附子、半夏的配伍**

附子、半夏为本方主要药味，临床研究显示，附子、半夏配伍在治疗阳虚痰饮型的恶性肿瘤方面，很有可能没有明显的心、肝、肾及血液毒性，而且还有可能有效延缓肿瘤进展，提高患者生存质量，改善阳虚症状及体征。

**【实验研究】**

**1. 抗肿瘤作用机制**

本方中附子、半夏、甘草均具有良好的抗肿瘤作用。

二甲基苯蒽诱导的乳腺癌小鼠表现为体寒血瘀体征，附子总生物碱能改善这些症状，阻止肿瘤进展。生附子水煎液对小鼠 H22 肝癌皮下移植瘤的生长具有抑制作用。甘草抗肿瘤作用参考桂枝汤章节，半夏抗肿瘤作用参考半夏汤章节。

**2. 止痛作用机制**

研究显示，附子能缓解癌痛，机制可能与抗肿瘤、提高免疫、促代谢、抗炎、抗抑郁等一系列综合作用有关。

**【原文】**

《金匮要略·腹满寒疝宿食病脉证治》：腹中寒气，雷鸣切痛，胸胁逆满，呕吐，附子粳米汤主之。

**【参考文献】**

[1] 向菊花，杨玲，向颜星，等. 曹建雄教授运用附子粳米汤治疗卵巢癌恶性腹水 1 例 [J]. 中医药导报，2017，23（09）：35－36.

[2] 向菊花. 仲景附子粳米汤加减治疗阳虚痰凝型癌性疼痛的临床观察 [A]. 中国中西医结合学会肿瘤专业委员会. 第十五届全国中西医结合肿瘤学术大会论文集 [C]. 中国中西医结合学会肿瘤专业委员会，2017：2.

[3] 莫晓文. 附子、半夏配伍治疗恶性肿瘤的临床研究 [D]. 广州中医药大学，2015.

[4] 张亚平，杜钢军，孙婷，等. 附子总生物碱对乳腺癌小鼠的抗肿瘤作用 [J]. 中草药，2012，43（10）：1986－1990.

[5] 林玉坤，张舒慧，李海云，等. 生附子对小鼠 H22 肝癌皮下移植瘤模型的抗肿瘤作用研究 [J]. 河南大学学报（医学版），2017，36（04）：235－238.

　　[6]　唐振，李世杰．附子缓解癌性疼痛的实验研究进展［J］．湖南中医杂志，2015，31（12）：197－199.

## 十、苓桂术甘汤

【组成】

原方：茯苓四两，桂枝三两，白术、甘草（炙）各二两。

今方：茯苓12g，桂枝9g，白术、炙甘草各6g。

【用法】常规水煎服。

【功用】温阳化饮，健脾利湿。

【肿瘤临床应用】

治疗恶性肿瘤晚期胸腔积液、腹腔积液、心包积液等。多配合补肾健脾利水类方药。

【临床验案】

### 治疗乳腺癌心包积液

梁某，女，56岁。因"右乳房肿块3个月，胸闷气促不适2周"于1997年12月2日入院。诊见：神疲体倦，颜面浮肿，恶心呕吐，胸闷气促，动则尤甚，纳差，双下肢浮肿。舌质瘀黯、苔薄白，脉细涩。右乳房肿块约5cm×4cm，质硬固定，右锁骨上淋巴结2cm×3cm，右腋下淋巴结约6cm×5cm，活检为转移性癌。心脏超声提示：心包大量积液。西医断为右乳腺癌Ⅳ期，急性心包填塞。中医诊断为乳癌（气阴两虚，痰湿内阻）。治宜益气养阴，除痰化湿。方用生脉散合苓桂术甘汤加减，处方：太子参、丹参、鸡血藤、猪苓各30g，炙甘草、桂枝、法半夏、五味子、山慈菇各10g，麦冬、桃仁、白术各15g。每天1剂，水煎，早晚2次分服。因病情危急，心包填塞体征明显，在彩超定位后行心包穿刺术，抽出血性液体约550mL，心包腔内注入顺铂40mg。术后心包积液送检涂片见有腺癌细胞。经治疗后诸症明显好转。再予全身化疗方案用CTX、

ADM、5－Fu，中药以陈夏六君子汤、苓桂术甘汤加减交替使用及对症治疗。经近2个月治疗后，心包填塞症状消失，肿瘤明显缩小，疗效评价PR而出院。

## 治疗肺癌心包积液

林某，女，63岁。因"肺癌放化疗后2个月，胸闷气促1周"于2003年1月20日入院。症见：神疲乏力，颜面浮肿，恶心呕吐，咳嗽、胸闷、气促，动则尤甚，纳差，双下肢浮肿，舌质暗、苔薄白，脉细涩。查体：半卧位，端坐呼吸，R30次/分，全身浅表淋巴结未触及，胸廓饱满，两肺呼吸音弱，未闻及干湿性啰音，心律120次/分，心音遥远，叩诊呈浊音。住院前肺部CT、纤支镜及病理示：右肺腺癌，双肺转移。心脏彩超示：双肺及心包大量积液。中医诊断：悬饮（气阴两虚，痰湿内阻）。西医诊断：右肺腺癌双肺转移，胸腔积液，心包积液，急性心包填塞。治疗予益气养阴，除痰化湿。方用生脉散合苓桂术甘汤加减，处方：太子参、丹参、鸡血藤、猪苓各30g，炙甘草、桂枝、法半夏、五味子、山慈菇各10g，麦冬、桃仁、白术各15g。每天1剂，水煎，早晚2次分服。并在彩超定位后行心包穿刺术，抽出血性液体约700mL，心包腔内注入顺铂60mg。术后心包积液送检涂片见有腺癌细胞。经治疗后诸症明显好转。以陈夏六君子汤、苓桂术甘汤加减交替使用及对症治疗。经近1个月治疗后，心包填塞症状消失，因患者不接受化疗，症状缓解，带中药出院门诊治疗。

## 治疗恶性胸腔积液

江某，女，85岁，主因"胸闷，咳嗽，胸肋部隐痛不适2月余"就诊于我院。2个月前患者于郑州大学第一附属医院经查诊为"右侧恶性胸腔积液"，原发灶不明，行胸腔穿刺引流约600mL淡红色胸水后，因患者年老体弱，未行其他治疗。现患者喘息，胸闷，咳嗽，咯少量白黏痰，胸肋部隐痛不适，纳少，舌质淡，苔白，脉沉弱。辨证属气阴两虚之悬饮。治疗选苓桂术甘汤加石斛9g、玉竹9g、延胡索9g、川楝子7g，以温阳利水并滋阴理气止痛。患者服上方10剂后喘憋症状好转，仍觉胸胁不适，痰黏不易咳。加佛手9g、葶苈子12g、川贝母5g以理气泻肺化痰，服药8剂后患者症状明显缓解，查胸B超示：右胸腔少量积液。嘱患者守上方服用中药，1个月后复查B超无明显变化，患者未发明显喘憋及胸痛。守上方长期服用。

**【临床研究】**

**1. 治疗癌性胸水**

在晚期肺癌合并恶性胸腔积液治疗中，葶苈大枣泻肺汤和苓桂术甘汤加减（生黄芪20g，茯苓、炒白术、葶苈子各15g，桂枝、法半夏、泽漆各10g，白花蛇舌草30g，炙甘草6g，大枣10枚，气虚痰湿加泽泻、猪苓各10g；对于气阴两虚者，加丹参、陈皮各10g；对于气血瘀滞者，加红花、桃仁各10g）可改善患者的免疫功能，并在一定程度上提高临床治疗效果。范宏宇应用苓桂术甘汤合十枣汤（黄芪30g，茯苓18g，桂枝9g，白术12g，甘草6g，日1剂，水煎300mL，分2次温服。芫花6g，甘遂6g，大戟6g，研末分为15份，装入空胶囊中，每日晨起空腹枣汤送服。胁痛明显者加延胡索10g、川楝子12g以理气止痛，咳喘痰多者加苏子15g、冬瓜子15g以泻肺止咳，余随症加减）治疗老年恶性胸腔积液，共观察28例，完全缓解3例，部分缓解16例，稳定6例，无效3例，总有效率为67.9%，且毒副作用小。

**2. 与化疗结合治疗癌性胸水**

结合化疗，采用苓桂术甘汤合葶苈大枣泻肺汤治疗晚期肺腺癌合并恶性胸水患者，能明显改善因积水引起的症状，疗效更为显著，可减少胸腔积液量，改善临床症状，提高生活质量。刘俊保以单纯化疗为对照，应用苓桂术甘汤（桂枝、茯苓各30g，白术20g，甘草12g）配合化疗治疗肺癌胸水，连续治疗3

个疗程，并观察治疗前后胸水改善情况。结果治疗组有效率为76.67%，对照组有效率为46.67%，（$P < 0.05$）。田欢等观察了苓桂术甘汤［茯苓12g，白术6g，桂枝（去皮）9g，甘草（炙）6g］联合化疗治疗肺癌胸水疗效，随机平行对照研究显示苓桂术甘汤联合化疗可提高肺癌胸水治疗的疗效。

**【实验研究】**

**1. 抗肿瘤作用机制**

茯苓、甘草、白术均具有良好的抗肿瘤作用。茯苓具有多种药理作用，在抗肿瘤及免疫调节方面表现出良好的应用前景，所含茯苓多糖和乙酸乙酯具有较好的抗胃癌和乳腺癌的作用，且存在一定的时间和量效关系。甘草所含甘草素、异甘草素、黄酮类等多种成分均具有良好的抗肿瘤作用。白术挥发油及提取物亦均具有良好的抗肿瘤作用，可以抑制肿瘤细胞增殖，促进肿瘤细胞凋亡。

**2. 利水作用机制**

研究发现，苓桂术甘汤可抑制急性缺氧所致的心钠素（ANP）与抗利尿激素（ADH）的释放，从而间接起到利水的作用。

**【原文】**

《金匮要略·痰饮咳嗽病脉证并治》：心下有痰饮，胸胁支满，目眩，苓桂术甘汤主之。

**【参考文献】**

［1］陈高峰. 苓桂术甘汤加减治疗肿瘤心包填塞体会 ［J］. 黑龙江中医药, 2006（03）：19 – 20.

［2］范宏宇. 苓桂术甘汤合十枣汤治疗老年恶性胸腔积液28例 ［J］. 河南中医, 2010, 30（10）：997 – 998.

［3］李秋荐, 耿良. 葶苈大枣泻肺汤合苓桂术甘汤加减治疗晚期肺癌合并恶性胸腔积液临床研究 ［J］. 陕西中医, 2018, 39（03）：289 – 291.

[4] 贺雪黛，李烜，胡守友. 苓桂术甘汤合葶苈大枣泻肺汤治疗晚期肺腺癌合并恶性胸水临床观察 [J]. 中国中医急症, 2016, 25 (12): 2340 - 2342.

[5] 冯瑜. 葶苈大枣泻肺汤合苓桂术甘汤加减联合顺铂治疗肺癌恶性胸腔积液的疗效观察 [J]. 当代医学, 2016, 22 (19): 158 - 159.

[6] 刘俊保. 苓桂术甘汤配合化学疗法治疗肺癌胸水 30 例 [J]. 河南中医, 2013, 33 (01): 19 - 20.

[7] 田欢，莫婷，岳双冰，等. 苓桂术甘汤联合化疗治疗肺癌胸水随机平行对照研究 [J]. 实用中医内科杂志, 2014, 28 (11): 106 - 108.

[8] 王颜佳. 茯苓抗肿瘤、免疫调节药理作用研究及应用 [J]. 海峡药学, 2014, 26 (05): 16 - 18.

[9] 王晓菲，刘春琰，窦德强. 中药茯苓抗肿瘤有效组分研究 [J]. 辽宁中医杂志, 2014, 41 (06): 1240 - 1244.

[10] 黄雨婷，迟宗良，王姝梅，等. 甘草中的黄酮类成分及其抗肿瘤活性研究进展 [J]. 中国新药杂志, 2017, 26 (13): 1532 - 1537.

[11] 刘宪光. 甘草素对人舌癌 Cal - 27 细胞系增殖及凋亡作用的影响 [D]. 山东大学, 2016.

[12] 张雪青，邵邻相，吴文才，等. 白术挥发油抑菌及抗肿瘤作用研究 [J]. 浙江师范大学学报（自然科学版）, 2016, 39 (04): 436 - 442.

[13] 周小丽. 白术抑瘤及抗肿瘤转移的实验研究 [J]. 中医临床研究, 2015, 7 (15): 92 - 93.

[14] 向小庆，叶红. 白术抗肿瘤作用的研究及应用进展 [J]. 中国实验方剂学杂志, 2013, 19 (08): 367 - 370.

[15] 刘志峰，高鹏翔. 复方丹参和苓桂术甘汤对缺氧所致心钠素和抗利尿激素释放的影响 [J]. 青岛医学院学报, 1996 (02): 44 - 45.

## 十一、甘遂半夏汤

【组成】

原方：甘遂大者三枚，半夏十二枚，芍药五枚，炙甘草如指大一枚。

今方：甘遂3g，半夏9g，芍药15g，炙甘草6g。

【用法】以水600mL，煮取200mL，去滓。以蜜100mL和药汁，煎取200mL，顿服。

【功用】温阳化饮，峻下逐水。

【肿瘤临床应用】

甘遂与半夏为"十八反"之一，临床较少内服，外用对于胸腹水具有一定的疗效。

【临床验案】

### 治肝癌的临床验案

向某，男，51岁。发现胃脘包块2周，于1987年3月1日就医。症见形体消瘦，神气不爽，心下扪及鸡蛋大包块1枚，卵圆，质硬，无触痛，推之不移，饮食二便尚可。病前无肝胆病史，有十余年咳喘、脘腹疼痛史，嘱转诊上级医院。2周后，经重庆医科大学、第三军医大附属医院AFP、CT、B超、肝扫描确诊为肝左叶巨块型肝癌，伴门脉转移。复诊时肿块增至拳头大，腹皮急，按之濡，如囊裹水，形瘦神萎，饮食锐减，舌瘀红，苔白黄，脉弦滑数。收入住院，西药间断常规补液、保肝、支持、对症治疗；中药以醋制甘遂、甘草各1g，半夏、五灵脂各15g，白芍、白蜜各60g，红参6g，枳实、白术各30g为主方随证出入，每2日1剂，水煎，日3服。甘遂分吞，白蜜兑汁，兼用甘遂末适量调药汁外敷肿块。住院6个月余，肿块无明显增长，病情进展缓慢。后因鼓胀便血，家属将实情相告，病情迅速恶化，自动出院。从发现肿块至死亡，历时7月余。

**【临床研究】**

未查到本方治疗肿瘤的临床研究。有关本方治疗肾积水的临床研究可供参考。

**【实验研究】**

主要是方药用法用量研究。

王茜等通过甘遂与甘草不同比例配伍的甘遂半夏汤对腹水模型大鼠生物效应影响的实验研究，筛选了甘遂与甘草反药配伍起效的配比条件，结果提示醋甘遂与炙甘草以 1：15 配伍的甘遂半夏汤可能有较好的利水及抗细胞因子作用。

王宏蕾等采用癌性腹水模型大鼠，探讨含反药组合的甘遂半夏汤中甘遂不同入药方式对于机体的生物效应。结果提示：①不论甘遂半夏汤中甘遂入汤剂煎煮还是研末入药，对于癌性腹水模型大鼠均有一定的利水作用，其中甘遂入汤剂组通过提高 AQP - 1 的表达，可能有较好的利水作用。甘遂研末组对于免疫器官可能有更进一步的损伤。两组中药组对于大量腹水所致肝肾损伤可能有一定的保护作用，汤剂组作用较显著。②甘遂半夏汤（生甘草、生甘遂组）：甘遂研末组通过提高 AQP - 1 的表达及降低醛固酮含量，可能有较好的利水作用。甘遂入汤剂煎煮组对于大量腹水所致肝、肾损伤可能有一定的保护作用，甘遂研末组对癌性腹水所致心肌损伤可能有一定修护作用。③甘遂半夏汤（炙甘草、醋甘遂组）：不论甘遂半夏汤中甘遂入汤剂煎煮还是研末入药，对于癌性腹水模型大鼠可能都有一定的利水作用，其中甘遂入汤剂组通过提高 AQP - 1 的表达，可能有较好的利水作用。两组中药组对于大量腹水所致肝、肾损伤可能有一定的保护作用，醋甘遂研末组有较好的保护心功能的作用。④甘遂半夏汤（炙甘草、生甘遂组）：不论甘遂半夏汤中甘遂入汤剂煎煮还是研末入药，对于癌性腹水模型大鼠可能都有一定的利水作用，其机制是通过降低醛固酮含量，促进腹水从尿液排出，汤剂组较研末组效佳。生甘遂研末组对于免疫器官可能有更进一步的损伤。汤剂组对于大量腹水所致肝肾损伤可能有一定的保护作用。两组对心功能的恢复都有一定药效。

**【原文】**

《金匮要略·痰饮咳嗽病脉证并治》：病者脉伏，其人欲自利，利反快，虽利，心下续坚满，此为留饮欲去故也，甘遂半夏汤主之。

**【参考文献】**

［1］夏斌．运用甘遂半夏汤治肝癌的体会［J］．山西中医，1991（06）：24.

［2］霍玉森，于平宇．甘遂半夏汤为主治疗肾积水 19 例［J］．黑龙江中医药，1995（05）：36–37.

［3］王茜，钟赣生，王宏蕾，等．甘遂半夏汤中甘遂与甘草不同比例配伍对癌性腹水模型大鼠生物效应影响的研究［J］．中国实验方剂学杂志，2013，19（04）：177–181.

［4］王宏蕾，王茜，张燕，等．甘遂半夏汤中甘遂不同入药方式对癌性腹水模型大鼠醛固酮及肾功能的影响［J］．中华中医药杂志，2014，29（01）：95–98.

［5］王宏蕾．含反药配伍的甘遂半夏汤中甘遂不同入药方式对癌性腹水大鼠模型宜忌条件探讨［D］．北京中医药大学，2013.

# 十二、十枣汤

**【组成】**

芫花（熬）、甘遂、大戟各等分。

**【用法】**上药捣为散，身体强壮者每次服用 1g，体质较弱的每次 0.5g。每次用水 300mL，先煮肥大枣 10 枚，取 240mL，去滓，纳入药末，平旦温服；若病不除者，第二日再服，加 0.5g；病除者，可进米粥，护养胃气。

**【功用】**攻逐水饮。

【肿瘤临床应用】

临床主要用于治疗癌性胸腹水。可外敷，也可内服，内服须注意中病即止，使邪去而正不伤。

【临床验案】

参见五苓散章节五苓散和十枣汤治疗卵巢癌腹腔积液案例。

【临床研究】

**1. 治疗恶性胸腔积液**

（1）内服

王国朝等取大戟、芫花、甘遂各等分，研末制成水糊丸，每丸 1.2g。大枣 10 枚水煎取汁 100mL，每晨 8 时许空腹用枣汤送服 1 粒，30 分钟后若不应续服 1 粒。服药后 1 天 B 超检查胸水情况。结果：11 例中 9 例服药后 2 小时内畅泻大量黑褐色稀水便 3～6 次，胸闷、气短、平卧困难等症明显缓解。其中初治患者 3 例，服药 1 粒后 B 超示胸水消失，随后作放、化疗，放疗设野未考虑胸水因素，观察 4 个月胸水未发（但 1 例死于其他脏器转移）；另 1 例胸水纤维网格化者服药 2 粒，药后 B 超示胸水存约 100mL，患者存活 51 天，胸闷等症缓解 40 余日，因病情重未继续 B 超检查；第 5 例为右肾癌患者，用药 2 粒，B 超示胸水残存 100mL 左右，1 周后复用药 2 粒，泻黑褐色黏稠便多量，病者存活 30 余日，胸闷等症缓解 30 余日，后因脑转移死亡；余 6 例药后泻下量少，B 超查胸水无变化。

任远等应用加味十枣汤［甘遂（捣为散、醋制）0.5g，京大戟（醋制）1.5g，炙黄芪、生牡蛎、莪术、夏枯草各 30g，茯苓、瓜蒌各 20g，人参、葶苈子各 10g，大枣 20 枚（劈开）。先将诸药冷水煎 2 次共取药汁 600mL，后去滓纳甘遂末，每日 1 剂，分 3 次，空腹及两餐前温服，连服 2 周］联合胸膜腔局部疗法治疗晚期恶性肿瘤胸腔积液，以单纯胸膜腔局部治疗为对照。结果：治疗组总有效率 83.3%，生活质量评分显效率 63.3%，对照组总有效率 76.7%，生活质量评分显效率 43.3%，比较结果治疗组均优于对照组（$P<0.05$）。提示加味十枣汤联合胸膜腔局部疗法治疗晚期恶性肿瘤胸腔积液具有提高疗效、减少不良反应、提高患者生活质量的作用。

张华等将恶性肿瘤并发胸腔积液180例患者随机分为试验组和对照组，对照组患者单用胸腔循环灌注热化疗法治疗，试验组加用加味十枣汤［生牡蛎、莪术、炙黄芪、夏枯草各30g，瓜蒌、茯苓各20g，大枣20枚（劈开），葶苈子、人参各10g，甘遂（捣为散、醋制）0.5g，京大戟（醋制）1.5g。先将所有药用冷水煎2次，取药液600mL，然后再去滓纳甘遂末，每日1剂，分3次餐前口服，连服3周］。结果：试验组患者总有效率及生活质量改善评分显效率均优于对照组（$P<0.05$）。试验组毒副反应与对照组比明显减少（$P<0.05$）。试验组0.5、1、1.5、2年的生存率均高于对照组，其中0.5、1、1.5年的生存率差异有统计学意义（$P<0.05$）。提示加味十枣汤联合胸腔循环灌注热化疗治疗恶性肿瘤胸腔积液具有提高化疗效果、减少患者化疗不良反应、提高患者生活质量的效果。

刘济等将30例恶性胸水患者随机分为对照组及治疗组各15例，两组患者均先引流净胸水，再将顺铂、IL-2、2%利多卡因针+地塞米松针胸腔灌注保留，治疗组患者加用十枣汤（用甘遂、芫花、大戟等研末装入胶囊，每枚胶囊含量均为0.5g，每次1~2粒，每日1次，大枣10枚煎汤送服）。结果：治疗组患者总有效率为86.67%，明显高于对照组的73.33%（$P<0.05$），两组患者均出现轻微毒副反应。提示十枣汤联合顺铂、IL-2胸腔灌注治疗恶性胸水疗效优于单纯胸腔灌注，且毒副反应轻微。

（2）外敷

张亚声采用十枣汤加减（生大黄、香白芷、枳实、山豆根、石打穿研细粉作为基质，以十枣汤的甘遂、大戟、芫花等煎浓汁为溶剂，应用时将基质60g与溶剂50mL调和，加少许冰片调成膏状，外敷 2~4 小时，无皮疹、起疱等皮肤反应可适当延长时间。每日 1 次，每用 2 天停 1 天。取穴以肺俞及病变处为主）外敷治疗恶性胸水 34 例，治愈率达 20.5%，显效率达 44.1%，总有效率达 88.2%，取得了较显著的疗效。

王爽等选取 130 例Ⅳ期非小细胞肺癌（NSCLC）合并胸腔积液患者，随机分为 3 组（A 组 46 例、B 组 43 例、C 组 41例）。所有患者均行留置胸腔积液穿刺引流术，在此基础上，A组患者给予十枣汤烫熨疗法（大戟 150g、甘遂 150g、芫花150g、大枣 20 枚粉碎，混合均匀后放入自制 20cm×10cm 大小的布袋中，使用前用微波炉高温加热 1 分钟，取出后待药袋温度达到患者能够耐受的最高温度时，置于患者季肋处烫熨，每日上、下午各操作 1 次，每次 1 小时，烫熨中药每 3 天更换 1次，自胸腔积液穿刺引流术开始，治疗周期为 3 周）联合胸腔灌注顺铂治疗，B 组患者仅行胸腔灌注顺铂治疗，C 组患者仅行十枣汤烫熨治疗。结果：治疗后，A、B、C 三组患者的胸腔积液疗效总有效率分别为 84.78%、58.14%、48.78%，A 组的疗效优于 B 组、C 组（$P<0.05$），而 B 组与 C 组的疗效比较差异无统计学意义（$P>0.05$）。治疗后，A、B、C 三组患者的中医证候疗效总有效率分别为 82.61%、39.53%、43.90%，A 组的疗效优于 B 组、C 组（$P<0.05$），而 B 组与 C 组的疗效比较差异无统计学意义（$P>0.05$）。治疗后，三组患者的 KPS 评分较治疗前均升高，且 A 组患者的评分明显高于 B、C 两组（$P<0.05$），而 B、C 两组患者的评分比较差异无统计学意义（$P>0.05$）。

## 2. 治疗恶性腹水

林麟等选取恶性腹水患者 90 例，分层随机分组为治疗组与常规组。常规组予以高频热疗结合氟尿嘧啶治疗，治疗组在常规组基础上加用十枣汤（甘遂、制大戟、制芫花各 1g，大枣 10枚。将前三味药物冲服，取汤剂 30mL，而后加入 10 枚大枣，加水煎煮，取100mL药液口服）治疗。结果：治疗组总缓解率为84.44%，常规组为60.00%（$P<0.05$）；治疗组治疗后积液、腹围、腹胀改善情况均优于常规组（$P<0.05$）；治疗组治疗后疼痛评分低于常规组（$P<0.05$），两组用药后舒张压均高于治疗前（$P<0.05$）；常规组骨髓抑制率35.56%，高于治疗组的20.00%（$P<0.05$）。提示恶性腹水患者采用高频热疗+十枣汤+氟尿嘧啶治疗，能提升疗效，改善患者的腹胀及积液症状。

**【实验研究】**

研究发现十枣汤对艾氏腹水癌瘤细胞株腹水型和胸水模型小鼠均具有延长生存期、减少胸腹水、降低胸腹水中血管内皮生长因子（VEGF）等疗效。其中中、高剂量的十枣汤在降低胸腹水中血管内皮生长因子（VEGF）方面与传统化疗药物5-FU效果相当，在延长生存期、减少胸腹水等方面则更优于5-FU。

**【原文】**

［1］《伤寒论》第152条：太阳中风，下利、呕逆，表解者，乃可攻之。其人汗出，发作有时，头痛、心下痞硬满、引胁下痛、干呕、短气、汗出不恶寒者，此表解里未和也，十枣汤主之。

［2］《金匮要略·五脏风寒积聚病脉证并治》：病悬饮者，十枣汤主之。

［3］《金匮要略·五脏风寒积聚病脉证并治》：咳家其脉弦，为有水，十枣汤主之。

［4］《金匮要略·五脏风寒积聚病脉证并治》：夫有支饮家，咳烦胸中痛者，不卒死，至一百日，一岁，宜十枣汤。

**【参考文献】**

［1］王国朝，程英串，樊如心．十枣汤为主治疗癌性胸水11例［J］．中国中医急症，2004（09）：604.

［2］任远，刘如兰．加味十枣汤联合胸膜腔化疗治疗晚期恶性

肿瘤胸腔积液 30 例 [J]. 陕西中医, 2012, 33 (12): 1579 - 1581.

[3] 张华, 李伟. 加味十枣汤联合胸腔循环灌注热化疗治疗恶性肿瘤胸腔积液疗效观察 [J]. 河北医药, 2016, 38 (22): 3455 - 3456 + 3459.

[4] 刘济, 韩媛媛. 十枣汤联合顺铂、IL - 2 胸腔灌注治疗恶性胸水 30 例临床研究 [J]. 亚太传统医药, 2017, 13 (14): 156 - 157.

[5] 张亚声. 十枣汤加减外敷治疗恶性胸水 34 例临床观察 [J]. 中成药, 1992 (11): 23 - 24.

[6] 王爽, 周维, 罗明, 等. 十枣汤烫熨疗法联合胸腔灌注化疗治疗癌性胸水临床疗效观察 [J]. 上海中医药大学学报, 2018, 32 (01): 39 - 43.

[7] 林麟, 蒋凉凉, 胡岗, 等. 十枣汤联合氟尿嘧啶配合高频热疗治疗恶性腹水的临床研究 [J]. 中外医学研究, 2017, 15 (31): 39 - 41.

[8] 李航森, 肖曼丽. 十枣汤对抑制小鼠艾氏腹水的实验研究 [J]. 中医药临床杂志, 2012, 24 (08): 771 - 773.

[9] 肖曼丽. 十枣汤治疗小鼠恶性胸腹水的实验研究及临床观察 [D]. 湖北中医学院, 2007.

# 十三、枳术汤

## 【组成】

原方：枳实七枚，白术二两。

今方：枳实 10g，白术 6g。

## 【用法】常规水煎服。

## 【功用】行气消痞。

## 【肿瘤临床应用】

临床常用于肿瘤疼痛患者服用阿片类药物导致的便秘。晚期癌症患者常出现疼痛，严重影响生活质量，阿片类药物为常用止痛药物（吗啡、羟考酮、芬太尼），常见的副反应为便秘。

由于肿瘤晚期患者多数正虚在先，晚期更是正虚明显，排便无力，故一般是在扶正抗癌的基础上加用本方，较少单独应用。

**【临床验案】**

## 治疗吗啡缓释片导致便秘验案

刘某，男，59岁，2009年6月初诊。患者2009年1月因腰背酸痛检查发现腰椎骨质破坏，考虑骨转移，进一步检查确诊为左肺腺癌，伴多发骨转移，行培美曲塞加顺铂化疗4疗程，并每月1次以唑来膦酸钠抗骨转移，肺部病灶稳定，腰背酸痛无缓解，口服硫酸吗啡缓释片逐渐由每12小时10mg加至30mg，疼痛基本控制，但便秘严重，服用乳果糖无明显改善，腹胀难忍，遂就诊于我科。当时症见：大便困难，气急，咳嗽时有，神疲乏力，腰背不适，舌淡红苔白厚腻，脉虚无力。处方：枳实30g，白术15g，太子参30g，黄芪30g，黄精30g，鱼腥草30g，枇杷叶12g，杏仁9g，生米仁30g，肉苁蓉15g，火麻仁30g。7剂后患者大便得畅，咳嗽减轻。后以上方加减治疗并随访，半年后随访病情基本稳定。

**【临床研究】**

**1. 治疗吗啡导致的便秘**

徐丰改以加味枳术汤为主方（生白术30g、黄芪30g、枳实15g、白芍20g），以莫沙比利片为对照，治疗长期服用阿片类药物引起的便秘，观察其治疗效果及对生活质量的影响。结果：治疗组对于阿片类药物引起的便秘的有效率为93.3%，优于对照组的71.4%（$P < 0.05$）；治疗组对于疼痛缓解的有效率为83.3%，优于对照组的57.1%（$P < 0.05$）；两组患者治疗后的KPS评分均较前有所提高，均未出现与治疗药物相关的不良反应。提示加味枳术汤治疗阿片类药物引起的便秘有着很好的治疗效果，有效地缓解了阿片类药物引起的便秘等临床症状，并提高了阿片类药物引起的便秘患者的生活质量，在缓解疼痛上

也有一定的疗效，且在治疗期间无不良反应发生。

## 2. 治疗癌性疼痛

晚期肿瘤疼痛患者应用吗啡止痛除引起便秘症状外，也常见正气亏虚的表现，故临床常合用补益类方药。袁志平观察了盐酸吗啡缓释片联合中药方剂枳术汤合补中益气汤加味治疗晚期癌性疼痛的疗效，221例晚期癌症疼痛患者随机分为实验组和对照组，对照组服用盐酸吗啡缓释片加常规对症治疗，治疗组在对照组基础上同时服用中医汤剂枳术汤联合补中益气汤加味（炒白术40～80g，枳实10～20g，熟地10～20g，肉苁蓉10～20g，黄芪30g，太子参、山药、熟地、当归各10g，陈皮、五味子各10g，柴胡、升麻、甘草各6g。治疗第1周在方中加生姜和半夏各10g）。结果两组患者的疼痛均明显减少，但治疗前后疼痛的改善程度差异无统计学意义（$P>0.05$）。实验组与对照组生活质量改善率分别为60.9%与42.7%（$P<0.05$），其中食欲的改善率为55.9%与23.4%（$P<0.05$）；出现便秘的概率分别为83.6%与32.4%（$P<0.01$）；恶心、呕吐的概率分别为50.0%与27.1%（$P<0.01$），提示盐酸吗啡缓释片联合枳术汤合补中益气汤加味是治疗晚期癌性疼痛的有效方法。

## 【实验研究】

## 1. 抗肿瘤作用机制

本方中的白术具有良好的抗肿瘤转移和抑瘤作用，所含白术挥发油对肺癌A549和宫颈癌Hela细胞生长皆有极明显的抑制作用，且呈现剂量依赖效应；单细胞凝胶电泳结果表明，白术挥发油对肿瘤细胞DNA具有损伤作用。

## 2. 治疗便秘作用机制

脾虚为肿瘤患者常见的证型，脾虚便秘也是肿瘤患者常见的临床症状。研究发现，枳术丸（汤）对于脾虚便秘型小鼠具有良好的通便作用，且有一定的量效关系，能使异常改变的胃动素和降钙素基因相关肽的含量恢复至正常水平。其可能的作用机制有：①调控 cajal 间质细胞（ICC）和一氧化氮（NO）表达；②调控结肠中 P 物质（SP）和血管活性肽（VIP）的表达；③调控胃肠道 5 - 羟色胺受体 4（5 - HT4 - R）和生长抑素（SS）基因表达。

**3. 剂型与疗效的关系**

麻晓慧等研究发现，枳实、白术配伍确有促进小肠推进的作用，作用强度枳术汤大于枳术丸，并呈量效关系；对胃排空的影响不明显。马景瑜等以吗啡皮下注射造成胃肠动力减弱模型，发现枳术丸大、小剂量组及枳术汤大、小剂量组的胃内残留率与模型组没有差异；枳术丸与枳术汤大剂量组的小肠推进率高于模型组，有非常显著意义，提示枳术丸与枳术汤对吗啡造成的胃排空迟缓没有改善，但大剂量能够对抗吗啡造成的小肠推进迟缓。

【原文】

《金匮要略·水气病脉证并治》：心下坚，大如盘，边如旋盘，水饮所作，枳术汤主之。

【参考文献】

[1] 徐丰改. 加味枳术汤干预长期服用阿片类止痛药物治疗癌痛引起的便秘的疗效观察 [D]. 泸州医学院，2014.

[2] 袁志平，彭生才，魏彪，等. 盐酸吗啡缓释片联合枳术汤合补中益气汤加味治疗癌性疼痛的临床观察 [J]. 重庆医学，2009，38（02）：160 - 162.

[3] 周小丽. 白术抑瘤及抗肿瘤转移的实验研究 [J]. 中医临床研究，2015，7（15）：92 - 93.

[4] 张雪青，邵邻相，吴文才，等. 白术挥发油抑菌及抗肿瘤作用研究 [J]. 浙江师范大学学报（自然科学版），2016，39（04）：436 - 442.

[5] 郑学宝，胡玲，王汝俊，等. 枳术汤对脾虚便秘小鼠通便作用的实验研究 [J]. 新中医，2003（10）：75 - 76.

[6] 郑学宝, 吴丹, 戴世学, 等. 枳术汤对脾虚便秘小鼠胃动素和降钙素基因相关肽靶向调控的实验研究 [J]. 中国药物与临床, 2008 (11): 869 - 872 + 921.

[7] 邹颖, 郑学宝, 戴世学, 等. 枳术汤对脾虚便秘小鼠Cajal间质细胞和一氧化氮表达的影响 [J]. 时珍国医国药, 2011, 22 (03): 591 - 593.

[8] 邹颖, 郑学宝, 戴世学, 等. 枳术汤对脾虚便秘小鼠结肠P物质和血管活性肽的影响 [J]. 新中医, 2011, 43 (01): 128 - 130.

[9] 郑学宝, 叶秋丽, 戴世学, 等. 枳术汤对脾虚便秘小鼠5 - 羟色胺受体4和生长抑素基因的靶向调控 [J]. 中药药理与临床, 2008, 24 (06): 3 - 5.

[10] 麻晓慧, 商亚珍. 枳术丸与枳术汤对胃肠运动影响的实验研究 [J]. 时珍国医国药, 2005 (07): 599.

[11] 马景瑜, 麻晓慧, 李以良, 等. 枳术丸煎剂与枳术汤对模型动物胃肠运动影响的研究 [J]. 时珍国医国药, 2008 (02): 310 - 311.

## 十四、薏苡附子败酱散

**【组成】**

原方：薏苡仁十分，附子二分，败酱草五分。

今方：薏苡仁30g，附子6g，败酱草15g。

**【用法】** 研为粗末，常规煎煮服用。

**【功用】** 排脓消肿。

**【肿瘤临床应用】**

**1. 治疗腹部肿瘤**

结肠癌、卵巢癌、膀胱癌、子宫内膜癌等常以腹痛为主要临床表现。较少单用，常与桂枝茯苓丸合用，也常与益气扶正类方剂合用。

## 2. 治疗放射性肠炎

放射性损伤中医一般辨证为热邪伤及肠道，导致肠道传化失常而发生腹泻、腹痛，热伤血络则便血，辨证多见虚实相间、寒热交结和瘀滞错杂，故临床较少单独应用，多与益气扶正类方剂及其他解毒涩肠类方剂联合应用。

【临床验案】

### 治疗放射性肠炎验案

张某，女，76 岁，宫颈癌术后半年，放疗后 1 个月。放疗期间出现放射性肠炎，放疗后逐渐加重，反复腹泻，大便溏薄，每日 20～30 次，影响睡眠及出行，伴腹部隐痛，乏力，纳少，舌淡红苔薄白稍腻，脉细。处方：薏苡仁 30g，制附子 6g，败酱草 30g，太子参 30g，炒白术 15g，柴胡 9g，升麻 10g，焦山楂 15g，焦神曲 15g，怀山药 30g，白扁豆 15g，藿香 6g。14 剂后大便次数减少，加减治疗 3 个月后大便基本恢复正常。

【临床研究】

### 1. 减轻化疗毒副反应的临床研究

本方协同化疗有增效减毒、抑制肿瘤复发和转移、增强患者的免疫力、改善生活质量、延长生存期等作用。杜艳林等以薏苡附子败酱散加味联合化疗治疗大肠癌 33 例，处方：薏苡仁 30g、附片 6g、败酱草 15g、炒白术 15g、北柴胡 10g、当归 10g、党参片 15g、陈皮 10g、黄芪 30g、炙甘草 6g，腹胀痛加枳壳、香附、乌药、川楝子，恶心呕吐加竹茹、姜半夏、藿香，食欲不振加焦神曲、焦麦芽、焦山楂、鸡内金，骨髓抑制加女贞子、枸杞子，焦虑失眠加酸枣仁、夜交藤、合欢皮，腰酸乏力畏寒加淫羊藿、菟丝子、杜仲，口燥阴虚者党参片改为太子参，加生地黄、玄参、麦冬等滋阴润燥。结果显示治疗组改善生活质量总有效率 93.9%（对照组 48.5%），化疗毒副反应发生率仅 12.1%（对照组 81.8%）。

**2. 减轻放射性肠炎的临床研究**

放射性肠炎是放疗后常见的肠道并发症，可累及肠道任何节段，主要表现为腹痛、腹泻。李洋等观察了薏苡附子败酱散加味（薏苡仁、熟附子、败酱草、白术、白芍、山药、三七片、防风、炙甘草）联合西药治疗急性放射性直肠炎临床疗效，有效率为 68.96% 。

**【实验研究】**

**1. 抗肿瘤作用机制**

研究发现，不同浓度的加味薏苡附子败酱散含药血清可显著抑制肝癌细胞株 Bel-7404 的增殖，且呈浓度、时间依赖性，其作用机制与调控 Notch1-4 蛋白的表达有关。

**2. 抗炎机制研究**

放疗为直肠癌、宫颈癌等腹部肿瘤常用治疗手段，放射性肠炎为其常见副反应，其作用机制主要表现为肠道的炎性反应。薏苡附子败酱散能明显降低结肠组织中 RORγtmRNA、血清 IL-17 的含量，提高 Foxp3mRNA 的表达，增加 IL-10 的含量，可上调 Nrf2 及其下游抗氧化蛋白 HO-1 的表达，增加 Nrf2mRNA 表达，从而抑制结肠炎性反应。亦可以改善结肠黏膜的通透性，促进受损肠道黏膜修复。

**【原文】**

《金匮要略·疮痈肠痈浸淫病脉证并治》：肠痈之为病，其身甲错，腹皮急，按之濡，如肿状，腹无积聚，身无热，脉数，此为肠内有痈脓，薏苡附子败酱散主之。

**【参考文献】**

[1] 杜艳林，王泽民，芦殿荣，等. 薏苡附子败酱散联合化疗治疗大肠癌33例 [J]. 中国中医药科技，2015，22 (02)：213-214.

[2] 李洋，王政医，梁海彬. 薏苡附子败酱散联合西药治疗急性放射性直肠炎36例 [J]. 中医研究，2015，28 (06)：35-36.

[3] 张春虎. 加味薏苡附子败酱散含药血清对人肝癌 Bel-

7404 细胞株 Notch 信号通路的影响 [A]. 中西医结合实验医学专业委员会、湖南省中西医结合神经科专业委员会. 第十二次全国中西医结合实验医学专业委员会暨第七次湖南省中西医结合神经科专业委员会学术年会论文集 [C]. 中西医结合实验医学专业委员会、湖南省中西医结合神经科专业委员会，2015：2.

[4] 张双喜，史仁杰. 薏苡附子败酱散对 TNBS 结肠炎模型大鼠 Treg/Th17 的影响 [J]. 世界华人消化杂志，2014，22（11）：1542 – 1546.

[5] 方静，陈江，彭君伟，等. 基于 Nrf2 通路探讨薏苡附子败酱散治疗溃疡性结肠炎的作用机制 [J]. 中国实验方剂学杂志，2018，24（13）：85 – 92.

[6] 方静，陈江，彭君伟，等. 薏苡附子败酱散对小鼠急性期溃疡性结肠炎肠黏膜的修复作用 [J]. 上海中医药大学学报，2018，32（03）：67 – 71.

## 十五、乌梅丸

【组成】
原方：乌梅三百枚，细辛六两，干姜十两，黄连十六两，当归四两，附子（炮，去皮）六两，蜀椒（出汗）四两，桂枝（去皮）六两，人参六两，黄柏六两。

今方：乌梅 300 枚，细辛 18g，干姜 30g，黄连 48g，当归 12g，炮附子 18g，蜀椒 12g，桂枝 18g，人参 18g，黄柏 18g。

【用法】口服。每次 2 丸，日 2~3 次。

【功用】缓肝调中，清上温下

【肿瘤临床应用】

**1. 治疗胃癌术后反流**

乌梅丸酸甘化阴、寒热平调，用于治疗上热下寒、寒热错杂的厥阴病。胃癌术后患者出现的泛酸、嗳气、腹胀、嘈杂等消化道症状，病机错综，寒热夹杂，应用乌梅丸加减具有良好的疗效。

**2. 治疗放化疗导致的腹泻**

乌梅丸可治久泄、久痢。化疗及放疗导致的肠炎临床表现为腹泻，辨证多为寒热错杂，正气虚弱，应用乌梅丸加减具有良好的疗效。

【临床验案】

### 胃癌术后反流验案

刘某，女，54岁。患者于2011年10月在当地医院行胃癌根治术，病理示"胃大弯溃疡性腺癌"，术后行TCF方案化疗5周期，因化疗胃肠道反应及骨髓抑制明显，停止化疗。患者于2012年9月6日初诊：症见口苦，胃脘嘈杂不适，大便稀溏，胃纳欠佳，无嗳气泛酸，舌质淡红，中有细裂，脉细。辨证属胃阴不足，脾虚不运。治以养阴和胃、健脾益气，方用乌梅丸加减：乌梅15g，煅乌贼骨40g（先煎），川连3g，炮姜5g，广木香10g，制附片10g（先煎），党参15g，茯苓15g，炒白术、炒白芍各15g，怀山药15g，陈皮10g，法半夏10g，象贝10g，白蔻仁5g，炙内金10g，炒谷芽、炒麦芽各15g，焦山楂、焦神曲各12g，炙甘草5g。患者服上方14剂后，胃脘嘈杂不适、大便稀溏已明显好转，后一直在门诊口服中药治疗。

### 食管癌化疗导致腹泻

黄某，男，49岁，2017年4月14日初诊。病史：2017年3月22日行食管镜确诊为胸中段食管癌。病理示：（胸中段食管）鳞状细胞癌。患者于3月25日开始化疗，化疗过程中出现严重腹泻，呈水样便，无黏液脓血，8~9次/日，伴恶心呕吐，畏寒，口干口苦，口腔糜烂。住院期间患者口服蒙脱石散治疗，大便次数虽减为4~5次/日，但余症未除，且停药后病情容易反复。2017年4月14日患者慕名求助于周老。刻下：患者每日解水样便4~5次，少气懒言，面色萎黄，畏寒，胃脘部喜温喜按，口干口苦，口腔糜烂疼痛，时有两颊发热，舌暗红少津，脉虚大无力。证属阴阳两虚，寒热错杂，热毒痰瘀互结。治法：温阳补虚止泻，清热养阴生津，兼以散结消癌。处方：乌梅丸改汤剂加减。具体方药：乌梅15g，辽细辛9g，干姜9g，川黄连6g，黄柏9g，制附子6g（先煎），蜀椒9g，桂枝9g，生黄芪30g，潞党参15g，薏苡仁15g，炒白术10g，白芍10g，生地10g，半枝莲30g，白花蛇舌草20g，红豆杉20g，山慈菇15g。共14剂，每日1剂，温水煎服，早晚各服1次。2周后患者复诊，自诉精神好转，大便已成形，1~2次/日，怕冷好转，口腔糜烂已愈，仍觉口苦口干，两颊发热。观其舌质偏红，少苔，脉细数。阳气已复，津液不足，原方去附子、细辛，加大麦冬15g、南沙参15g，以加强养阴生津之效，仍14剂。2个疗程后诸证皆除。患者2017年5月至2017年8月共完成4次化疗，期间均服中药调养，未再出现腹泻。

### 治疗放射性肠炎病案一

张某，男，56岁，工人。患者直肠癌术后放疗2周，出现腹痛、腹泻，泻下急迫，里急后重，粪质黄褐臭秽，肛门灼痛感明显，舌质红、苔黄腻，舌下脉络清晰，脉滑数。西医诊断为放射性直肠炎（急性期）；中医诊断为泄泻，辨证属虚实夹杂，湿热蕴结；给予乌梅丸结合葛根芩连汤加减，方药组成：乌梅30g，淡附片18g，花椒12g，细辛6g，桂枝24g，黄连6g，黄柏6g，当归18g，葛根20g，黄芩10g，甘草12g，醋鳖甲40g，醋龟板40g，14剂，颗粒剂，水冲服，每日2次。14天后二诊，明显好转。此后继续辨证给予乌梅丸联合健脾渗湿药治疗，电话随访症状基本消失，定期复查。

### 治疗放射性肠炎病案二

患者男性，52岁，直肠溃疡型高分化腺癌结肠－肛管吻合术后。术后行奥沙利铂联合氟尿嘧啶－甲酰四氢叶酸方案化疗

6 周期，并同步放疗。辅助检查：CEA 正常，白细胞 3.55 × $10^9$/L，血红蛋白 12g/L。患者来诊见神志清，精神差，乏力，四肢不温，黏液脓血便，严重时下利清水，不能自止，>10 次/日，肛周溃烂疼痛，少腹不温，口干口苦，呕恶时作，眠差，纳差，舌紫暗、胖大，苔中剥而水滑，边有齿痕，舌下静脉曲形，脉沉细。辨证为脾胃虚寒，肝肾阴虚，热毒内阻，湿热内蕴。予以乌梅丸加减：乌梅 30g，细辛 3g，川椒 10g，炮附子 15g（先煎），桂枝 10g，干姜 10g，人参 10g（另炖），当归 15g，黄连 10g，黄柏 15g，生黄芪 30g，炒白术 15g，枳壳 6g，地榆炭 15g，地骨皮 15g，莪术 15g，石斛 30g，焦三仙各 10g。7 剂，水煎服。二诊腹泻次数显著减少，黏液脓血便减少，肛周疼痛减轻，余症状均减轻或消失。后连续就诊 4 次，均以上方化裁，腹泻消失，病情逐渐稳定。

## 【临床研究】

### 1. 治疗胰腺癌

黄金昶等观察了加味乌梅丸治疗胰腺癌的临床症状改善程度及临床获益率，结果胰腺癌患者治疗前后症状综合评分平均分明显下降，分别为 25.43 ± 7.62 分和 13.81 ± 6.38 分；治疗 14 天后总疼痛缓解率为 52.63%，疼痛缓解起效时间最短为 2 天（2 例）；食欲下降症状改善明显，治疗 14 天后食欲改善率为 80%，最快改善食欲时间为 2 天（1 例）；治疗前后患者卡氏评分有显著提高，临床受益率为 71.43%；21 例患者中位生存时间为 7.0 个月，平均生存期 5.98 ± 0.29 个月。提示胰腺癌可以考虑从伤寒厥阴病论治；乌梅丸加减治疗胰腺癌疗效显著，可使患者临床获益。

### 2. 化疗解毒增效研究

冯建军探讨了化疗配合加减乌梅丸对晚期乳腺癌患者疗效，结果提示化疗合加减乌梅丸可稳定晚期乳腺癌的病情及改善生活质量、提高 KPS 评分，同时可显著降低乳腺癌患者血清 HER –

2/neuECD 水平，对晚期乳腺癌患者远期生存具有一定价值。

### 3. 治疗放疗后腹泻

田卫中应用乌梅丸治疗宫颈癌放疗引起的泄泻 50 例，处方：乌梅 30g、人参 10g、蜀椒 10g、黄连 6g、当归 15g、附子 10g、桂枝 10g、山药 30g、白术 30g、干姜 10g、赤石脂 15g、槐花 10g，恶心加半夏 10g，腹痛明显加白芍 10g，里急后重加槟榔 10g、枳壳 10g，腹胀加厚朴 10g、大腹皮 10g，大便清稀、完谷不化加补骨脂 15g，苔腻纳差加炒苡米 10g、炒麦芽 10g，小便短少加车前子 10g、泽泻 10g。对照组仅用常规西药治疗。结果治疗组总有效率 87%，明显高于对照组（27.6%）。

【实验研究】

### 1. 抗肿瘤作用机制

李勇等应用体内及体外实验探讨了乌梅丸对胃癌及癌前病变组织中基因 c - myc、survivin 表达的影响，结果提示乌梅丸能显著抑制胃癌及癌前病变的发生，明显抑制基因 c - myc、survivin 的表达可能是其作用机制之一。研究还发现乌梅丸能抑制端粒酶活性和 PCNA 的表达，并且呈剂量依赖性，这可能是乌梅丸干预胃癌及癌前病变的机制之一。

胰腺癌是一种发生发展极为迅速的消化系肿瘤，近年来发病率及死亡率逐年提高。西医学治疗肿瘤的常用方法如放化疗、靶向治疗等均效果不满意。临床观察发现加味乌梅丸对胰腺癌具有一定的效果。赵伟鹏以非肥胖糖尿病/重症联合免疫缺陷小鼠接种人胰腺癌 SW1990 细胞制成胰腺癌移植瘤模型，应用比较蛋白组学研究加味乌梅丸抑制小鼠人胰腺癌 SW1990 细胞移植瘤作用机制，发现：①加味乌梅丸单用即有抑制胰腺癌 SW1990 细胞移植瘤的作用，以相当于成人临床用量的中剂量组效果最好，抑瘤率可达 22%，低剂量组次之，高剂量组具有一定毒性。乌梅丸加味很可能是通过诱导胰腺癌细胞早期凋亡而发挥抑瘤作用。②加味乌梅丸通过下调肌浆球蛋白调节轻链 2

（MLCII）和肌质、肌浆/内质网钙 ATP 酶、碳酸酐酶 3（CAIII）、脂肪细胞型脂肪酸结合蛋白（FABP4）4 个差异蛋白表达，并上调硒结合蛋白、高迁移率蛋白 17（HMG－17）2 个差异蛋白表达来发挥抗肿瘤作用，推测这 6 个蛋白即为加味乌梅丸的作用靶点。③差异蛋白分子功能主要为结合整合、催化活性，涉及生物学过程主要为细胞过程、代谢过程。涉及的 KEGG 通路主要为氮代谢通路、精氨酸和脯氨酸代谢通路、激活受体信号通路、钙信号通路。

**2. 预防癌变的作用机制**

樊纪民等以乌梅丸化裁组成胃萎灵，用以治胃癌前病变，取效满意。通过对 CPA 诱发小鼠 PCES 微核形成的影响，对小鼠 ODC 活性及巴豆油诱发小鼠肝线粒体脂质过氧化的影响证明，该方逆转胃黏膜癌前病变的作用机理可能与其抗诱变作用、抗促癌作用及抗氧化作用有关。

**3. 改善恶病质的作用机制**

张惠子等研究了加味乌梅丸对改善人胰腺癌小鼠恶病质状态的作用，并探讨其机制。发现加味乌梅丸可改善荷瘤鼠的恶病质状态，其机制可能与其降低小鼠血清中肿瘤坏死因子－α（TNF－α）的水平有关。

**【原文】**

[1]《伤寒论》第 338 条：伤寒脉微而厥，至七八日肤冷，其人躁无暂安时者，此为脏厥，非蛔厥也。蛔厥者，其人当吐蛔。今病者静，而复时烦者，此为脏寒。蛔上入其膈，故烦，须臾复止；得食而呕，又烦者，蛔闻食臭出，其人常自吐蛔。蛔厥者，乌梅丸主之。

[2]《金匮要略·趺蹶手指臂肿转筋阴狐疝蛔虫病脉证治》：蛔厥者，乌梅丸主之。

**【参考文献】**

[1] 马梦妍，舒鹏. 舒鹏教授运用乌梅丸加减治疗胃癌术后

反流征经验 [J]. 中医药学报, 2015, 43 (05): 85-87.

[2] 弓树德, 施义. 国医大师周仲瑛运用乌梅丸治疗食管癌化疗所致寒热错杂型腹泻经验浅析 [J]. 浙江中医药大学学报, 2018, 42 (04): 287-289.

[3] 张辉, 吴昊, 田纪凤, 等. 史恒军教授乌梅丸"辨病"治疗放射性肠炎 [J]. 吉林中医药, 2018, 38 (02): 154-156.

[4] 张雅月. 乌梅丸治疗放射性直肠炎的临床体会 [J]. 北京中医药, 2009, 28 (02): 131-132.

[5] 黄金昶, 徐林. 加味乌梅丸治疗胰腺癌21例疗效观察 [J]. 中国临床医生, 2012, 40 (11): 52-55.

[6] 冯建军, 赵建平, 贾文魁, 等. 加减乌梅丸配合化疗治疗晚期乳腺癌疗效观察 [J]. 山西中医, 2010, 26 (07): 33-34+36.

[7] 田卫中, 胡旭陇. 乌梅丸治疗宫颈癌放疗后引起的泄泻 [J]. 医学理论与实践, 2004 (01): 63-64.

[8] 李勇, 黄伶, 杨雪飞, 等. 乌梅丸对胃癌及癌前病变组织中基因 c-myc、survivin 表达的影响 [J]. 中国中医药科技, 2010, 17 (05): 385-386+429+376.

[9] 李勇, 黄伶, 钱红花, 等. 乌梅丸对大鼠胃癌及癌前病变中端粒酶和 PCNA 表达的影响 [J]. 中华中医药学刊, 2010, 28 (02): 410-412.

[10] 赵伟鹏. 应用比较蛋白组学研究加味乌梅丸抑制小鼠人胰腺癌 SW1990 细胞移植瘤作用机制 [D]. 北京中医药大学, 2015.

[11] 赵伟鹏, 姜欣, 黄金昶. 加味乌梅丸抑制非肥胖糖尿病/重症联合免疫缺陷小鼠胰腺癌移植瘤的蛋白组学研究 [J]. 安徽中医药大学学报, 2015, 34 (03): 72-78.

[12] 赵伟鹏, 李波, 黄金昶. 加味乌梅丸诱导胰腺癌 SW1990 细胞 NOD-SCID 小鼠移植瘤细胞凋亡的实验研究 [J]. 中国中医急症, 2015, 24 (02): 194-196.

[13] 樊纪民, 张喜奎, 张振忠. 乌梅丸（胃萎灵）逆转胃黏膜癌前病变的实验研究 [J]. 现代中医药, 2003 (02): 55-57.

[14] 张惠子, 黄金昶. 加味乌梅丸改善荷胰腺癌小鼠恶病质状态的实验研究 [J]. 现代肿瘤医学, 2018, 26 (03): 328-331.

# 十六、桂枝茯苓丸

## 【组成】

原方：桂枝、茯苓、丹皮、桃仁（去皮尖）、芍药各等分。

现方：桂枝、茯苓、丹皮、桃仁、芍药各9g。

## 【用法】研末，炼蜜和丸，每日早上空腹服1丸。可逐渐加量。用于肿瘤则常更换为汤剂进行加减。

## 【功用】化瘀生新，调和气血。

## 【肿瘤临床应用】

### 1. 治疗妇科肿瘤

常配伍当归、红花、地鳖虫、乳香、没药等化瘀散结之品。

### 2. 防止妇科肿瘤术后尿潴留

常配伍黄芪、柴胡、升麻、党参等益气升提之品。

### 3. 妇科肿瘤化疗解毒增效

常配伍橘皮竹茹汤、黄连温胆汤等理气和胃、健脾化湿之剂。

## 【临床验案】

### 治疗卵巢癌

沈某，女，42岁。半年前右下腹疼痛，触及包块，确诊为"双侧卵巢癌三期"。剖腹做子宫全切术，术中发现肠壁、系膜、膀胱均有转移，遂收腹腔关闭。病员疼痛依然如故，本人要求出院，于1977年7月24日来我院治疗。现症：急性病容，萎黄消瘦，精神不佳，右下腹扪得包块如拳大，硬胀、压痛明显，阴道不规则出血，白带多，舌苔黄、白腻，脉沉数微滞，饮食稍可，肝脾未叩及。处以桂枝茯苓丸加味。处方：桂枝、茯苓、丹皮、桃仁、赤芍、乳香、没药、昆布、海藻、鳖甲、小锯锯藤，嘱服3贴。复诊硬痛稍轻，继服3贴，硬痛大减，有消散之势。效不更方，乘机续进，大便秘结加枳实、大黄，食欲差加健曲、山楂。继用上方，前后2个月，包块基本消失，又续服1个月停药，渐能参加家务劳动，现已6年余，健康状况良好。

## 治疗宫颈癌

彭某，女，41岁。1987年9月10日诊。其月经紊乱、量多色黯黑成块，淋漓不断，白带清稀量多已近1年余，2个月前经活检诊为宫颈癌。现症见精神萎靡，面色晦暗无华，自觉少腹刺痛，以行经时尤甚，腰痛、纳少，周身疲乏，畏寒怕冷等，察舌小色黯而润，脉沉小滑弱稍弦。系寒湿痰瘀互结之癥瘕。处方：桂枝、鹿角胶（烊化）各15g，三七、桃仁、红花、乳香、没药、陈皮、炙甘草各12g，当归、王不留各20g，黄芪、党参各30g，配服"肿瘤Ⅰ号散（急性子、硼砂、牛黄、冰片、沉香等）"。半疗程后自觉少腹疼痛消失，月经正常，精神渐佳。守上方佐炮山甲10g，吴茱萸12g，水蛭20g，炙麻黄15g。再服15剂后，突感腹剧痛，旋即有黯黑色浊物成块排出，泄后痛减。继服上方10剂，腹痛渐止，浊液分泌日少。再予"肿瘤Ⅰ号散"一料，服后于1988年12月9日复查，活检提示：宫内未见异常细胞。患者全身症状消失而痊愈。

王某，女，58岁。1986年4月23日诊。患者停经数年突然"见红"似月经血，腹痛。经活检诊断为子宫颈癌。曾服西药乏效，身体每况愈下。刻诊：其形瘦颧突，发疏色枯，唇紫面晦。自诉每感腹痛，偏左下腹可触到胡豆大硬包块，边界尚清，口干思饮，月经样分泌物时有渗出，带下色红，黄白夹杂，似"五色带"，量多略臭、腥，大便稀溏，小便正常，舌暗红中裂，苔根花剥白腻，脉沉细弱。证属痰瘀阻于胞中。处方：桂枝、桃仁、红花、怀牛膝各 15g，茯苓 20g，丹皮、制三棱、制莪术、鹿角胶（烊化）、水蛭、穿山甲各 10g，当归、制南星、白芥子、王不留行各 30g，紫石英、三七各 12g。配服"肿瘤Ⅰ号散"，戒食生冷之物。服药近 2 个月后带下渐少，腹痛症状减轻，体质日佳，原方加砂仁 12g。继服上方半年及"肿瘤Ⅰ号散"每月一料后，诸症悉除，后间断治疗。1992 年 3 月 19 日门诊随访，服药后头生新发，面色红润，惟形体稍瘦，余无异常。嘱注意调摄养生，强身防变，以冀痊愈之功。

## 子宫内膜癌

患者冯某，女，63 岁，于 2007 年 12 月因发现子宫内膜癌行"子宫＋双附件切除＋盆腔淋巴结清扫术"，术后行全身化疗 6 周期。化疗后 1 年半患者出现左侧腰痛，检查发现腹膜后淋巴结及左腰大肌转移，遂再次行放化疗。放化疗后患者左腰部疼痛未见明显减轻，自身情绪极差，后患者为求中医药治疗就诊我院。就诊时患者左侧腰部疼痛，疼痛固定，痛如针刺，舌暗淡，舌边伴瘀斑瘀点，苔薄，脉细涩。给予桂枝茯苓丸加减，拟方：桂枝 9g，茯苓 15g，牡丹皮 12g，桃仁 9g，芍药 15g，当归 15g，川芎 12g，山药 12g，薏苡仁 24g，白术 12g，党参 15g，酒大黄 6g，夏枯草 30g，白花蛇舌草 30g，石见穿 12g，全蝎 12g，猫爪草 15g。水煎服，日 1 剂。患者服用 15 剂，左腰痛明显减轻，舌边瘀斑较前缩小，舌色变浅。患者服用 1 个月后，又诉神疲乏力，时伴气短，舌边可见齿痕。原方加白术 12g、党参 15g 用以健脾益气。继续服用 1 个月，患者乏力明显减轻，舌边齿痕变浅，但仍有面色苍白、眼花心悸、失眠多梦、腰酸无力等症状，舌色已趋向淡红，脉细，尺部稍弱。考虑患者兼有血虚征象，故原方去桃仁、丹皮，加养肾补血之熟地 12g，加补血通络之鸡血藤 15g。坚持服用 3 个月余，复查影像示转移病灶较前明显缩小。后患者长期服用此方，生存延续至今，总体疗效满意。

## 宫颈癌术后淋巴囊肿

患者女性，38岁，农民。主因"同房时阴道出血1年余，加重2个月"，于2008年8月以"宫颈癌"收住院。住院术后第5天，自感左下腹憋胀、疼痛、行走时加重，舌暗红、苔白、脉沉涩。查体：体温37.2℃，脉搏96次/分，呼吸18次/分，血压120/70mmHg；神志清楚，言语流利，咽无充血，扁桃腺无肿大，颈软，胸廓对称；双肺呼吸音清，未闻及干湿啰音；心率96次/分，律齐，心音有力；腹软，手术切口干燥无渗液，左下腹可及3.5cm×2.9cm的条索状肿块，触痛（+）。腹部B超提示：左下腹可探及3.7cm×3.2cm的液性暗区，考虑"淋巴囊肿"。中医辨证为癥病。治以益气活血，祛瘀消癥。拟方：桂枝10g，茯苓20g，牡丹皮10g，赤芍15g，桃仁10g，当归15g，炙黄芪20g，王不留行10g，怀牛膝10g，覆盆子10g，4剂，每日1剂，水煎分早晚服。服上方4剂后，自感腹部憋胀疼痛减轻，但走路过久仍觉少腹坠胀疼痛，舌暗淡苔白，脉沉涩。为气虚血瘀较甚，续服上方加黑豆15g、党参10g，炙黄芪增至30g以益气升提、活血化瘀以消癥，服8剂，每日1剂，水煎分早晚服。服8剂后，少腹坠胀疼痛消失，腹部未及肿块，腹部B超提示左下腹液性暗区消失，舌暗淡、苔白、脉沉细，再予上方3剂，以巩固疗效。

【临床研究】

### 1. 治疗子宫癌

许世瑞等以桂枝茯苓丸为主加减，配以自制"肿瘤Ⅰ号散"治疗子宫癌15例，获得较好疗效，最佳疗效3例（其中1例癌细胞消失；1例癌肿块B超跟踪复查几近消除；1例癌细胞消除，肿块变软变薄，纤维化），有效10例，无效2例。

### 2. 治疗宫颈癌术后尿潴留

张英蕾等应用桂枝茯苓胶囊防治宫颈癌术后尿潴留，结果发现预防组出现尿潴留程度、残尿量明显低于未服药的对照组（$P < 0.05$）。已经出现尿潴留的患者经服桂枝茯苓胶囊后均恢复。

唐妮将 85 例宫颈癌患者随机分为观察组和对照组，均给予相关的西医治疗以预防患者术后尿潴留，观察组在常规干预基础上术后第 3 天开始给予桂枝茯苓丸加味（桂枝、茯苓、黄芪各 20g，丹皮、芍药各 18g，桃仁 10g，党参、白术、王不留行、益母草各 12g，当归 9g，猪苓 15g，升麻 5g，口渴者加麦冬 20g，发热者加柴胡 10g、银花 12g，腰疼者加杜仲 12g）治疗。结果观察组治疗有效率为 97.62%，对照组为 83.72%（$P < 0.05$）。观察组的残尿量和尿潴留发生率分别为 52.47 ± 3.87mL、2.38%，均低于对照组的 96.12 ± 4.23mL、16.28%，差异具有统计学意义（$P < 0.05$）。第 1 次残尿量 > 100mL 和残尿量 < 100mL 与尿潴留发生呈现明显的正相关关系（$\gamma = 0.897/0.645$，$P < 0.05$）。提示桂枝茯苓丸加味联合西医治疗可以有效地降低宫颈癌根治术后尿潴留发生率。

### 3. 宫颈癌根治术后淋巴囊肿

宫颈癌根治术后淋巴囊肿属于中医"癥病"的范畴，而"癥病"的形成多与气血虚弱、血气失调有关。因手术则耗气伤血，致使气血亏虚，血瘀不行，气机被阻，积结成癥。而《金匮要略》中的桂枝茯苓丸有活血化瘀、消癥散结、利水渗湿之功效，当归补血汤具有益气生血之功效，二方合用之加减，既切中病机，又针对病因，是治疗本病的良好方剂。刘赴蒲采用桂枝茯苓汤和当归补血汤加减（桂枝、茯苓、牡丹皮、赤芍、桃仁、炙黄芪、当归、王不留行、怀牛膝，腹痛明显者加炒白芍、延胡索，便秘者加大黄、芒硝，发热者加柴胡、黄芩、败酱草，口干、舌红者加天花粉、生山药）治疗宫颈癌根治术后淋巴囊肿 50 例，均收到满意疗效。

### 4. 化疗解毒增效

桂枝茯苓胶囊为经方所制中成药，以胶囊代散，应用于卵巢癌术后化疗及常规化疗的疗效优于单纯化疗；联合化疗（Vm26 + DDP）治疗原发性脑肿瘤疗效优于单纯西医治疗组，临床受益率及平均生存期均优于单纯化疗组，肿瘤体积减幅优于单纯化疗组；加地龙联合化疗 TC 方案治疗血瘀型卵巢癌术后，能够改善血瘀型卵巢癌术后患者的症状、血液流变学相关阳性指标、血液高凝状态，能降低血瘀型卵巢癌患者血清 CA125 水平，提高血瘀型卵巢癌化疗患者的生存质量，对白细胞及肝肾功能无不良影响。

应用桂枝茯苓丸加减（桂枝 10g，茯苓 15g，丹皮 10g，赤芍 10g，桃仁 10g，仙灵脾 10g，仙茅 10g，太子参 30g，白术 10g，甘草 5g，莪术 15g，白花蛇舌草 15g）加化疗 DP 方案治疗晚期卵巢癌，与单纯化疗相比较，桂枝茯苓丸加减联合化疗 DP 方案治疗卵巢癌在提高患者生活质量、改善症状、更年期指数及体力状况等方面优于单纯化疗。

成药桂枝茯苓丸联合化疗（顺铂 + 环磷酰胺）治疗卵巢癌，与单纯化疗比较，观察组近期有效率为 75.0%，高于对照组的 57.14%（$P < 0.05$）；82.14% 的患者治疗后血清 CA125 降低至正常水平以下，高于对照组的 46.43%；过敏反应、血液学毒性、皮疹、肌痛以及胃肠道反应发生率也低于对照组（$P < 0.05$）。桂枝茯苓丸联合培美曲塞、奈达铂用于治疗晚期子宫内膜癌近期疗效较好（有效率 95.9%），不良反应较轻。

加味桂枝茯苓丸（牡丹皮、赤芍、桃仁、茯苓、桂枝，加地龙、煅瓦楞子、白术、山药、莱菔子）可降低卵巢上皮性肿瘤患者血清 CA125 的值，可以联合化疗在治疗方面取得较好的疗效。

桂枝茯苓丸加减（茯苓 20g，桂枝、牡丹皮各 15g，赤芍、桃仁、仙茅、白术、太子参、莪术、白花蛇舌草各 10g，煅瓦楞子、甘草、地龙各 5g）配合西药（紫杉醇＋卡铂）用于晚期卵巢癌患者，临床总有效率为 85.71%，高于单纯化疗（61.90%）（$P < 0.05$），治疗后观察组患者血清 CA125 下降程度显著优于单纯化疗组（$P < 0.05$）。

桂枝茯苓丸加减（桂枝 10g，茯苓 15g，丹皮 10g，赤芍 10g，桃仁 10g，仙灵脾 10g，仙茅 10g，太子参 30g，白术 10g，甘草 5g，莪术 15g，白花蛇舌草 15g）联合化疗 DP 方案治疗卵巢癌，在提高患者生活质量、改善症状、更年期指数及体力状况等方面优于单纯化疗。

加减桂枝茯苓丸（桂枝、制附子、桃仁、赤芍、丹皮、茯苓，气虚加党参、黄芪、红景天，阴虚加北沙参、石斛、芦根）联合化疗可降低患者的血液流变学参数全血黏度高切、全血黏度中切、全血黏度低切、红细胞聚集指数、血清 VEGF 水平，可提高血清 TNF 水平。

【实验研究】

**1. 抗肿瘤作用机制**

桂枝茯苓丸在体内体外均有良好的抑制肿瘤生长的作用，能诱导卵巢癌细胞凋亡，对肝癌、卵巢癌、胃癌细胞增殖均具有抑制作用，体内抑瘤率 22.84% ~ 33.7%；能延长荷瘤小鼠生存期，生命延长率为 42.3%；其体外抗肿瘤作用机制可能是通过促进 Fas、Fas - L 表达，抑制 bcl - 2 的表达，增加 Capase - 3 的表达实现的。桂枝茯苓丸具有免疫调节作用，对小鼠宫颈癌 Hela 瘤体有明显抑制作用，能提高荷瘤小鼠脾脏指数与胸腺指数，有逆转宫颈癌荷瘤小鼠 Th1 向 Th2 漂移的作用，能恢复 Th1 表达的优势。

桂枝茯苓胶囊的多种溶剂提取物具有良好的人宫颈癌细胞生长抑制活性，对 Hela 细胞的抑制强度最大者为正丁醇部分（30% 乙醇洗脱物，提取物 9），IC50 为 $7.09 \pm 1.25\mu g/mL$，对

C33A 细胞的抑制强度最大者为乙酸乙酯部分（丙酮洗脱物，提取物 5），IC50 为 $5.14 \pm 0.70 \mu g/mL$。

**2. 抗肿瘤转移**

桂枝茯苓丸对 S180 荷瘤小鼠肿瘤具有抗转移作用，其作用机制与降低荷瘤鼠血清中 VEGF 的含量、促进转移抑制基因 nm23H1 的表达、抑制细胞黏附分子 CD44 的表达有关。

**3. 逆转耐药**

肿瘤细胞在化疗过程中产生多药耐药性是导致卵巢癌化疗失败的主要原因，而 P - gp 表达增高是卵巢癌化疗耐药的主要机制之一。桂枝茯苓丸可逆转卵巢癌多药耐药，其作用机制与 P - gp 表达有关。

郭晓娟等采用人卵巢癌耐顺铂细胞株（SKOV3/DDP）细胞建立卵巢癌耐药肿瘤模型，模型 BALB/c 裸鼠随机分为桂枝茯苓丸浓缩液高、中、低剂量组（中药组），用量分别为 $16g/（kg \cdot d）$、$8g/（kg \cdot d）$、$4g/（kg \cdot d）$，以及顺铂/紫杉醇组（化疗组）、低剂量桂枝茯苓丸与化疗联用组（中西联用组）和空白对照组，结果 SKOV3/DDP 细胞对顺铂和紫杉醇的耐药倍数分别为 4.13 倍和 3.85 倍。随着桂枝茯苓丸浓缩液剂量的增加，抑瘤作用增强，裸鼠生存率提高，肿瘤组织 MDR1mRNA 表达相对于对照组逐渐下降。西药化疗组在耐药模型裸鼠中的抑瘤效果高于中药组，中西药联用后抑瘤效果显著高于西药化疗组；与其他各组相比，西药化疗组的裸鼠平均体重明显下降，差异均具有显著性（$P < 0.05$，$P < 0.01$）。中西联用组裸鼠生存率高于桂枝茯苓丸低剂量组和西药化疗组。西药化疗组 MDR1mRNA 表达相对于对照组显著增加，中西药联用组 MDR1mRNA 表达相对于对照组显著下降，差异均具有显著性（$P < 0.05$，$P < 0.01$）。提示桂枝茯苓丸能够逆转 SKOV3/DDP 耐药性卵巢癌模型裸鼠的耐药性，提高裸鼠生存率，其机制可能与抑制 MDR1mRNA 表达有关。

**【原文】**

《金匮要略·妇人妊娠病脉证并治》：妇人宿有癥病，经断未及三月，而得漏下不止，胎动在脐上者，为癥痼害。妊娠六月动者，前三月经水利时，胎下血者，后断三月下血也。所以血不止者，其癥不去故也。当下其癥，桂枝茯苓丸主之。

**【参考文献】**

[1] 刘淑泽. 桂枝茯苓丸加味治愈子宫癌 [J]. 四川中医，1984（02）：21.

[2] 许世瑞，段海涛. 桂枝茯苓丸治疗子宫癌15例 [J]. 四川中医，1992（09）：44 – 45.

[3] 梅钊，朱付云，任岩，等. 桂枝茯苓丸加减在肿瘤应用的临床体会 [J]. 世界最新医学信息文摘，2018，18（33）：137.

[4] 刘赴蒲. 桂枝茯苓汤加减治疗宫颈癌根治术后淋巴囊肿50例分析 [J]. 山西医药杂志（下半月刊），2010，39（12）：1227 – 1228.

[5] 张英蕾，赵宏利，隋丽华，等. 桂枝茯苓胶囊防治宫颈癌术后尿潴留的疗效观察 [J]. 实用肿瘤学杂志，2004（02）：123 – 124.

[6] 唐妮. 桂枝茯苓丸加味联合西医预防宫颈癌根治术后尿潴留的效果分析 [J]. 实用癌症杂志，2017，32（10）：1692 – 1694.

[7] 邢兰瑛，蔡东阁，刘星. 桂枝茯苓胶囊及生长抑素类似物在30例卵巢癌化疗中的作用研究 [J]. 陕西中医，2006（10）：1169 – 1170.

[8] 李勇，胡小平，钟华. 桂枝茯苓胶囊联合化疗药物治疗原发性脑肿瘤的临床研究 [J]. 肿瘤药学，2012，2（01）：57 – 58 + 64.

[9] 赵磊. 桂枝茯苓胶囊加地龙联合化疗对血瘀型卵巢癌血液流变学的影响 [D]. 黑龙江中医药大学，2016.

[10] 李金荣. 桂枝茯苓胶囊加地龙联合TC方案对血瘀型卵

巢癌 CA125 及生存质量的影响 [D]. 黑龙江中医药大学, 2016.

[11] 徐力, 陈敏. 桂枝茯苓丸加减联合 DP 方案治疗晚期卵巢癌 20 例 [J]. 现代中医药, 2011, 31 (02): 11-14.

[12] 谭敏. 桂枝茯苓丸辅助化疗治疗卵巢癌患者 28 例临床观察 [J]. 肿瘤药学, 2011, 1 (06): 520-523.

[13] 阳桂华. 桂枝茯苓丸配合培美曲塞奈达铂治疗晚期子宫内膜癌近期疗效观察 [J]. 陕西中医, 2014, 35 (12): 1644-1646.

[14] 闫珺, 李金荣, 覃建雄, 等. 加味桂枝茯苓丸联合化疗对卵巢上皮性肿瘤患者血清 CA125 影响的临床观察 [J]. 中医药学报, 2014, 42 (03): 169-170.

[15] 黄相艳. 桂枝茯苓丸加减配合西药治疗晚期卵巢癌患者临床疗效 [J]. 陕西中医, 2017, 38 (05): 643-645.

[16] 徐力, 陈敏. 桂枝茯苓丸加减联合 DP 方案治疗晚期卵巢癌 20 例 [J]. 现代中医药, 2011, 31 (02): 11-14.

[17] 胡仙芳, 邵国明. 桂枝茯苓丸联合化疗对 36 例晚期卵巢癌维持治疗患者的临床疗效 [J]. 求医问药 (下半月), 2013, 11 (08): 305-306.

[18] 韩彦龙. 桂枝茯苓丸抗肿瘤作用的实验研究 [J]. 牡丹江医学院学报, 2003 (06): 9-11.

[19] 嵇宏亮, 陈铌铍, 蒋福升, 等. 桂枝茯苓汤抗小鼠移植性肿瘤的实验研究 [J]. 中医药学刊, 2006 (07): 1335-1336.

[20] 王晶, 张强, 迟继明. 桂枝茯苓丸抗肿瘤作用的初步实验研究 [J]. 黑龙江中医药, 2007 (03): 47-48.

[21] 王英, 高洪泉. 桂枝茯苓丸诱导卵巢癌 HO8910 细胞凋亡的研究 [J]. 牡丹江医学院学报, 2003 (06): 1-4.

[22] 黄燕芬, 董改霞, 柴慧, 等. 桂枝茯苓胶囊对体外人宫颈癌 Hela 细胞抑制作用及机理研究 [J]. 中华中医药学刊, 2010, 28 (04): 774-777.

[23] 陈婉玲, 李宇清, 骆佩怡, 等. 桂枝茯苓丸对人宫颈癌荷瘤小鼠免疫调节机制的实验研究 [J]. 实用中医内科杂志,

2010, 24 (06): 27-29.

[24] 方莲花, 陈若芸, 郭晶, 等. 桂枝茯苓胶囊提取物的体外抗肿瘤活性及机制 [J]. 中国药学杂志, 2012, 47 (10): 813-817.

[25] 罗晓庆, 孙济宇, 王琪, 等. 桂枝茯苓丸对S180荷瘤鼠移植性肿瘤细胞转移影响的实验研究 [J]. 中国中药杂志, 2012, 37 (04): 520-523.

[26] 韩立. 桂枝茯苓丸逆转P-gp介导卵巢癌多药耐药的体外研究 [A]. 中国工程院医药卫生学部、中国抗癌协会抗癌药物专业委员会、中国药理学会肿瘤药理专业委员会. 2015医学前沿论坛暨第十四届全国肿瘤药理与化疗学术会议摘要汇编 [C]. 中国工程院医药卫生学部、中国抗癌协会抗癌药物专业委员会、中国药理学会肿瘤药理专业委员会, 2015: 1.

[27] 郭晓娟, 韩立, 杨雷, 等. 桂枝茯苓丸联用顺铂紫杉醇化疗提高卵巢癌多药耐药模型裸鼠生存率 [J]. 科学技术与工程, 2016, 16 (20): 120-124.

## 十七、当归芍药散

【组成】

原方：当归三两，芍药一斤，茯苓四两，白术四两，泽泻半斤，川芎半斤。

今方：当归9g，芍药30g，茯苓12g，白术12g，泽泻15g，川芎9g。

【用法】研磨，分次服用，每次6g，每日3次。用于肿瘤常转化为汤剂进行加减。

【功用】健脾利湿，养血益脾。

【肿瘤临床应用】

可用于治疗萎缩性胃炎，防治恶变。慢性萎缩性胃炎癌前病变是病理概念，病理表现为黏膜萎缩、肠上皮化生以及不典型增生，称异型增生。临床表现为反复腹胀、腹痛、嗳气等症状。

**【临床验案】**

### 治疗胃癌术后反复腹胀验案

朱某，男，78岁，胃癌术后半年。术后未行放化疗，反复腹胀不适、嗳气，纳差，畏寒，大便不调，舌淡苔白腻，脉细数。予当归芍药散加减，处方：当归9g，白芍15g，茯苓15g，白术12g，泽泻15g，川芎15g，佛手9g，太子参15g，淫羊藿15g，桂枝9g，生米仁30g，芙蓉叶15g。14剂后患者腹胀减轻，畏寒减轻。随症加减半年后症状基本缓解。

**【临床研究】**

刘礼剑等以胃复春片为对照药物，观察了当归芍药散加味（当归15g，白芍30g，泽泻15g，川芎12g，白术20g，茯苓30g，生牡蛎30g，生龙骨30g，乌梅30g，三七粉2g）治疗慢性萎缩性胃炎癌前病变的临床疗效，发现当归芍药散加味通过滋补精血、潜降虚火、健脾化瘀，治疗慢性萎缩性胃炎癌前病变的临床总有效率达91.7%，可明显改善患者的临床症状，能明显改善患者胃黏膜萎缩、肠化，尤其在逆转异型增生方面具有较显著疗效。

**【实验研究】**

当归、芍药、茯苓、白术、川芎均具有较好的抗肿瘤疗效。泽泻有一定的抗肿瘤疗效，但单独应用作用较弱。

当归不同提取物对肿瘤细胞表现出良好药理活性。当归多糖对肝癌H22荷瘤小鼠肿瘤生长具有一定的抑制作用，其作用机制与调节体内hepcidin和IL-6表达有关。当归还可以改善气滞血瘀证实体肿瘤患者血液高凝状态，改善微循环障碍和血流变异，增强化疗药物的抗肿瘤作用。

白芍总苷脂质体能明显抑制K562（红白血病细胞）、SMMC-7721（肝癌细胞）、BEL-7402（肝癌细胞）细胞的增殖，能抑制 H22 实体瘤和 S180 的生长，提高 H22 腹水瘤的生命延长率，具有较强的体内抗肿瘤活性，其机制可能与白芍总苷脂质体能增强荷瘤小鼠腹腔巨噬细胞的吞噬功能，促进淋巴细胞转化反应，上调荷瘤小鼠细胞因子 IL－2、IL－12、TNF－α 的蛋白表达有关。白芍中多糖主要由葡萄糖组成，且含有少量糖醛酸的多糖，具有一定的抗肿瘤活性，对小鼠 Lewis 肺癌的疗效稍优于 S180 肉瘤模型。

茯苓抗胃癌和乳腺癌的活性组分均为茯苓多糖和乙酸乙酯组分，并存在一定的时间和量效关系；且茯苓具有抗肿瘤多药耐药的作用。

白术挥发油对肺癌 A549 和宫颈癌 Hela 细胞生长皆有极明显的抑制作用，且呈现剂量依赖效应。单细胞凝胶电泳结果表明，白术挥发油对肿瘤细胞 DNA 具有损伤作用。白术挥发油具有明显的抗癌性恶病质的作用，其机制可能与其能抑制肿瘤生长、调节血清细胞因子 TNF－α、IL－6 的异常升高有关。

川芎提取物体外可以抑制胰腺癌 HS766T 细胞的增殖，对其侵袭和黏附行为有抑制作用，且川芎具有良好的抗肿瘤耐药作用。

【原文】

［1］《金匮要略·妇人妊娠病脉证并治》：妇人怀娠，腹中疞痛，当归芍药散主之。

［2］《金匮要略·妇人妊娠病脉证并治》：妇人腹中诸疾痛，当归芍药散主之。

【参考文献】

［1］刘礼剑，黄念慈，文亦磊，等. 当归芍药散加味治疗慢性萎缩性胃炎癌前病变的临床疗效观察［J］. 中国中西医结合消化杂志，2017，25（09）：712－716.

［2］陈涛. 泽泻的提取分离及其对 Sp2/0 肿瘤细胞抑制作用的研究［D］. 浙江大学，2007.

［3］韩涛，胡鹏斌. 当归提取物抗肿瘤研究进展［J］. 中医

临床研究，2014，6（29）：139 – 141.

[4] 程尧，王凯平，李强，等. 当归多糖对 H22 荷瘤小鼠肿瘤生长及体内铁代谢的影响 [J]. 中国医院药学杂志，2015，35（15）：1359 – 1363.

[5] 刘淑云. 当归对气滞血瘀证实体肿瘤患者血液流变学的影响及意义 [J]. 山东医药，2015，55（40）：59 – 60.

[6] 唐燕. 白芍总苷脂质体抗肿瘤活性研究及对荷瘤小鼠免疫功能的影响 [D]. 泸州医学院，2015.

[7] 汪芸，陶移文，田庚元. 白芍多糖的制备、理化性质及抗肿瘤活性研究 [J]. 中国现代中药，2013，15（08）：645 – 649.

[8] 王晓菲，刘春琰，窦德强. 中药茯苓抗肿瘤有效组分研究 [J]. 辽宁中医杂志，2014，41（06）：1240 – 1244.

[9] 何珊. 茯苓抗肿瘤细胞多药耐药性有效成分及作用研究 [D]. 中国人民解放军军事医学科学院，2011.

[10] 张雪青，邵邻相，吴文才，等. 白术挥发油抑菌及抗肿瘤作用研究 [J]. 浙江师范大学学报（自然科学版），2016，39（04）：436 – 442.

[11] 邱根全，赵旭升，孙烨，等. 白术挥发油治疗癌性恶病质的实验研究 [J]. 西安交通大学学报（医学版），2006（05）：477 – 479.

[12] 汝涛，崔乃强，李强. 川芎提取物对胰腺癌 HS766T 细胞体外增殖的影响 [J]. 中国中西医结合外科杂志，2007（03）：273 – 275.

[13] 陈永刚，汪选斌. 川芎逆转肿瘤多药耐药的研究进展 [J]. 中国药房，2009，20（21）：1675 – 1676.

## 十八、麻黄升麻汤

【组成】

原方：麻黄二两半，升麻一两一分，当归一两一分，知母十八铢，黄芩十八铢，葳蕤（玉竹）十八铢，芍药六铢，天门冬六铢，桂枝六铢（去皮），茯苓六铢，炙甘草六铢，石膏六铢，白术六铢，干姜六铢。

今方：麻黄 6g，升麻 7g，当归 7g，知母 12g，黄芩 12g，玉竹 12g，芍药 5g，天门冬 5g，桂枝 5g，茯苓 5g，炙甘草 5g，石膏 5g，白术 5g，干姜 5g。

【用法】麻黄先煎，其余常规煎煮，分 3 次温服，每次相隔约 1~2 小时。

【功用】发越郁阳，清上温下。

【肿瘤临床应用】

临床可用于治疗肝癌、胰腺癌等腹部肿瘤介入术后导致的发热、恶心、呕吐等。

【临床验案】

### 治疗肝癌介入术后验案

许某，男，75 岁。发现乙肝肝硬化近 30 年，2013 年复查发现肝实质占位，伴 AFP 进行性升高，考虑肝癌，于外院行介入治疗 2 次，每次均出现发热，伴恶心呕吐，乏力不适，但复查见 AFP 下降，外院建议患者继续行介入治疗，患者拒绝，求治于我科。症见：乏力，低热，恶心时有，纳呆，寐差，大便不畅，舌淡苔白稍腻，脉弦细。处方：麻黄 9g，升麻 9g，当归 9g，知母 12g，黄芩 9g，葳蕤 12g，白芍 9g，天冬 9g，桂枝 9g，茯苓 15g，炙甘草 6g，石膏 9g，白术 9g，姜半夏 12g，太子参 15g，酸枣仁 9g，火麻仁 9g。7 剂后患者恶心呕吐减轻，大便得畅，睡眠改善，纳食增加。上方加减治疗后患者一般情况明显改善，后半年内继行介入 2 次，肝肿瘤缩小，AFP 基本恢复正常。带瘤生存约 1 年，出现多发转移后死亡。

【临床研究】

原发性肝癌肝动脉化疗栓塞术（transcatheter arterial chemoembolization，TACE）已为不能手术的肝癌患者常用治疗方法，但 TACE 术后患者常出现栓塞综合征，表现为发热、恶心呕吐、肝区疼痛、睡眠障碍、四肢不温等不适症状，其发生率较高，严重影响 TACE 的远期疗效及肝癌患者的生活质量。研究显示，运用《伤寒论》麻黄升麻汤（麻黄 30g，升麻 15g，当归 15g，知母 10g，黄芩 10g，葳蕤 12g，白芍 10g，天门冬 10g，桂枝 10g，茯苓 10g，炙甘草 10g，石膏 12g，白术 10g，干姜 10g）治疗原发性肝癌 TACE 术后患者，退热疗效显著，并可改善患者栓塞后综合征，减少肝功能损害，其机制可能主要与降低患者血清炎性细胞因子水平有关。治疗乙肝相关性原发性肝癌 TACE 术后栓塞综合征患者疗效显著，患者临床症状持续时间、临床症状积分、生活质量评分、C - 反应蛋白均较对照组改善明显，其作用机制可能与改善肿瘤患者炎症状态有关。

**【实验研究】**

麻黄、升麻、当归、黄芩、玉竹、芍药、天门冬、茯苓、炙甘草、白术、干姜均具有良好的抗肿瘤疗效。草麻黄（药用麻黄之一）具有抗血管生成及抗肿瘤细胞侵染等活性，升麻所含升麻总苷、环菠萝蜜烷三萜等均具有良好的抗肿瘤活性。当归提取物体内外均具有良好的抗肿瘤活性，可以抑制肿瘤细胞增殖，促进肿瘤细胞的凋亡。黄芩所含黄芩苷、黄芩素均可促进肿瘤细胞凋亡，体内外均具有良好的抗肿瘤作用；低温（4℃）下保存的黄芩总黄酮脂质体具有缓释作用和体外抗肿瘤活性。不同来源玉竹多糖能促进人肺癌 A549 细胞凋亡、抑制细胞增殖生长，能减小荷瘤鼠的瘤体体积与质量，促进细胞凋亡，调控调位基因 survivin、c - myc 和生长调节信号调控 Wnt/β - catenin - cyclinD1 表达；玉竹提取物可促进荷瘤鼠脾细胞分泌 IL - 2 以及腹腔巨噬细胞分泌 IL - 1 和 TNF - α 增强细胞免疫功能，且能诱导肿瘤细胞凋亡；玉竹多糖对 S180、EAC 肿瘤细胞的生长有明显抑制作用，且能提高免疫功能。白芍醇提液具有较好的抗肿瘤活性，所含白芍多糖亦具有一定的抗肿瘤活性，对小鼠路易斯肺癌的疗效稍优于 S180 肉瘤模型。天门冬具有较好的抗肿瘤作用。茯苓所含茯苓多糖抗肿瘤机制具有多靶点、多层次、多途径的优势，不但可提高机体免疫监视清除功能，增强机体对肿瘤细胞的杀伤能力，还可以打破机体免疫耐受，逆转肿瘤细胞免疫逃逸，增强机体的抗肿瘤免疫效能；茯苓抗胃癌和乳腺癌的活性组分均为茯苓多糖和乙酸乙酯组分，并存在一定的时间和量效关系。白术所含白术内酯 I 可以显著改善恶病质患者的食欲、上臂肌肉周径（MAMC）、消瘦及体力状况，同时可以显著降低细胞因子 IL－1、TNF－α 以及尿中蛋白水解诱导因子 PIF 的水平；白术挥发油对肺癌 A549 和宫颈癌 Hela 细胞生长皆有极明显的抑制作用，对肿瘤细胞 DNA 具有损伤作用。炙甘草、干姜抗肿瘤作用参见桂枝汤章节。

**【原文】**

《伤寒论》357 条：伤寒六七日，大下后，寸脉沉而迟，手足厥逆，下部脉不至，喉咽不利，唾脓血，泄利不止者，为难治，麻黄升麻汤主之。

**【参考文献】**

［1］李灿，周晓玲，陈峭，等．麻黄升麻汤治疗原发性肝癌 TACE 术后患者的疗效观察［J］．时珍国医国药，2018，29（01）：114－116.

［2］余静芳，周晓玲，陈峭，等．麻黄升麻汤治疗乙肝相关性原发性肝癌 TACE 术后栓塞综合征的疗效观察［J］．辽宁中医药大学学报，2018，20（03）：136－139.

［3］张敏．草麻黄提取物的抗侵染、抗血管生成和抗肿瘤活性［J］．国外医药（植物药分册），2004（02）：72－73.

［4］孙海燕，刘蓓蓓，陈四保．升麻中环菠萝蜜烷三萜化学成分及其抗肿瘤活性的研究［J］．中南药学，2015，13（03）：234－238.

[5] 郑永仁，吴德松，王礴，等．升麻总苷抗肿瘤活性及其对肿瘤细胞周期的影响［J］．云南中医学院学报，2013，36（04）：17 - 20.

[6] 韩涛，胡鹏斌．当归提取物抗肿瘤研究进展［J］．中医临床研究，2014，6（29）：139 - 141.

[7] 曹慧娟，贾永森，闫昕，等．黄芩素诱导肿瘤细胞凋亡的研究进展［J］．中华中医药学刊，2017，35（04）：946 - 948.

[8] 郑洁，范玉玲．黄芩苷、黄芩素治疗病灶非局域性恶性肿瘤研究进展［J］．亚太传统医药，2017，13（07）：65 - 67.

[9] 许聪，张惠惠，孙燕．黄芩苷抗肿瘤作用及其研究进展［J］．沈阳医学院学报，2016，18（03）：211 - 213.

[10] 益慧慧，勾怡娜，尚姣，等．黄芩总黄酮脂质体的制备及其体外抗肿瘤活性［J］．中成药，2018，40（02）：313 - 319.

[11] 肖岚．连作对玉竹生物学特性及抗肿瘤作用的影响［D］．湖南中医药大学，2016.

[12] 李尘远，潘兴瑜，张明策，等．玉竹提取物 B 抗肿瘤机制的初步研究［J］．中国免疫学杂志，2003（04）：253 - 254.

[13] 杨加城，谭旭霞，谭淑敏，等．白芍醇提液超滤膜分离药效部位体外抗肿瘤活性研究［J］．中国药房，2009，20（36）：2819 - 2821.

[14] 汪芸，陶移文，田庚元．白芍多糖的制备、理化性质及抗肿瘤活性研究［J］．中国现代中药，2013，15（08）：645 - 649.

[15] 许金波，陈正玉．玉竹多糖抗肿瘤作用及其对免疫功能影响的实验研究［J］．深圳中西医结合杂志，1996（01）：13 - 15.

[16] 邢东炜，张闽光．天冬抗肿瘤作用研究概述［J］．实用中医药杂志，2005（04）：253.

[17] 林丽霞，梁国瑞，陈燕，等．茯苓多糖的免疫效应和抗肿瘤作用研究进展［J］．环球中医药，2015，8（01）：112 - 115.

[18] 王晓菲，刘春琰，窦德强．中药茯苓抗肿瘤有效组分研究［J］．辽宁中医杂志，2014，41（06）：1240 - 1244.

[19] 刘昳，叶峰，邱根全，等. 白术内酯Ⅰ对肿瘤恶病质患者细胞因子和肿瘤代谢因子的影响 [J]. 第一军医大学学报，2005（10）：1308-1311.

[20] 张雪青，邵邻相，吴文才，等. 白术挥发油抑菌及抗肿瘤作用研究 [J]. 浙江师范大学学报（自然科学版），2016，39（04）：436-442.

## 十九、半夏厚朴汤

**【组成】**

原方：半夏一升，厚朴三两，茯苓四两，生姜五两，苏叶二两。

今方：半夏12g，厚朴9g，茯苓12g，生姜9g，苏叶6g。

**【用法】** 常规水煎服

**【功用】** 行气散结，降逆化痰。

**【肿瘤临床应用】**

肿瘤临床常用于肿瘤相关性消化道梗阻。由于肿瘤侵犯或术后狭窄，食管癌、胃癌、肠癌、胰腺癌等消化道肿瘤易出现消化道完全或不完全梗阻，表现为呃逆、反胃、腹胀、恶心、呕吐等。对于不完全性梗阻，应用本方加减治疗具有较好的效果。对于放化疗引起的恶心、呕吐也有一定的疗效。痰涎较多者加陈皮、栝楼皮、桔梗、苍术等燥湿化痰；纳呆明显，少气懒言者，加用党参、白术、黄芪、山药等健脾和胃；伴有嗳气、呕吐酸苦者，加用柴胡、郁金、川楝子、佛手等疏肝理气。

**【临床验案】**

### 治疗消化道肿瘤导致的不完全性梗阻

刘某，男，48岁，嗜酒多年，有慢性萎缩性胃炎史多年，2008年10月酒后出现吐血，胃镜检查发现贲门占位，活检示胃癌，进一步检查发现腹腔多发淋巴结转移、肺转移。行化疗

3疗程，病情持续进展，且恶心呕吐泛酸加重，吞咽不利，咽中如有物梗阻，CT示贲门不完全梗阻。予以半夏厚朴汤加减，处方：姜半夏12g，厚朴9g，茯苓15g，苏叶6g，太子参30g，黄芪30g，白术15g，陈皮9g，仙鹤草30g，生地榆30g，槐米9g。7剂后恶心呕吐减轻，可进食少量流质饮食。在营养支持基础上加天龙5g、野葡萄藤30g、菝葜30g以解毒散结，随访半年仍存活，可进食流质。

## 防治化疗引起的恶心呕吐

苏某，女，68岁，2009年8月6日初诊。患者2009年7月行升结肠癌手术，术后病理示腺癌、淋巴结转移，行化疗1疗程，化疗期间患者恶心呕吐剧烈，饮食难进，大便欠畅。予以半夏厚朴汤加减，处方：姜半夏12g，厚朴9g，茯苓12g，苏叶6g，太子参15g，茯苓15g，炒白术12g，陈皮9g，枳壳15g，生山楂9g，六神曲15g，鸡内金12g，炒谷麦芽各30g。7剂后复诊，诉恶心呕吐缓解，大便畅通。后每次化疗均以原方加减口服，未再出现剧烈恶心呕吐。随访3年未见复发转移。

【临床研究】

主要是减轻化疗消化道反应。

梁耀君研究了恶性肿瘤患者在化疗的同时口服半夏厚朴汤（法半夏、厚朴、生姜、苏叶、茯苓各20g）的疗效，结果显示患者恶心呕吐次数均减少，且未出现明显的毒副反应。因此，该方剂对于防治化疗所致的轻、中度呕吐具有较好的作用。

中晚期胃癌目前治疗以化疗为主，在中晚期胃癌的化疗（TCF方案）中，联合应用加味半夏厚朴汤（半夏12g，厚朴9g，茯苓12g，生姜15g，苏叶6g，藤梨根15g，半枝莲12g，白花蛇舌草30g，黄芪9g，当归9g），在近期疗效方面，减少脱发、周围神经毒性方面未见明显优势，但在减轻胃肠道反应、减轻骨髓抑制、减少肝功能损害、提高生活质量方面要优于单纯 TCF 方案。

化疗药物导致的恶心、呕吐是恶性肿瘤患者治疗期间最常见的不良反应之一，根据其出现的时间可分为急性、迟发性、预期性三类，其中迟发性恶心呕吐持续的时间相对较长，对患者的营养状况及生活质量影响较大。研究发现四逆散联合半夏厚朴汤加减（柴胡 10g、枳壳 10g、白芍 15g、半夏 12g、厚朴 10g、茯苓 15g、苏梗 10g、生姜 5g，热盛加黄芩 15g，寒盛加干姜 10g，气虚加人参 10g，胃阴虚加石斛 20g，嗳气加旋覆花 10g，泛酸加吴茱萸 6g）在预防及治疗化疗所致迟发性恶心呕吐方面具有可行性及优势，能够提高恶性肿瘤化疗期患者的生活质量，并且毒副反应可耐受。

【实验研究】

**1. 抗肿瘤作用机制**

半夏、厚朴、茯苓、生姜均具有良好的抗肿瘤疗效，参见桂枝汤及麻黄汤部分。

**2. 对化疗解毒增效作用机制**

黄仕文等探讨了半夏厚朴汤抗化疗呕吐作用及对家兔外周血中 EGF、Gas 的影响，发现半夏厚朴汤高、低剂量组能有效延长顺铂所致呕吐的潜伏时间（$P < 0.05$），高剂量组能有效降低呕吐次数（$P < 0.05$），高、低剂量组能降低外周血中 Gas 的含量（$P < 0.05$），高剂量组能升高外周血中 EGF 的含量（$P < 0.01$），提示半夏厚朴汤能促进胃肠排空，对胃肠黏膜起到了一定的保护作用，其止呕作用可能与抑制胃肠分泌胃泌素及促进表皮生长因子表达有关。

【原文】

《金匮要略·妇人杂病脉证并治》：妇人咽中如有炙脔，半夏厚朴汤主之。

【参考文献】

[1] 梁耀君，胡冀. 半夏厚朴汤防治肿瘤化疗所致恶心呕吐 26

例——附对照组 24 例［J］. 辽宁中医杂志，1999（04）：15 - 16.

［2］杨晓华. 加味半夏厚朴汤联合化疗治疗中晚期胃癌的临床观察［D］. 山东中医药大学，2012.

［3］郭建美. 四逆散和半夏厚朴汤加减治疗化疗迟发性呕吐的疗效研究［D］. 河北医科大学，2015.

［4］黄仕文，袁冬平，吴颢昕，等. 半夏厚朴汤对化疗呕吐家兔外周血中 EGF 及 Gas 的影响［J］. 浙江中医药大学学报，2010，34（01）：60 - 61.

# 二十、甘草小麦大枣汤

【组成】

原方：甘草三两，小麦一升，大枣十枚。

今方：甘草 9g，小麦 30g，大枣 9g。

【用法】常规水煎服。

【功用】养心安神，和中缓急。

【肿瘤临床应用】

肿瘤患者多数伴有情志活动的失调，表现为焦虑、抑郁、失眠等。情志失调，日久耗血伤阴，血虚阴亏，心失所养，内火扰乱神明而成"脏躁"。本方具有良好的改善情绪的作用，多在原治疗基础上应用，一般不单独应用。若伴咽部有物梗阻等"梅核气"症状者，可与半夏厚朴汤合用；若见多思善虑，心悸胆怯，面色不华，头晕神疲等心脾两虚者，加四君子汤、八珍汤等益气补血；若失眠严重，加龙骨、牡蛎、珍珠母、枣仁、茯神、合欢花、合欢皮等。

【临床验案】

## 治疗肿瘤相关性抑郁验案一

王某，女，46 岁。2007 年 3 月在我院外科行左侧乳腺癌改良根治术，术后病理诊断：（左乳）浸润性导管癌。术后 4 周开始在我科行辅助化疗 TP 方案 6 个周期，以后口服三苯氧胺内分泌治疗。2009 年 1 月出现腰疼，做 ECT 检查示：腰椎骨转移。立即入我院行腰椎局部放疗，放疗中出现情绪低落，焦躁、失眠，反应迟钝，寡言少语，神情悲伤忧郁，对生活失去信心，大便秘结，舌质红，苔薄黄，脉弦细数。辨证：肝郁血虚，气郁化火。治法：疏肝解郁，健脾养血，宁心安神。方用逍遥散合甘麦大枣汤加减治疗，处方：柴胡 12g、当归 12g、白芍 24g、茯神 30g、炒白术 15g、薄荷 12g、甘草 12g、浮小麦 30g、大枣 15g、熟地 10g、酸枣仁 15g、合欢皮 15g、郁金 15g、焦栀子 10g、牡丹皮 12g。服药 1 个疗程后，情绪、睡眠明显好转。续服 1 个疗程，精神症状消失，汉密尔顿抑郁量表减分率 75%。随访半年无反复。

### 治疗肿瘤相关性抑郁验案二

董某，女，52 岁，于 2015 年 5 月于安阳市肿瘤医院行"右乳肿物切除术 + 右乳癌改良根治术"，术后病理示多灶导管内癌，周围淋巴结及远处未见转移。术后行 4 周期全身化疗，术中出现轻度胃肠道反应，对症处理后可缓解。既往高血压病史，现口服硝苯地平缓释片，血压控制可。于 2015 年 9 月 1 日初诊，诉平素性格易急躁，术后化疗后有些轻度焦虑，现胁肋部胀满，遇情绪不舒时加重，口干，偶有心悸，纳食、体力一般，夜寐一般，二便可。舌淡，苔薄黄，脉弦数。结合舌脉，中医诊断为郁证，辨证为肝郁气滞。给予柴胡加龙骨牡蛎汤合甘麦大枣汤合枳实厚朴汤加减，处方：柴胡 15g、黄芩 12g、半夏 15g、芍药 20g、煅龙骨 30g、煅牡蛎 60g、枳实 12g、厚朴 12g、浮小麦 90g、夏枯草 30g、栀子 12g、山慈菇 15g、炙蜂房 12g、甘草 6g、大枣 9g。7 剂，水煎服。于 9 月 10 日复诊，未再诉心悸，胁肋部胀满症状改善，但服药后大便质稀。故去栀子、夏枯草，加茯神 12g、薏苡仁 15g，15 剂，水煎服。服药后随访胁肋部胀满消失。

## 治疗肿瘤相关性失眠

王某，男，51 岁，2013 年 11 月因体检发现肝左叶占位，随后行手术切除治疗，完善检查后未发现向远处淋巴结转移。于 2015 年 6 月复查时发现肝右叶占位，考虑复发，随后行粒子植入治疗，术后恢复尚可。但家属诉患者术后脾气较前急躁。既往乙肝病史 12 年，现口服恩替卡韦治疗中。于 2015 年 8 月 11 日初诊，见：神志清，精神差，面色萎黄，眠差，寐中易醒，食欲欠佳，纳食一般，倦怠，易发脾气，轻度焦虑，二便正常。舌淡胖，苔厚腻，舌下脉络瘀曲，脉弦细。发病以来体重下降 5kg。综合脉证，中医诊断为失眠，辨证为肝郁脾虚，兼有血瘀，处方以柴胡加龙骨牡蛎汤合甘麦大枣汤加减，药方组成：柴胡 15g、半夏 15g、党参 20g、茯苓 12g、白术 15g、煅龙骨 30g、煅牡蛎 60g、莪术 15g、虎杖 15g、鳖甲 30g、仙鹤草 60g、鸡内金 30g、苏梗 20g、白豆蔻 6g、浮小麦 90g、甘草 6g、大枣 9g。7 剂，水煎服。配合中成药十二味抑瘤胶囊口服。于 8 月 20 日复诊，诉精神好转，纳食增多，情绪改善，夜寐改善不明显。守上方，易茯苓为茯神 15g，加合欢皮 15g，15 剂，口服。后再复诊，精神体力一般，夜寐正常。现持续口服中药抗肿瘤治疗中。

**【临床研究】**

**1. 治疗肿瘤相关性抑郁的临床研究**

研究显示，甘麦大枣汤能提高老年恶性肿瘤抑郁患者免疫状态（提高 IgA、IgG、IgM、NK 细胞水平），缓解其抑郁状态，提高生活质量（减轻恶心呕吐、乏力、纳差、便秘），且能提高疾病控制率与客观有效率。杨大士观察了逍遥散合甘麦大枣汤治疗恶性肿瘤相关性抑郁症的治疗效果，发现服用逍遥散合甘麦大枣汤加减总有效率84%，治疗后 HAMD 评分降低。王宇岭采用甘麦大枣汤加味（炙甘草 10g，浮小麦 30g，大枣 7 枚，酸枣仁 15g，合欢花 10g，柏子仁 12g，茯神 12g）治疗恶性肿瘤合并抑郁症 30 例，总有效率 83.3%。陈桂芬发现甘麦大枣汤合越鞠汤可有效改善乳腺癌患者术后焦虑、抑郁状态，提高患者的生活质量。黎钢等以盐酸氟西汀胶囊为对照药物，观察了加味甘麦大枣汤对恶性肿瘤抑郁患者免疫功能的影响，发现治疗组 4 周后及 8 周后 $CD_3^+$、$CD_4^+$、$CD_4^+/CD_8^+$、NK 细胞水平均较治疗前明显增高，$CD_8^+$ 较治疗前明显减少，提示加味甘麦大枣汤能有效改善恶性肿瘤抑郁患者免疫功能。

**2. 治疗放化疗后白细胞减少症**

佟玉涛等采用随机对照法观察了甘麦大枣汤（炙甘草 12g，浮小麦 30g，大枣 12 枚）治疗妇科恶性肿瘤放化疗后白细胞减少症的临床疗效，结果：治疗组治疗后白细胞较治疗前明显升高，治疗组有效率为 94.1%，对照组为 58.8%，提示甘麦大枣汤治疗妇科恶性肿瘤放化疗后白细胞减少症疗效明显。

吴红花等选取 155 例化疗后白细胞减少症的血液肿瘤患者，分为观察组 105 例与对照组 50 例，两组病例中肿瘤类型相同者采取同种化疗方案，化疗后针对白细胞减少症给予对照组单用鲨肝醇片，观察组在对照组基础上加用甘麦大枣汤。结果显示甘麦大枣汤治疗血液肿瘤化疗后白细胞减少症升高白细胞速度较快且幅度大，效果稳定、复发率低，不会引起明显不良反应。

**【实验研究】**

**1. 抗肿瘤作用机制**

本方中小麦、甘草、大枣均具有良好的抗肿瘤的疗效。甘草、大枣的抗肿瘤作用参考桂枝汤章节。小麦抗肿瘤作用方面研究较多的是小麦麸皮，研究发现：小麦麸皮总黄酮苷在体内体外均具有抗肿瘤疗效，可以减轻 S180 肉瘤模型瘤重，体外可使人结肠癌细胞株 LoVo 细胞的细胞周期出现阻滞，显著减少 S 期细胞比例，从而抑制其增殖。另一项研究观察了小麦麸皮中

5 种烷基酚类成分对体外肿瘤细胞（人结肠癌细胞株 LoVo、人肝癌细胞株 HepG2 和人乳腺癌细胞株 MDA – MB –231）的抑制作用，并初步探讨了其作用机制，发现小麦麸皮中 5 种烷基酚具有一定的抗肿瘤活性，其活性可能与侧链长短相关，其中 5 –十七烷基间苯二酚具有较好的体外抑瘤作用，是一种有潜力的抗癌先导化合物。

**2. 抗抑郁作用机制**

本方临床用于各种抑郁，对肿瘤相关性抑郁亦具有良好的临床疗效。孟盼等通过研究甘麦大枣汤对慢性应激抑郁模型大鼠 HPA 轴及海马显微结构的影响，探讨了其可能的抗抑郁机制，结果提示甘麦大枣汤抗抑郁作用可能与调节 HPA 轴高亢、保护海马的损伤有关。徐铭悦等通过研究甘麦大枣汤对"郁证"模型（慢性不可预知性温和应激配合孤养）大鼠水平运动距离、直立次数、糖水消耗量行为学特征的影响，发现甘麦大枣汤可通过影响模型大鼠的行为学特征，对"郁证"发挥治疗作用。毕秀华等通过观察甘麦大枣汤对孤养加慢性不可预见性温和应激抑郁模型大鼠行为学及脑内单胺神经递质去甲肾上腺素（NE）和 5 –羟色胺（5 – HT）的影响，探讨了甘麦大枣汤抗抑郁的作用机制及不同剂量的作用效果，发现甘麦大枣汤可显著改善慢性不可预见性温和应激抑郁模型大鼠行为学的特征，能显著提高慢性不可预见性温和应激抑郁模型大鼠脑内单胺神经递质 5 – HT 和 NE 的含量，提示甘麦大枣汤是通过提高抑郁模型大鼠脑内单胺神经递质 5 – HT 和 NE 的含量或活性，从而达到治疗抑郁症的目的，其作用以中剂量最为显著。

**【原文】**

《金匮要略·妇人杂病脉证并治》：妇人脏躁，喜悲伤欲哭，象如神灵所作，数欠伸，甘麦大枣汤主之。

**【参考文献】**

[1] 杨大士. 逍遥散合甘麦大枣汤治疗恶性肿瘤相关性抑郁

症 55 例 [J]. 内蒙古中医药, 2010, 29 (14): 16 – 17.

[2] 郑锡军, 位磊. 孙宏新运用柴胡加龙骨牡蛎合甘麦大枣汤治疗肿瘤性抑郁经验 [J]. 亚太传统医药, 2016, 12 (17): 83 – 84.

[3] 孟阔, 左力, 鞠红艳. 加味甘麦大枣汤对老年恶性肿瘤抑郁患者免疫状态、抑郁及生活质量的影响 [J]. 中国老年学杂志, 2017, 37 (06): 1413 – 1416.

[4] 王宇岭, 高远, 吴灵芝, 等. 甘麦大枣汤加味治疗恶性肿瘤合并抑郁症 30 例临床观察 [J]. 江苏中医药, 2008, 40 (12): 44 – 45.

[5] 陈桂芬. 甘麦大枣汤合越鞠汤对乳癌术后抑郁状态及生活质量的影响 [J]. 海峡药学, 2017, 29 (11): 107 – 109.

[6] 黎钢, 叶津津, 贾建华. 加味甘麦大枣汤对恶性肿瘤抑郁患者免疫功能的影响 [J]. 世界最新医学信息文摘, 2017, 17 (66): 162 – 163.

[7] 佟玉涛, 李庆芬, 李丽艳, 等. 甘麦大枣汤治疗妇科恶性肿瘤放化疗后白细胞减少症临床研究 [J]. 中医学报, 2015, 30 (05): 624 – 625.

[8] 吴红花, 王金燕, 刘春霞. 甘麦大枣汤对血液肿瘤患者化疗后白细胞减少症的影响 [J]. 中医学报, 2016, 31 (03): 325 – 328.

[9] 师琪, 管福琴, 孙浩, 等. 小麦麸皮总黄酮苷抗肿瘤作用及初步的机制研究 [J]. 食品科技, 2013, 38 (06): 220 – 222 + 226.

[10] 汤卫国, 管福琴, 赵友谊, 等. 五种小麦麸皮烷基酚类化合物体外抗肿瘤作用及初步的机制研究 [J]. 食品工业科技, 2014, 35 (15): 352 – 355.

[11] 孟盼, 朱青, 赵洪庆, 等. 甘麦大枣汤对慢性应激抑郁大鼠 HPA 轴及海马显微结构的影响 [J]. 湖南中医药大学学报, 2017, 37 (06): 581 – 585.

[12] 徐铭悦，倪红梅，何裕民，等．甘麦大枣汤对"郁证"模型大鼠行为学特征影响的实验研究［J］．上海中医药杂志，2015，49（06）：71－73＋84.

[13] 毕秀华．甘麦大枣汤对抑郁大鼠行为学及脑内单胺神经递质影响的实验研究［D］．云南中医学院，2012.

# 二十一、肾气丸

## 【组成】

原方：干地黄八两，山茱萸、山药各四两，泽泻、茯苓、牡丹皮各三两，桂枝、炮附子各一两。

今方：干地黄240g，山药、山茱萸各120g，泽泻、茯苓、牡丹皮各90g，桂枝、炮附子各30g。

## 【用法】
研磨，蜜炼为丸子，每丸约9g，每次1丸，每日3次。也常按照原方1/10的比例加减用作汤剂。

## 【功用】
温补肾阳。

## 【肿瘤临床应用】

用于各种恶性肿瘤具有肾阳虚症状的患者。肿瘤的发生往往有正虚的内在因素，加之癌邪郁结日久，久病及肾，所以肾气亏虚为肿瘤常见证型，可见于各类肿瘤。临床表现为腰膝酸软，畏寒，声音暗哑等，也可因阳虚致低热。

中医药治疗单纯应用期间多配伍山慈菇、石上柏、干蟾皮、白花蛇舌草、全蝎等软坚散结类药物，兼顾扶正与祛邪。

放疗期间，适当配伍天冬、麦冬、沙参、天花粉、生地榆、丹皮等滋阴凉血之品。

若化疗期间，多配伍黄芪、黄精、当归、骨碎补等益气养血、补肾填精之品，以及半夏、竹茹、旋覆花、生姜等理气和胃之品。

若伴有脾气亏虚、脾失健运，多配伍太子参、党参、茯苓、山药、米仁等健脾益气。

## 【临床验案】

### 治疗化疗后声音嘶哑

患者刘某，男，52 岁，2015 年 7 月 24 日就诊。喉癌术后 1 年，病理检查示会厌鳞状细胞癌 Ⅱ 级，新辅助化疗及化疗各 2 周期（多西他赛＋奈达铂），放疗 30 次。刻诊时下颌水肿，面浮乏力，喑哑，咳痰无力，舌胖大苔白稍腻，脉弦小滑。治以温阳散结降逆，处方：天麻 15g，钩藤 30g，生牡蛎 30g，淫羊藿 10g，熟地 15g，丹皮 6g，酒萸肉 10g，泽泻 10g，山药 30g，牛膝 10g，煅赭石 30g，炙麻黄 3g，全蝎 3g，夏枯草 15g，浙贝母 20g，木香 6g，水煎服，每次 200mL，每日 2 次。7 日后前症转好，效不更法，随症调整用药；至 2016 年 3 月复诊下颌水肿消失，神清面润，喑哑减轻，发音自然，无乏力，偶有白痰。

### 治疗术后尿潴留

董某，女，54 岁，农民，主诉：阴道排液 1 年余。妇科检查：外阴已产式；阴道分泌物较多，稀水样，无异味；宫颈肥大，可见菜花样赘生物；宫体前位，常大，活动，无压痛；双附件区未触及异常；三合诊双侧宫旁组织未触及明显增厚。宫颈活检：宫颈黏膜鳞状上皮局部癌变。诊断为宫颈癌 Ⅰb 期。行宫颈癌根治术，术后尿管定时开放，1 周后拔除尿管，患者自解小便，但量少，测残余尿 400mL。予口服中药：桂枝、附子各 9g，熟地、山萸肉、山药、茯苓、丹皮各 10g，泽泻 15g，黄芪 60g，白术 20g，每日 1 剂。2 日后小便量明显增多，测残余尿 150mL。继续予上药服用 5 天，测残余尿 20mL，准予出院。

### 治疗化疗导致白细胞降低

李某，男，53 岁，住院号 19967。因右上肺中心型肺癌Ⅲb期，于 1997 年 9 月 5 日起用 EP 方案化疗。化疗前白细胞 7.3 ×

$10^9$/L，化疗 1 周期结束后，9 月 17 日查白细胞 $1.8 \times 10^9$/L，即开始口服金匮肾气丸加味（熟地黄 30g，山茱萸 12g，干山药 12g，泽泻 9g，茯苓 15g，丹皮 9g，女贞子 30g，鸡血藤 30g，何首乌 15g，附子 12g，肉桂 15g），每日 1 剂。连服 10 天后，9 月 27 日查血象：白细胞为 $3.5 \times 10^9$/L。继续服 5 剂，再次查白细胞为 $6.8 \times 10^9$/L。之后再化疗开始即服中药汤剂，白细胞一直保持正常，直至化疗结束。

**【临床研究】**

**1. 生存获益分析**

研究发现，阳虚阴凝为头颈部肿瘤常见证型，而温阳散结法为头颈部恶性肿瘤常见的中医治疗立法，金匮肾气丸加减可以改善头颈部肿瘤患者的生存获益。

**2. 治疗宫颈癌术后尿潴留**

尿潴留为宫颈癌、前列腺癌等下腹部肿瘤手术常见术后并发症，以小腹、会阴部坠胀，膀胱膨满、尿液不能自行解出等为主要表现。中医辨证为手术切除淋巴结等影响了肾阳和膀胱的气化功能。临床上选用金匮肾气丸为主方（桂枝、附子各 9g，熟地、山茱肉、山药、茯苓、丹皮各 10g，泽泻 15g，黄芪 30g，附子先煎。气虚重者黄芪用至 60g，脾虚者加白术，血虚者加当归）治疗宫颈癌术后尿潴留具有一定的疗效。

**3. 治疗癌性发热的临床研究**

阳虚发热为恶性肿瘤常见临床症候，以金匮肾气丸加减［炙附子 20g（先煎），肉桂 20g，山茱肉 15g，熟地黄 10g，山药 10g，茯苓 10g，牡丹皮 10g，泽泻 10g，党参 10g，炒白术 10g，川牛膝 10g，桃仁 10g，白茅根 15g］治疗癌性发热（阳虚型），可有效降低患者体温，缓解发热症状，且无明显不良反应，总有效率可达 85.71%。

**4. 对化疗解毒增效作用**

姜书敏应用金匮肾气丸加味（熟地黄 30g，山茱萸 12g，泽

泻 9g，茯苓 15g，丹皮 9g，女贞子 30g，鸡血藤 30g，何首乌
15g，附子 12g，肉桂 15g）治疗化疗所致白细胞减少症，观察
患者 53 例，白细胞最低 $1.5 \times 10^9$/L。48 例服药 6～8 剂后恢复
正常，5 例服药 14 天恢复正常。吴军等应用金匮肾气丸加减
（瘟毒入髓型加白花蛇舌草、半枝莲、虎杖、山豆根、七叶一
枝花、地丁、菊花等；血瘀型加丹参、赤芍、归尾、川芎、鸡
血藤；气血两虚型加党参、白术、当归、阿胶、鸡血藤；阴阳
两虚型偏阴虚者加杞果、女贞子、旱莲草、麦冬、鳖甲、青蒿、
地骨皮、知母，偏阳虚加菟丝子、补骨脂、仙茅、仙灵脾、巴
戟天、肉苁蓉等；出血严重加紫草、仙鹤草、旱莲草、茜草、
龙胆草、大黄等）配合化疗治疗急性白血病 80 例，也取得了较
好的临床疗效，总缓解率达 75.5%。

### 5. 对放疗的解毒增效作用

马群力等在常规治疗基础上应用金匮肾气丸治疗食道癌、
肺癌、宫颈癌、鼻咽癌放疗患者，发现放疗期间服用肾气丸可
减少放疗导致的白细胞降低以及染色体损伤，可提高生活质量。

## 【实验研究】

### 1. 抗肿瘤作用机制

研究显示，金匮肾气丸对小鼠免疫功能具有升高作用，从
而间接起到抗肿瘤作用。

### 2. 对化疗解毒增效作用机制研究

环磷酰胺为常用化疗药物，可造成骨髓抑制，也可导致大
鼠生殖能力下降。研究显示金匮肾气丸可导致骨髓有核细胞数
目上升、骨髓细胞微核率下降，从而缓解环磷酰胺所致的小鼠
骨髓抑制。另一方面研究也显示，金匮肾气丸可以提高环磷酰
胺染毒大鼠的睾丸、附睾脏器系数，提高环磷酰胺染毒大鼠精
液精子密度、活力和活率，提高睾丸曲细精管直径和间质细胞
的数量和血清睾酮水平，从而有效拮抗环磷酰胺对 SD 大鼠的
生殖毒性，保护其生殖功能。

### 3. 对放疗的解毒增效作用机制

肿瘤放疗除杀伤癌细胞外，还会引起正常组织的损伤，对造血组织的损伤最为常见，有的患者甚至因造血功能严重受损导致化疗被迫中止。研究显示金匮肾气丸对肿瘤和电离辐射引起的白细胞下降和造血功能受损有明显的保护作用，同时可有效地减轻骨髓细胞染色体损伤，而对癌细胞染色体损伤保护作用则不明显。

### 【原文】

[1]《金匮要略·血痹虚劳病脉证并治》：虚劳腰痛，少腹拘急，小便不利者，八味肾气丸主之。

[2]《金匮要略·痰饮咳嗽病脉证并治》：夫短气，有微饮，当从小便去之，苓桂术甘汤主之，肾气丸亦主之。

[3]《金匮要略·消渴小便不利淋病脉证并治》：男子消渴，小便反多，以饮一斗，小便一斗，肾气丸主之。

[4]《金匮要略·妇人杂病脉证并治》：问曰：妇人病，饮食如故，烦热不得卧，而反倚息者，何也？师曰：此名转胞，不得溺也，以胞系了戾，故致此病。但利小便则愈，宜肾气丸主之。

### 【参考文献】

[1] 毛雅玮，赵远红，鲁玉. 金匮肾气丸加减改善头颈部肿瘤患者生存获益 [J]. 中成药，2017，39（04）：874-875.

[2] 蔡竞. 金匮肾气丸治疗宫颈癌根治术后尿潴留10例 [J]. 陕西中医学院学报，2005（04）：31.

[3] 姜书敏. 金匮肾气丸加味治疗化疗所致白细胞减少症 [J]. 河南中医药学刊，2001（05）：47-48.

[4] 李强. 金匮肾气丸加减治疗阳虚型癌性发热35例临床研究 [J]. 中医临床研究，2016，8（31）：112-113.

[5] 吴军. 金匮肾气丸加减配合化疗治疗急性白血病80例疗效观察 [A]. 中华中医药学会. 全国张仲景学术思想及医方应用

研讨会论文集 [C]. 中华中医药学会, 2001: 2.

[6] 马群力, 王建华, 吴素芳, 等. 金匮肾气丸防治放疗辐射损伤 30 例观察 [J]. 实用中医药杂志, 2004 (07): 358.

[7] 刘叙仪, 庞玉滨, 赵玉亮, 等. 六味地黄丸或金匮肾气丸辅助治疗小细胞肺癌的疗效观察——附六味地黄汤及金匮肾气汤对小鼠免疫功能的影响 [J]. 中西医结合杂志, 1990 (12): 720 - 722 + 708.

[8] 吴海涛, 顾海, 尹星, 等. 金匮肾气丸对环磷酰胺所致骨髓抑制小鼠的影响 [J]. 医药导报, 2008 (08): 923 - 924.

[9] 岳宗相. 金匮肾气丸对雄性环磷酰胺大鼠生殖功能的影响 [D]. 成都中医药大学, 2008.

[10] 蒋建春. 金匮肾气丸对环磷酰胺致肾阳虚雄性大鼠生殖功能的实验研究 [A]. 中华中医药学会男科分会. 中华中医药学会第十一届男科学术大会论文集 [C]. 中华中医药学会男科分会, 2011: 3.